Chmielewski • Hanning

Therapie-Tools
Lebenssinn und existenzielle Fragen

E-Book inside auf psychotherapie.tools

Mit dem untenstehenden Download-Code erhalten Sie dieses Buch als E-Book im PDF-Format. Hierfür ist eine Registrierung auf www.psychotherapie.tools notwendig:

1. www.psychotherapie.tools/e-book-inside öffnen.
2. Code eingeben.
3. Auf »Freischalt-Code einlösen« klicken. Der Code ist einmal gültig.
4. Im Warenkorb auf »Zur Kasse« klicken und Vorgang nach Login abschließen.

Das E-Book steht Ihnen in Ihrem Kundenkonto unter »Mein Material« zur Verfügung. Es ist ausschließlich für den persönlichen Gebrauch einer einzelnen Person bestimmt.

Für Institutionen und Teams bieten wir gestaffelte Mehrplatz-Lizenzen an, die sich an der Zahl Ihrer Nutzer:innen orientieren. Kontaktieren Sie uns unter vertrieb-psychotherapie.tools@beltz.de und sichern Sie sich Ihre Mehrplatz-Lizenz!

HFAP6RCT6U

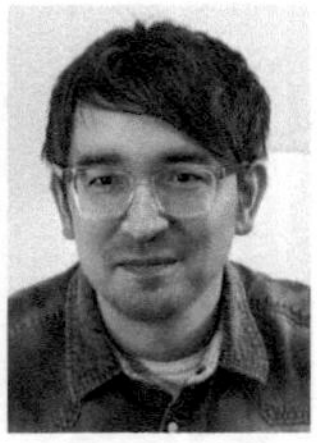

Dr. phil. Fabian Chmielewski, Dipl.-Psych., arbeitet als Psychologischer Psychotherapeut in der Praxisgemeinschaft am Weiltor in Hattingen. Als Supervisor, Selbsterfahrungsleiter und Dozent ist er in der Aus- und Weiterbildung angehender sowie erfahrener Psychotherapeut:innen – u. a. an den Universitäten in Bochum und Düsseldorf – aktiv, ebenso hält er regelmäßig Vorträge und Workshops. Er ist Autor von Büchern und Fachartikeln zur Selbstwerttherapie (Selbstwerttherapie.de), zu existenziellen Fragestellungen in der Psychotherapie (SinnImLeben.de) und zu psychologischen Aspekten gesellschaftlicher Themen (Eupsychia.de).

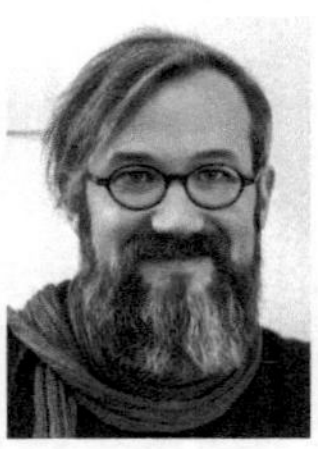

Dipl. Psych. Sven Hanning arbeitet als Psychologischer Psychotherapeut in eigener Praxis in Dortmund. Als Supervisor und Selbsterfahrungsleiter ist er an der Ausbildung angehender Psychotherapeut:innen beteiligt. Als Dozent hält er Workshops und Seminare bei Kongressen sowie an Aus- und Fortbildungsinstituten. Er ist Autor verschiedener Bücher zum Thema Selbstwert.

Fabian Chmielewski • Sven Hanning

Therapie-Tools Lebenssinn und existenzielle Fragen

Mit E-Book inside und Arbeitsmaterial

BELTZ

Dr. Fabian Chmielewski, Dipl.-Psych.
Praxisgemeinschaft am Weiltor
Privatpraxis für Psychotherapie, Beratung und Supervision
Große Weilstraße 8
45525 Hattingen
E-Mail: chmielewski@psychotherapie-hattingen.de

Dipl.-Psych. Sven Hanning
Psychotherapie am Hansaplatz
Privatpraxis für Psychotherapie, Beratung und Supervision
Wißstraße 26–28
44137 Dortmund
E-Mail: hanning@psychotherapie-hansaplatz.de

MIX
Papier | Fördert gute Waldnutzung
FSC® C089473

Dieses Buch ist erhältlich als:
ISBN 978-3-621-29208-5 Print
ISBN 978-3-621-29218-4 E-Book (PDF)

1. Auflage 2025

Beltz Verlagsgruppe GmbH & Co. KG
Werderstraße 10, 69469 Weinheim
service@beltz.de

Lektorat: Dagmar Kühnle Zerpa
Umschlagbild: Lina-Marie Oberdörfer
Herstellung: Marah Ehret
Satz: WMTP Wendt-Media Text-Processing GmbH, Birkenau
Druck und Bindung: Beltz Grafische Betriebe, Bad Langensalza
Beltz Grafische Betriebe ist ein Unternehmen mit finanziellem Klimabeitrag (ID 15985-2104-1001).
Printed in Germany

Weitere Informationen zu unseren Autor:innen und Titeln finden Sie unter: www.beltz.de

Inhalt

Verzeichnis der Arbeits- und Informationsblätter 6
Vorwort 8

1 Einführung 9
1.1 Die Frage nach dem Sinn 10
1.2 Vordenker:innen in Philosophie, Psychologie, Psychotherapie 14
1.3 Sinn in der psychotherapeutischen Behandlung 15
1.4 Wegweiser durch die Behandlung 20

2 Sinnprobleme verstehen: Diagnostik und Fallkonzept 22

3 Enttäuschung und Bescheidenheit 64

4 Orientierung finden 80

5 Zugehörigkeit stärken 128

6 Bedeutsamkeit erhöhen 138

7 Nachvollziehbarkeit fördern 145

8 Echtheit fördern 180

9 Tod und Sterblichkeit 185

10 Sinn und gesellschaftliche Krisen 193

Literatur 199

Verzeichnis der Arbeits- und Informationsblätter

2 Sinnprobleme verstehen: Diagnostik und Fallkonzept

INFO 1	Bedeutungen von »Sinn«	24
INFO 2	Positionen zum Lebenssinn	26
AB 1	Positionen zum Lebenssinn	30
INFO 3	Existenzielle Bewältigungsversuche	33
INFO 4	Sinnprobleme	35
AB 2	Auslöser für Sinnkrisen: Grenzsituationen	37
AB 3	Explorationsleitfaden Sinndiagnostik	39
AB 4	Sinnbiografie	45
INFO 5	Existenzielle Bedürfnisse	46
INFO 6	Der Sinnstern	50
INFO 7	Sinn und Bedürfnisse	51
INFO 8	Existenzielle Frustrationen	53
AB 5	CLEX: Checkliste Lebenssinn und Existenzielle Bedürfnisse	55
INFO 9	Bedürfniserfüllung aufstellen	56
AB 6	Fallkonzept: Zusammenfassung	61
INFO 10	Therapieplanung und Therapieziele	63

3 Enttäuschung und Bescheidenheit

INFO 11	Überhöhte Anforderungen an Sinnantworten	65
INFO 12	Letztgültigkeit und der infinite Regress	67
INFO 13	Therapeutischer Umgang mit dem nihilistischen Anteil	69
INFO 14	Zeitlicher und räumlicher Zoom	74
AB 7	Nahsinn und Fernsinn	76
INFO 15	Existenzielle Bescheidenheit	77
INFO 16	Sinnlosigkeit annehmen	78

4 Orientierung finden

AB 8	Sinnerfüllt oder glücklich? Oder beides?	87
INFO 17	Der Quellen-des-Sinns-Test (QuEST)	89
AB 9	Der Quellen-des-Sinns-Test (QuEST)	90
INFO 18	Risiken und Nebenwirkungen verschiedener Sinnquellen	93
INFO 19	Sinn in Aktion	95
INFO 20	Sinnkompass	102
INFO 21	Im Spiegelkabinett des Sinns	104
AB 10	Auswertung »Im Spiegelkabinett« / »Am Bahnsteig des Sinns«	115
AB 11	Exploration fremder Sinnvorgaben	116
INFO 22	Exploration Sinnressourcen	118
INFO 23	Sinn ausprobieren	120
INFO 24	Die Pfeil-aufwärts-Technik: Sinnquellen aus Verhalten schließen	121
INFO 25	Die goldene Mitte	123
AB 12	Die goldene Mitte	125

INFO 26 Orientierung aus Reue schöpfen 126
AB 13 Übersicht: Orientierung 127

5 Zugehörigkeit stärken

AB 14 Sphären der Zugehörigkeit 131
AB 15 Kreise des Lebens 133
INFO 27 Imaginationsübung: Ringe der Zugehörigkeit 134
AB 16 Aktivitätenaufbau: Zugehörigkeit 137

6 Bedeutsamkeit erhöhen

AB 17 Bedeutsamkeit und existenzielle Bescheidenheit 140
INFO 28 Ich, Stein im Wasser: Hinweise zur Durchführung 141
AB 18 Ich, Stein im Wasser 143
AB 19 Aktivitätenaufbau: Bedeutsamkeit 144

7 Nachvollziehbarkeit fördern

INFO 29 Der gefährliche Glaube an eine gerechte Welt 148
INFO 30 Leben in drei Zeiten 150
INFO 31 Das Leben als Geschichte 153
AB 20 Mein Leben als Geschichte 154
INFO 32 Die Heldenreise 157
AB 21 Meine Heldenreise 159
AB 22 Spielfeld Heldenreise 165
AB 23 Rote Fäden 166
AB 24 Wichtige Lebensentscheidungen 167
AB 25 Entscheidungen im Alltag 169
INFO 33 Imagination »Glückliches Kind« 171
AB 26 Nostalgie nutzen 175
AB 27 Biografische Playlist 179

8 Echtheit fördern

AB 28 Echter leben 183

9 Tod und Sterblichkeit

INFO 34 Tod und Sterblichkeit: Therapeutische Strategien 188
INFO 35 Schädliche Gedanken zum Tod 190
AB 29 Positionen zu Tod und Sterblichkeit 191
AB 30 Schreiben über den Tod 192

Vorwort

Wozu das alles? Die Frage nach dem Sinn des Lebens, nach dem »Universum und dem ganzen Rest«, ist uralt. Sie hat in der Menschheitsgeschichte viele unterschiedliche Antworten erhalten, allerdings wurde bislang noch keine letztgültige Antwort entdeckt – die Frage nach dem Sinn bleibt eine offene Frage. Auch in der Psychotherapie begegnet uns diese Frage, wenn Patient:innen Sinn suchen oder Sinn verloren haben.

Therapeutisch mag man versucht sein, diesen Fragen auszuweichen – schließlich haben wir ja auch keine klare Antwort! Doch die Auseinandersetzung mit Sinnfragen und Sinnkrisen bietet großes therapeutisches Potenzial. Sicherlich bleibt die Beschäftigung mit diesen Themen eine therapeutische Sondersituation, aber mit den entsprechenden Rahmenmodellen im Kopf und passenden Materialien mag man sich auch bei diesem Abenteuer etwas sattelfester fühlen.

Zur Auseinandersetzung mit Sinnfragen in der Psychotherapie kamen wir unter anderem durch unsere langjährige Beschäftigung mit der Behandlung von Selbstwertproblemen. Wir versuchen, Menschen von der »Jagd nach Selbstwert« zu erlösen, sich von schädlichen Selbstwertquellen loszumachen und bestenfalls festzustellen »Ich bin okay, so wie ich bin«. In manchen Fällen kann genau diese Erkenntnis zu einem Startpunkt für eine neue Suche führen: »Wenn ich nicht mehr danach strebe, meinen Selbstwert zu erhöhen, wonach will ich dann mein Leben ausrichten?« So war der Frage nach dem Sinn des Lebens zunächst nur ein knapper Anhang unserer Selbstwertseminare gewidmet – wenig überraschend reichte dieser begrenzte Rahmen kaum aus, um dieses wichtige Thema angemessen zu würdigen.

Inzwischen halten wir seit Jahren Vorträge und Workshops an Aus- und Fortbildungsinstituten zu existenziellen Themen und Sinnfragen in der Psychotherapie, und Herr Dr. Chmielewski hat auf der Basis eigener Forschung und Artikel seine Promotion zum Thema verfasst.

Unsere Vorschläge zum therapeutischen Umgang mit existenziellen Fragen basieren auf Inhalten aus der (Existenz-)Philosophie, der Existenziellen Psychotherapie, Bereichen der Sozialpsychologie und der empirischen Sinnforschung.

Wir hoffen, dass wir mit den Informationen und Materialien in diesem Band für Orientierung im Therapieprozess sorgen und Mut machen können, sich gemeinsam mit Patient:innen auch den größten Fragen des Lebens zu stellen.

Wir bedanken uns beim Beltz-Verlag und insbesondere Frau Kühnle Zerpa für das kompetente Lektorat, bei Prof. Tatjana Schnell für wichtige Anregungen und Austausch, bei Teilnehmer:innen unserer Seminare für inspirierende Diskussionsbeiträge und vor allem bei unseren Patient:innen, die wir auf ihrer Suche nach den tiefsten Antworten begleiten durften.

Hattingen und Dortmund, im Juli 2025

Dr. Fabian Chmielewski
Sven Hanning

1 Einführung

»Ich weiß nicht, wofür ich morgens noch aus dem Bett aufstehen soll. Jeder Tag ist eine Quälerei. Das führt alles zu nichts. Wozu soll ich mir das alles weiter antun?« (Frau B., 23 J.)

»Irgendwann werde ich sterben. Wahrscheinlich merkt es erstmal gar keiner. Später kommen dann Leute von der Stadt und werfen alle meine Sachen in einen Müllcontainer. Das wars dann. Dann ist es, als hätte es mich nie gegeben.« (Herr K., 28 J.)

»Die letzten acht Jahre habe ich meine Mutter gepflegt. Seit sie verstorben ist, frage ich mich: Was ist überhaupt noch von meinem Leben übrig? Wer braucht mich noch?« (Frau M., 53 J.)

Wie den oben zitierten Patient:innen geht es vielen Menschen; sie leiden unter der Sinnfrage – oder ihr Leiden führt sie zur Sinnfrage. Die Frage nach dem Sinn kann zu Verzweiflung über die Sinnlosigkeit des Lebens, der Existenz, des Universums führen, wenn Menschen keine Antwort und keinen hilfreichen Umgang mit der Frage finden. Das Leiden an der Sinnfrage kann im Rahmen psychischer Störungen auftreten oder für sich allein stehen – oder sogar den Weg zu einer psychischen Störung bahnen.

In all diesen Fällen kann uns die Sinnfrage in der Psychotherapie begegnen. Als Behandelnde mögen wir zunächst ein Störgefühl haben, uns mit dieser Frage zu beschäftigen – schließlich kennen wir doch selbst keine verbindliche Antwort, quälen uns vielleicht selbst von Zeit zu Zeit mit dieser Frage und fürchten, dass zu viel »Weltanschauung« und »persönliche Meinung« in den Therapieverlauf einsickern könnte, im schlimmsten Fall auf missionierende Weise. Vielleicht vermeiden wir deshalb diese Themen – vielleicht halten wir die Beschäftigung mit diesen großen, abstrakten Themen auch für eine Form von Vermeidung aufseiten unserer Patient:innen und denken: »Statt sich mit seinen konkreten Problemen auseinanderzusetzen, möchte der Patient lieber abstrakt und intellektuell philosophieren«. Manchmal mögen wir damit Recht haben. Aber in vielen Fällen steckt mehr dahinter und großes therapeutisches Potenzial darin, sich gemeinsam mit unserem Gegenüber auch den ganz großen Fragen der Existenz zu stellen.

Wir könnten sogar annehmen, dass die große Frage nach dem Sinn und angrenzende existenzielle Themen in jeder Therapie eine Rolle spielen – mehr oder weniger explizit, mehr oder weniger offen angesprochen. Therapie bedeutet für die Patient:innen immer einen Veränderungsprozess: Sie wünschen sich, ihr Leben soll anders werden, es soll ihnen besser gehen. Damit ist immer auch ein Zielzustand erforderlich, eine Idee vom »guten Leben«. Und in dieser Vorstellung stecken immer, ausgesprochen oder nicht, auch Ansichten über den Sinn.

In unseren Behandlungsvorschlägen wollen wir das Thema der existenziellen Fragen deshalb auf ganz unterschiedlichen Ebenen angehen: im Abstrakten, Philosophischen ebenso wie im ganz Konkreten, Alltagspraktischen. Wir wollen im Rahmen eines flexiblen Therapieplans Vorschläge dafür machen, wie man Menschen in Sinnkrisen begegnen und helfen kann; dabei sind wir uns im Klaren, dass es sich hier immer um einen hochindividuellen Prozess handelt – und am Ende keine Therapie der anderen gleichen wird.

Existenziell

Sie werden in diesem Buch viel über existenzielle Fragen, existenzielle Themen, existenzielle Bedürfnisse und Existenzielle Psychotherapie lesen. Existenziell wird im alltäglichen Sprachgebrauch zum Teil mit »sehr wichtig« gleichgesetzt, doch im Rahmen Existenzieller Psychotherapie bezieht sich der Begriff auf die großen, universellen Themen unserer Existenz. In diesem Sinne sind existenzielle Themen solche Themen, die alle Menschen betreffen und mit den grundsätzlichen Bestimmungsstücken unseres Lebens zu tun haben – Sein oder Nichtsein, das ist die existenzielle Frage.

1.1 Die Frage nach dem Sinn

Viele Antworten und keine Antwort. Die Frage nach dem Sinn des Lebens ist alt. Ihr besonderer Charme besteht darin, dass auf sie gleichzeitig viele und keine Antworten gefunden wurden. Viele Antworten, die für manche funktionieren – aber keine Antwort, die für alle funktioniert. Keine der vielen Antworten ist über jeden Zweifel erhaben oder wird von allen Menschen gleichermaßen als gültig betrachtet.

Stellen Menschen in der Psychotherapie diese Frage, sollte uns das weder schrecken noch überraschen, denn sie wurde und wird oft und von vielen Menschen gestellt. Warum also nicht auch in der Psychotherapie, wo Menschen sich ohnehin in großer Tiefe mit sich selbst und ihrem Leben beschäftigen? Gleichzeitig sollten wir nicht den Druck verspüren, eine letztgültige Antwort auf diese Frage zu finden – denn das ist auch vor uns niemandem gelungen!

Stellen Sie sich einmal vor, wie merkwürdig diese Situation wäre: Eine Patientin kommt zu uns und berichtet, dass sie sich schon lange mit der Frage nach dem Sinn des Lebens plagt. Wir wissen die Antwort auf diese Frage und teilen sie ihr mit. Die Patientin bedankt sich und ist geheilt.

Wenn es uns gelingt, die Fragen und Bedürfnisse unserer Patient:innen in dieser Auseinandersetzung ernst zu nehmen, wir eine tiefe Reflexion dieser großen Themen ermöglichen und begleiten und einen zumindest vorübergehend tragfähigen Entwurf einer Antwort für diese eine Person erarbeiten können, haben wir therapeutisch viel erreicht. Wir haben unseren Patient:innen den Weg zu neuen Ideen und Einsichten bereitet.

Ja, nein, vielleicht. Im Rahmen der therapeutischen Gespräche kann die gemeinsame Suche zu einer positiven wie auch zu einer negativen Antwort führen: »Ich will mein Leben dem Naturschutz verschreiben« kann genauso ein Ergebnis sein wie »Alles ist sinnlos.« Die Gespräche können ebenso zu einem Sinnagnostizismus führen: »Ich stelle fest, dass keine der Antworten mich ganz überzeugt, ich werde diesen Zweifel weiter mit mir tragen.«

In jedem dieser Fälle können wir uns konstruktiv damit auseinandersetzen, was diese Antwort für die Person bedeutet und wie sie weiter damit umgehen will – im Abstrakten und im Konkreten, philosophisch und alltagsnah in der Lebensgestaltung.

Was wir nicht wissen

Was wir nicht wissen, ist eine endgültige Antwort auf die Frage nach dem Sinn. Die eine, für alle gültige Antwort haben wir genauso wenig wie unsere Patient:innen oder Generationen von Menschen vor uns, die sich diese Frage gestellt haben. Damit werden wir vielleicht auch erst einmal unsere Patient:innen enttäuschen. Diesen Umstand vor uns selbst und unseren Patient:innen einzugestehen, kann uns aber viel therapeutischen Druck von den Schultern nehmen. Die resultierende therapeutische Bescheidenheit kann uns auch davor schützen, missionarisch zu werden und unserem Gegenüber eine Weltanschauung aufzuschwatzen. Selbst wenn Sie für sich persönlich eine Antwort gefunden haben, und den Sinn Ihres Lebens beispielsweise in Liebe oder Religion gefunden haben, oder wenn Sie sich sicher sind, dass das Universum nur ein zufälliger Haufen geistloser Materie ist – dann sollten wir uns immer wieder klar machen, dass diese Antwort vielleicht für uns tragen mag, dass wir aber echte Beweise für die Richtigkeit dieser Annahmen letztlich schuldig bleiben müssen. Und so ist jede Antwort, so sicher sie sich subjektiv auch anfühlen mag, am Ende nur eine Meinung. Unter Umständen dürfen wir diese Meinung mit unseren Patient:innen teilen, aber wir sollten nicht versuchen, sie dazu zu überreden.

Was wir wissen

Zum Glück sind wir in der Auseinandersetzung mit den großen Fragen nicht vollständig auf Privatmeinungen und Weltanschauungen zurückgeworfen. Die empirische Sinnforschung gibt uns wissenschaftlich belegbare Erkenntnisse darüber, wie das Sinnerleben bei Menschen psychologisch funktioniert.

Sinn ist gesund. Zahlreiche Studien legen nahe, dass Sinnempfinden die körperliche Gesundheit, psychische Gesundheit und Wohlbefinden steigert.

Sinn und Lebenserwartung. Erhöht ein hohes Sinnempfinden die Lebenserwartung? Dieser Frage sind Patricia Boyle und Kolleg:innen nachgegangen. Dazu haben sie Daten von über 1.200 älteren Menschen ausgewertet, die im Durchschnitt 78 Jahre alt waren. Fünf Jahre später wurde untersucht, wie viele der Menschen mit hohem oder niedrigem Sinnerleben gestorben waren – die 150 Verstorbenen hatten im Durchschnitt ein geringeres Sinnempfinden gezeigt als die Überlebenden. Auch nachdem verschiedene mögliche Störfaktoren berücksichtigt wurden, blieb das Ergebnis bestehen. Kim et al. (2019) fassen in einem Übersichtsartikel aktuelle Forschungsergebnisse zusammen, die zeigen, dass ein starker Lebenssinn das Risiko für Herz-Kreislauf-Erkrankungen senken kann.
Sinn und Demenz. In einer anderen Studie (Boyle et al., 2012) wurde der Zusammenhang zwischen Sinn und Demenz untersucht. In einer Langzeitstudie mit etwa 250 älteren Menschen wurden Sinnempfinden und Denkvermögen erfasst. Nach dem Tod der Studienteilnehmer:innen wurden ihre Gehirne auf physiologische Anzeichen von Alzheimer-Demenz untersucht. Das Ergebnis: Obwohl die Gehirne in beiden Gruppen vergleichbare Demenz-Anzeichen zeigten, verfügten die Menschen mit höherem Sinnempfinden über bessere geistige Leistung. Offenbar konnte das Sinnempfinden dabei helfen, geistig länger fit zu bleiben, auch wenn sich Alzheimer im Gehirn entwickelt.
Sinn und Depression. Sinnkrisen gehen oft einher mit Depressivität, Ängstlichkeit, Pessimismus und negativer Stimmung – positive Affekte, Lebenszufriedenheit, Hoffnung und Selbstwirksamkeit sind stark verringert (Damásio et al., 2013). Allen (2022) weist in seinem Übersichtskapitel über zahlreiche Studien den Zusammenhang zwischen depressiven Symptomen und mangelndem Sinn hin. Studien zeigen, dass ein starker Lebenssinn mit weniger depressiven Symptomen verbunden ist. Dies wurde in verschiedenen Altersgruppen und in vielen verschiedenen Ländern und Kulturen gefunden, darunter westliche Länder, in Asien, im Nahen Osten, Indien und Lateinamerika.
Sinn und Suizidalität. Bjerkeset et al. (2010) beobachteten, dass eine geringe Lebensbedeutung in einer großen norwegischen Stichprobe einen späteren Suizid voraussagte. Kleiman und Beaver (2013) fanden heraus, dass das Vorhandensein von Lebenssinn acht Wochen später weniger Suizidgedanken voraussagte und eine geringere Lebenszeitwahrscheinlichkeit für einen früheren Suizidversuch. Zudem findet er in seinem Übersichtskapitel sowohl in korrelativen als auch in Längsschnittstudien Belege für einen Zusammenhang zwischen der Abwesenheit von Sinn und Suizidalität (vgl. auch Corona et al., 2019; Gerstner, 2012; Kleiman & Beaver, 2013; Marco et al., 2020; Schnell et al., 2018). Folgerichtig betrachtet Allen (2022) Sinn als möglichen protektiven Faktor gegen Suizidalität.

Diese Befunde knüpfen direkt an ein wichtiges Zitat von Albert Camus an: »Es gibt nur ein wirklich ernstes philosophisches Problem: den Selbstmord. Sich entscheiden, ob das Leben es wert ist, gelebt zu werden oder nicht, heißt auf die Grundfrage der Philosophie antworten« (Camus, 1942/2000, S. 11).
Weitere Zusammenhänge. Lebenssinn korreliert mit Lebensqualität und Wohlbefinden (z. B. Damásio & Koller, 2015). Es gibt Hinweise auf einen negativen Zusammenhang mit Burnout (Hooker et al., 2020) und auf einen positiven mit zwischenmenschlicher Ausstrahlung (Stillman et al., 2011). Steptoe und Fancourt (2019) finden in einer Längsschnittuntersuchung, dass eine stärkere Sinnerfüllung bessere soziale Beziehungen, weniger Alkoholkonsum und ein geringeres Scheidungsrisiko vorhersagt.
Faktoren des Sinnerlebens. Die empirische Sinnforschung hat auch Faktoren entdecken können, die das Erleben von Sinn fördern. Einerseits liefert sie uns Wissen darüber, welche Lebensinhalte, Ziele und Werte Menschen als sinnstiftend erleben. Andererseits lässt sich erkennen, welche grundlegenden Erfahrungen zum subjektiven Empfinden von Sinn führen – daraus können wir existenzielle Bedürfnisse ableiten. Wenn wir diese Faktoren therapeutisch nutzen können, haben wir eine Chance, das Sinnerleben unserer Patient:innen zu steigern.

Leben ohne Sinn

Die zahlreichen Forschungsergebnisse, die auf einen positiven Effekt von Sinnerleben hinweisen, mag in uns den Eindruck hervorrufen, dass man ohne eine Antwort auf die Frage nach dem Sinn des Lebens nicht zufrieden oder psychisch gesund sein könnte. Wer mit dieser Frage den Therapieraum betritt, muss mit einer Antwort den Raum verlassen. Eine solche Sichtweise wird der Komplexität der Lage nicht gerecht.

Philosoph:innen, die Bücher über die Sinnlosigkeit des Lebens geschrieben haben, sind ein plakativer Beleg dafür, dass auch Menschen, die das Leben für sinnlos halten, sich für persönlich wichtige Ziele engagieren und ein einflussreiches Lebenswerk hinterlassen können. Empirische Belege zeigen, dass Menschen auch ohne empfundenen Sinn im Leben gesund und einigermaßen zufrieden sein können – wenn vielleicht auch etwas weniger gesund und weniger glücklich als Menschen mit empfundenem Sinn. In größerer Tiefe widmen wir uns dieser Perspektive auf **INFO 16**.

Für den Moment können wir festhalten: Subjektiv wahrgenommene Sinnlosigkeit muss nicht automatisch zu Verzweiflung führen. Wenn uns Menschen in der Therapie gegenübersitzen, die an der Sinnlosigkeit verzweifeln, können wir einerseits versuchen, etwas an ihren Gefühlen der Sinnlosigkeit zu ändern – wir können aber auch ihre Idee der Sinnlosigkeit bestehen lassen und versuchen, etwas an der Verzweiflung zu ändern.

Sinnkrisen

Oft wird die Auseinandersetzung mit existenziellen Themen durch persönliche Schicksalsschläge in Gang gebracht, z. B. durch die Konfrontation mit einer Krankheit oder einschneidenden Veränderungen von Lebensumständen in Übergangsphasen. Auch die vielfältigen Krisen unserer Zeit – von der Klimakrise über Kriege bis hin zu erstarkenden rechtspopulistischen Tendenzen – werfen existenzielle Fragen auf: Worauf läuft unsere Art zu leben langfristig hinaus? Was ist meine persönliche Rolle innerhalb dieser Menschheitskrisen?

Der Psychiater und Philosoph Karl Jaspers nennt solche Momente »Grenzsituationen«: Normalerweise beschäftigen wir uns in unserem Leben mit dem Spiel auf der »Bühne« des Lebens. In Grenzsituationen werden wir jedoch aus unserem alltäglichen Erleben gerissen, uns wird der Spielcharakter des Ganzen bewusst. Die Kulissen des Bühnenstücks wackeln oder stürzen ein. Wir schauen hinter die Kulissen, hinterfragen uns und dieses Spiel. Wir werden uns mit diesem besonderen Blick des unglaublichen Wunders (und der Tragik) unserer Existenz bewusst.

Die Konfrontation mit Grenzsituationen passiert meist unfreiwillig. Menschen werden – wie es die Schweizer Psychoanalytikerin Alice Holzhey-Kunz (2014, S. 264) ausdrückt – zu »Philosophen wider Willen«.

In einer Untersuchung zeigte sich, dass Sinnkrisen zu 44 % durch ein kritisches Lebensereignis ausgelöst werden, 36 % lassen sich auf eine Übergangsphase zurückführen. Allerdings konnte bei 20 % kein besonderes Ereignis identifiziert werden (Schnell, 2025).

Unabhängig davon, ob man sich für Philosophie interessiert oder nicht – früher oder später wird jeder Mensch mit existenziellen Fragestellungen konfrontiert: Was für ein Mensch möchte ich sein? Wie finde ich Orientierung in einer chaotischen Welt? Wie kann ich in einer oft ohnmächtig machenden Welt ein Gefühl von Wirksamkeit entwickeln? Welche der vielen Optionen in einer pluralistischen Gesellschaft ist die für mich stimmige? Wie finde ich Sinn in einer Welt, die mir diesen nicht auf dem Silbertablett serviert?

Benachbarte Themen

Die Frage nach dem Sinn ist mit weiteren großen existenziellen Themen verbunden. Grenzsituationen und Sinnkrisen, die die Sinnfrage aufrufen, berühren häufig auch angrenzende Themen.

Menzies et al. (2022, S. VII) führen neben Sinn diese Themen als weitere zentrale existenzielle Faktoren auf:

- Tod
- Isolation
- Identität
- Freiheit

Andere Autor:innen wie Karl Japsers und Viktor Frankl fügen noch hinzu:
- Leid

Es gibt unterschiedliche Namen für diese existenziellen Faktoren; Yalom (2005) nennt sie die Tiefenstrukturen unserer Existenz, oder die »ultimate concerns« (in der deutschen Übersetzung »die letzten Dinge«) – Anliegen, die uns unbedingt angehen. Viktor Frankl (1946/2017) spricht von der »tragischen Trias« (Leid, Schuld, Tod), Heidegger (1927/1979) von »Existenzialien«.

So wie eine angeschlagene Klaviersaite auch andere Saiten zum Schwingen bringt, aktiviert häufig ein existenzielles Thema weitere Themen.

Tod und Sterblichkeit. Häufig führen Erfahrungen mit Tod und Sterblichkeit zu Sinnfragen. So stellen Todesfälle in der Familie, im Freundes- und Bekanntenkreis oder schwere, lebensbedrohliche Erkrankungen häufig den Auftakt für die Auseinandersetzung mit existenziellen Fragen dar. Umgekehrt kann die Frage nach dem Sinn auch ihrerseits zur Auseinandersetzung mit Tod und Sterblichkeit führen: »Wie kann etwas Sinn machen, wenn ich am Ende doch sterben muss und alles verliere?« Aber auch trivialere, sogar freudige Anlässe wie ein runder Geburtstag vermögen uns mit der Begrenztheit unseres Daseins zu konfrontieren – und in dieser Auseinandersetzung mit Tod und Sterblichkeit kann sich schnell auch die Frage nach dem Sinn des bisherigen Lebens und dem Sinn der Pläne für die begrenzte weitere Lebenszeit stellen.

Leid und Isolation. Solange es uns gut geht und wir das Leben genießen können, stellt sich die Frage nach dem Sinn vielleicht gar nicht. »Wozu soll ich diesen Eisbecher essen?« werden wir selten fragen. Vergnügen braucht für gewöhnlich keine Rechtfertigung durch einen höheren Zweck. Leid hingegen führt häufig zu der Sinnfrage: »Wozu soll ich das ertragen? Wofür kann es sich lohnen, diesen Schmerz auszuhalten? Warum passiert ausgerechnet mir das? Steckt ein höherer Plan dahinter, oder ist es nur ein Zufall, dass ich so leiden muss?« Im Leid können wir uns schnell isoliert von anderen Menschen und allein im Universum fühlen.

Identität. Die Suche nach einem sinnvollen Leben kann auch Fragen über meine Identität aufwerfen: Was kann für mich sinnvoll sein? Wer bin ich eigentlich, was macht mich aus, was sind meine Ziele und Werte? Was ist mir wichtig?

Freiheit. Die Frage nach Sinn kann auch die Auseinandersetzung mit Freiheit auslösen: Es gibt so viele Möglichkeiten, wie ich mein Leben gestalten kann – wie kann ich mich da entscheiden, woran orientieren? Was soll ich studieren, mit wem will ich zusammenleben?

Yaloms Ultimate Concerns

Irwin Yalom geht in seiner Existenziellen Psychotherapie davon aus, dass alle Menschen sich mit vier existenziellen Themen (»Ultimate Concerns«) auseinandersetzen müssen: Tod, Freiheit, Existenzielle Isolation und Sinnlosigkeit (2005, S. 19). Gelingt diese Auseinandersetzung, bleiben wir gesund, misslingt sie, leiden wir darunter.

Für den therapeutischen Kontext bedeutet das, dass Menschen, die sich die Sinnfrage stellen, häufig auch in eine Auseinandersetzung mit angrenzenden existenziellen Themen geraten. Umgekehrt ist es möglich, dass die Sinnfrage, die die Patient:innen uns gegenüber formulieren, durch die Konfrontation mit anderen existenziellen Themen – wie Tod, Leid oder Verantwortung – angestoßen wurde. Es ist gut, wenn wir die Behandlung auch für diese Themen öffnen und auf eine Auseinandersetzung mit diesen Inhalten vorbereitet sind.

1.2 Vordenker:innen in Philosophie, Psychologie, Psychotherapie

Philosophie. Natürlich ist die Philosophie ein wichtiger Schauplatz für die Auseinandersetzung mit den großen Fragen der menschlichen Existenz. Denker:innen, die diese Themen zum Hauptfokus ihrer Arbeit gemacht haben, werden auch als »Existenzielle Philosoph:innen« und ihre Philosophie als »Existenzphilosophie« bezeichnet. Welche Philosoph:innen dieser Richtung zuzuordnen sind, ist nicht ganz eindeutig. Häufig genannt werden Martin Heidegger, Karl Jaspers, Jean Paul Sartre, Albert Camus und Friedrich Nietzsche. Søren Kierkegaard wird, z. B. von Rhodes (2022), als »Vater des Existenzialismus« (S. 155, eigene Übersetzung) bezeichnet. Yalom (2005) unterscheidet eine existenzielle »Tradition« und eine formale existenzielle »Schule« der Philosophie, also Existenzphilosophie im engeren Sinn. Letztere wird zeitlich meist im 19. und 20. Jahrhundert verortet. Entscheidend ist jedoch die thematische Ausrichtung, nicht die zeitliche Einordnung. Die Existenzielle Psychotherapeutin Emmy van Deurzen (2009) geht sogar so weit, Sokrates und Jesus als existenzielle Denker zu bezeichnen.

Psychologie. Auch in Bereichen der Psychologie gibt es Quellen wertvoller Impulse für die existenziell-psychotherapeutische Arbeit.

Empirische Sinnforschung. Die empirische Sinnforschung als Teilbereich psychologischer Forschung untersucht, welche Faktoren und Umstände sich auf das Sinnerleben von Menschen auswirkt. Insbesondere ist hier die Forschungsarbeit von Prof. Dr. Tatjana Schnell hervorzuheben.

Sozialpsychologie. Einzelne Bereiche der Sozialpsychologie setzen sich ebenfalls mit dem Sinnempfinden und möglichen Ursachen und Funktionen auseinander; insbesondere ist hier die Terror-Management-Theorie mit ihren Vertretern Sheldon Solomon, Jeff Greenberg und Tom Pyszczynski zu nennen. Unter Bezug auf die Arbeiten des Anthropologen Ernest Becker sehen sie Sinn und Sinnempfinden als Puffer für Todesangst an.

Positive Psychologie. Die Positive Psychologie richtet ihr Hauptaugenmerk auf die Stärkung psychischer Gesundheitsfaktoren und weniger auf die Beseitigung von Krankheiten. Hierbei berührt sie auch Themen wie das Sinnerleben. Sie versucht u. a., erstrebenswerte Tugenden und Charakterstärken bei Menschen zu identifizieren und zu stärken – ein wichtiger Vertreter ist Martin Seligman.

Humanistische Psychologie. Es bestehen große Überlappungen zwischen den Existenziellen Psychotherapien und der Humanistischen Psychologie mit Vertreten wie Abraham Maslow, die sich in den 1950er-Jahren als »Dritte Kraft« – neben Behaviorismus und Psychoanalyse – aufstellte und den damit verbundenen Humanistischen Therapieverfahren. Diese Bewegung stellt menschliche Eigenschaften und Fähigkeiten wie Liebe, Kreativität, Wachstum, Grundbedürfnisbefriedigung, Selbstaktualisierung und die Fähigkeit zur Wahl in den Vordergrund.

Psychotherapie. Schon in der Anfangszeit der Psychotherapie machten sich auch Psychotherapeut:innen Gedanken über existenzielle Themen. Explizit in den Vordergrund gestellt haben sie die »Existenziellen Psychotherapien«, ein Sammelbegriff für unterschiedliche Ansätze, die zum Teil seit fast einem Jahrhundert etwas abseits des therapeutischen Mainstreams bestehen. All diesen Ansätzen ist gemeinsam, dass sie die existenziellen Themen als zentralen Teil der Psychotherapie begreifen und sich auf (existenz-)philosophische Grundlagen beziehen. Zu den existenziellen Psychotherapien gehören:

- **Die Daseinsanalyse.** Ludwig Binswanger gilt als der bedeutsamste frühe existenziell-psychotherapeutische Praktiker. Die von ihm als Ergänzung zur psychoanalytischen Theorie (Vogel, 2020) entwickelte »Daseinsanalyse« orientiert sich an Heideggers Theorien: Innerhalb von Binswangers Therapie wird versucht, den »Weltentwurf« des Patienten – die ganz individuelle Art und Weise, wie er die Welt um sich herum wahrnimmt, interpretiert und Kontakt zu ihr aufnimmt – unvoreingenommen nachzuvollziehen, wie es der »phänomenologischen Methode« des Philosophen Edmund Husserl entspricht. Ein weiterer Vertreter der Daseinsanalyse ist Medard Boss. Im Rahmen der von ihm organisierten »Zollikoner Seminare« kam es zu einem intensiven Austausch mit Heidegger. Die Daseinsanalyse nach Boss besteht aus sehr viel Schweigen, unterbrochen von ontologischen Fragen, freier Assoziation und insbesondere Traumanalysen. Eine aktuelle bedeutende Vertreterin des daseinsanalytischen Ansatzes ist die Schweizer Analytikerin Alice Holzhey-Kunz.

- **Die Logotherapie / Existenzanalyse.** Viktor Frankl (1946/2022), der Begründer dieses Ansatzes, setzte in seiner »dritten Wiener Schule« den Sinn ins Zentrum des menschlichen Bedürfnishaushaltes, nachdem die beiden anderen »Wiener Schulen« nach Freud bzw. Adler den Willen zur Lust bzw. den Willen zur Macht als zentral beschrieben hatten. Frankl wollte somit der Tiefenpsychologie eine »Höhenpsychologie« gegenüberstellen. Frankls »Existenzanalyse« dient diagnostischen Zwecken und stellt das Fundament für die »Logotherapie« dar, die das Ziel verfolgt, Menschen wieder mit Möglichkeiten des Sinnerlebens in Verbindung zu bringen.
- **Der (amerikanische) existenziell-humanistische Ansatz.** Zu nennen sind für diesen Ansatz vor allem Rollo May und Irvin Yalom. Yalom ist einer der bekanntesten und einflussreichsten Vertreter der Existenziellen Psychotherapien. Yalom (2005) sieht »seine« Existenzielle Psychotherapie als dynamische Therapie: Auch bei ihm geht es um miteinander in Widerstreit stehende Kräfte, weniger aber um (vergangene) Konflikte zwischen Eltern und Kind, sondern um Konflikte zwischen Menschen und existenziellen Faktoren wie dem Tod und der existenziellen Isolation.
- **Die britische Schule der Existenzanalyse.** Emmy van Deurzen (2009) gilt als eine der bedeutendsten Vertreterinnen dieses Ansatzes, der sich wieder stark auf Heidegger und die deutsche Phänomenologie bezieht.

Kognitive Verhaltenstherapie. Innerhalb der Kognitiven Verhaltenstherapie werden teilweise bereits existenzielle Themen integriert, z. B. in Ansätzen zur »Werteorientierten Verhaltensaktivierung« (Hofheinz et al., 2017). Besonders stark werden existenzielle Faktoren in einigen Therapierichtungen der »Dritten Welle« der Kognitiven Verhaltenstherapie beachtet, hierbei ist insbesondere die »Akzeptanz- und Commitmenttherapie« (ACT; Hayes et al., 2014) zu nennen. Die ACT stellt »achtsame Akzeptanz« und das Identifizieren und Ausleben von Werten in den Vordergrund. Sie geht davon aus, dass der Kampf gegen leidvolle Aspekte des Daseins selbst zum Problem werden kann, und dass wir uns statt in zermürbenden Problemlöseversuchen lieber in einer akzeptierenden Haltung üben sollten.

Alle genannten Quellen – die (Existenz-)Philosophie, psychologische Theorien, empirisch-psychologische Forschung sowie die unterschiedlichen psychotherapeutischen Strömungen bieten wichtige Ansätze für die Auseinandersetzung mit existenziellen Themen in der Psychotherapie.

1.3 Sinn in der psychotherapeutischen Behandlung

Was »Sinn« bedeutet

Wenn Patient:innen mit uns über ihre Suche nach Sinn reden wollen, ist es wichtig zu klären, was überhaupt mit der großen Variable »Sinn« gemeint ist.

Definitionsversuche. Auf wissenschaftlicher Seite existiert keine einheitliche Definition des Begriffs (Allen, 2022). Der Sozialpsychologe Roy Baumeister (1991) schlägt eine pragmatische Definition vor und beschreibt Sinn als »gedankliche Vorstellung von möglichen Beziehungen zwischen Dingen, Ereignissen und Beziehungen. Sinn verbindet also Dinge« (S. 15; Übers. d. d. Autoren). Steger (2012) definiert Sinn als »das Netz von Verbindungen, Erkenntnissen und Interpretationen, die uns helfen, unsere Erfahrungen zu verstehen und Pläne zu formulieren, die unsere Energien auf das Erreichen unserer gewünschten Zukunft richten. Bedeutung gibt uns das Gefühl, dass unser Leben wichtig ist, dass es einen Zweck hat und dass es mehr ist als die Summe unserer Sekunden, Tage und Jahre« (S. 165; Übers. d. d. Autoren).

Kosmischer Sinn. Mit kosmischem Sinn ist ein letztgültiger, über alle Zweifel erhabener, tatsächlich objektiv existierender Sinn gemeint, der selbstevident und nicht weiter zu hinterfragen ist. Logisch kann dieser eigentlich nur von einer göttlichen oder spirituellen Instanz intendiert sein.

Individueller Sinn. Ein individueller Sinn bezeichnet eine Sinnkonstruktion, die eine Person für sich selbst zurechtlegt, ohne Anspruch auf Geltung für andere Menschen: »Das ist der Sinn meines Lebens, er muss dir nicht sinnvoll erscheinen.«

Es geht hier nicht um den Sinn *des* Lebens, sondern um Sinn *im* Leben; so veranschaulicht es Viktor Frankl.

Beispiel

In Kafkas Roman »Der Prozeß« (1925/2005) erzählt ein Priester dem Protagonisten Josef K. eine Geschichte: Ein Mann vom Land begehrt Einlass in eine Tür »Vor dem Gesetz«. Die Erscheinung des Türhüters macht ihm Angst. Dieser warnt ihn außerdem, dass die weiteren Türhüter folgender Türen noch bedrohlicher seien. Also wartet der Mann, Tage und Jahre, sein ganzes Leben lang. Kurz vor seinem Tod fragt er den Türhüter, warum eigentlich niemand anderes außer ihm jemals Einlass begehrt hat – der Türhüter antwortet ihm, dass dieser Eingang ausschließlich für ihn bestimmt gewesen sei. Mit dem Tod des Mannes schließt der Türhüter die Tür.

Diese Geschichte ist ein schönes, aber auch tragisches Bild dafür, dass es für jeden Menschen ein persönliches Abenteuer zu bestehen gilt, persönliche Schwellen, die es zu überschreiten, individuelle Türsteher, die zu überwinden gilt, um den individuellen Weg, den individuellen Sinn zu finden.

Situativer Sinn. Sinn lässt sich auch für eine ganz konkrete Situation bestimmen. Ähnlich wie beim individuellen Sinn ist ein situativer Sinn nicht allgemeingültig, darüber hinaus ist er auch nicht überdauernd. Es geht nicht um eine allgemeingültige, zeitlose Antwort, sondern um den jeweils passenden Schritt im individuellen Kontext. Die logotherapeutisch orientieren Autoren Kalender und Pfeifer (2024) bezeichnen Sinn als »die jeweils verwirklichungswürdigste Option in einer Situation« (S. 386). »Die Frage, die das Leben an uns stellt, wechselt von Person zu Person ebenso wie von Situation zu Situation« meint Frankl (1946/2022, S. 64). Tatsächlich erweist sich Sinnerleben auch in empirischen Studien nicht als etwas Statisches, sondern Dynamisches (Schnell, 2025; Hadden & Smith, 2019) – das Sinnerleben kann sich in jeder Lebensphase ändern, aber auch von Tag zu Tag, von Moment zu Moment.

Weitere Bedeutungen. »Sinn« kann weitere Bedeutungen annehmen: Er kann als Zweck verstanden werden (Wozu?), als Ziel (Wohin?), als Weg und Orientierung, als Bedeutung, die man seinem Leben gibt, als Wirksamkeit, die man spürt, als Gefühl der Verbundenheit mit seiner Mit- und Umwelt und als Gefühl der Nachvollziehbarkeit – diese unterschiedlichen Deutungen und Facetten von Sinn sind auf **INFO 1** weiter ausgeführt.

Vom Sinn zur Sinnerfüllung. In der Psychotherapie geht es uns vor allem um das subjektive Empfinden von Sinn: ein »Gefühl von Sinnerfüllung«. Dieses Gefühl kann sich auch dann einstellen, wenn ich gar nicht explizit formulieren kann, was der Sinn meines Lebens sein mag. Dieses Empfinden können wir also pragmatisch erheben durch die Frage: »Erleben Sie Ihr Leben als sinnerfüllt / sinnvoll?« In einer aktuellen repräsentativen Befragung bejahen 68 % der Deutschen diese Frage (Schnell & Danbolt, 2023).

Warum suchen Menschen Sinn?

Viele Forschende nehmen an, dass im Menschen ein Bedürfnis nach Sinn angelegt ist. Frankl sprach von einem »Willen zum Sinn«. In neuerer Zeit vertreten Wissenschaftler wie Haden und Smith (2019) ganz ähnlich wie Frankl die Ansicht, dass Menschen über ein psychologisches Grundbedürfnis nach Sinn verfügen, das nicht nur durch die anderen Grundbedürfnisse (im Sinne der Selbstbestimmungstheorie: Autonomie, Soziale Eingebundenheit, Kompetenz) erklärt wird, und können dies auch in Studien zeigen. Wong (2012b) nennt Menschen »*meaning-seeking and meaning-making creatures*« – Wesen, die Sinn suchen und Sinn erschaffen. King und Hicks (2021) betrachten das Erleben von Sinn als Normalzustand: Sinnerfüllung sei der menschliche Default-Modus. Hierbei tragen auch schon einfache Alltagsrituale zum Sinnerleben bei (vgl. auch Hadden & Smith, 2019). Nach Baumeister (1991) durchzieht Sinn konstant und ständig unser Leben.

Was könnte eine Erklärung dafür sein, dass Menschen diese Suche nach Sinn so wichtig ist?

Viktor Frankl betont die Funktion von Sinn als Resilienzfaktor, indem er sich auf ein Zitat von Nietzsche bezieht: »Wer ein Warum zum Leben hat, erträgt fast jedes Wie« (1946/2021, S. 105). Sinn kann also auch als Schutz verstanden werden, der uns hilft, belastende, traumatische Ereignisse zu überstehen und zu bewältigen.

Aus Sicht der Terror-Management-Theorie ist der Tod die größte Bedrohung für den Menschen; Sinn, insbesondere als Gefühl von Bedeutsamkeit, könne uns helfen, mit Todesangst besser umzugehen. Die Idee, dass wir im Andenken anderer Menschen oder in den Folgen unserer Handlungen zumindest symbolisch weiterleben, könne den Schmerz über unseren körperlichen Tod etwas lindern: »Der Mensch will wissen, dass sein Leben irgendwie gezählt hat, wenn nicht für sich selbst, dann zumindest in einem größeren Zusammenhang, dass es eine Spur hinterlassen hat, eine Spur, die Bedeutung hat« (Becker, 1975, S. 4; Übers. d. d. Autoren).

Klinger (2012) nimmt eine evolutionspsychologische Perspektive ein: Unter evolutionären Gesichtspunkten sei das Leben eine Aneinanderreihung von Zielverfolgungen. Ein Wunsch nach Sinn ergebe sich als Resultat einer auf den Zweck der Bedürfniserfüllung ausgerichteten Organisation des menschlichen Gehirns. Deshalb führe ein Mangel an Sinn zu einem unangenehmen Erleben und wecke die Motivation, diesen Mangel auszugleichen.

Diese Suche nach Zusammenhängen, Verbindungen, Beziehungen, Mustern hat sich vermutlich als eine evolutionär sinnvolle Strategie herausgestellt. Diese Zusammenhänge verschaffen uns ein sicheres Empfinden der Orientierung, ein Gefühl von Kontrolle. Manche Autoren bezeichnen dieses Streben, Ursachen und Muster zu finden, als »epistemische Motive«. Wir interpretieren Muster auch in zufällige, eigentlich zusammenhangslose Ereignisse hinein – geben Dingen »Sinn«, die gar keinen haben. In chaotischen Sternhaufen finden wir Sternbilder, geben ihnen Namen und Bedeutungen. In tragischen Zufällen suchen wir Ursachen, Erklärungen, Zusammenhänge.

Somit könnten wir das Denken in Ursache und Wirkung, in Zielen und Zwecken als einen evolutionär hilfreichen Mechanismus verstehen, der »versehentlich« auch auf Zusammenhänge angewendet wird, die sich dafür nicht eignen. Wenn das menschliche Gehirn in allem nach Mustern von Ursache und Wirkung sucht, wird es irgendwann auch fragen: »Für welche Wirkung kann mein Leben dann die Ursache sein? Zu welchem Zweck existiere ich, existiert die Welt?«

Nach Park (2010) brauchen Menschen einen globalen Sinn, um Erfahrungen in Einklang mit dem eigenen Weltbild zu bringen und so psychische Gesundheit aufrechtzuerhalten. Der globale Sinn setze sich zusammen aus Grundannahmen über die Welt (z. B. in Bezug auf Gerechtigkeit, Kontrollierbarkeit, Kohärenz) und uns selbst sowie aus unseren globalen Zielen. Sinn vermittele ein subjektives Gefühl von Sinn und Orientierung. Passen Erfahrungen nicht zu diesem globalen Sinn, setzen nach Meinung der Autoren »Meaning Making«-Prozesse ein, um ein Zusammenpassen von Sinn und Ereignis wiederherzustellen. Dazu könne das Ereignis umgedeutet werden, damit es zum Sinn passt, oder der globale Sinn werde verändert, um das Ereignis kohärent zu integrieren. Die Sinnkonstruktion diene so als zentraler Mechanismus, der uns dabei unterstützt, mit lebensverändernden, belastenden Ereignissen umzugehen.

Beziehungsgestaltung

Die Basis für jede Behandlung stellt eine gelungene Gestaltung der Therapiebeziehung dar – und nach vielen Studien zur Therapieeffektivität bildet die Beziehung zugleich den wichtigsten Wirkfaktor in der Psychotherapie. Bei einer gelungenen therapeutischen Beziehungsgestaltung fühlen Patient:innen sich mit ihren Problemen, aber auch jenseits ihrer Probleme als Person angenommen und sicher, sodass Sie sich vertrauensvoll öffnen können, um auch über belastende und schambesetzte Inhalte zu sprechen.

In der Behandlung existenzieller Probleme stellen sich einige besondere Anforderungen an die therapeutische Beziehungsgestaltung:

- ▶ Validierung
- ▶ eigene Betroffenheit
- ▶ Offenheit
- ▶ keine klaren Antworten
- ▶ keine Missionierung

Validierung. Es gilt, die belastenden Gefühle und Gedanken bezüglich existenzieller Themen ernst zu nehmen und zu würdigen. Es ist gut möglich, dass unsere Patient:innen in anderen Interaktionen bereits erfahren haben, dass ihre Sorgen nicht ernstgenommen werden, als »Luxusproblem«, »Wohlstandsneurose« oder »pubertärer Weltschmerz« abgetan werden, oder dass die Patient:innen sich ihr eigenes Leid kaum zugestehen, weil mit diesen Dingen »schließlich jeder klarkommen muss – und dann muss ich das doch auch schaffen!«. Es ist auch denkbar, dass Behandler:innen existenzielle Themen im Therapiegespräch übergehen, weil sie selbst denken, dass diese Themen nicht in die Therapie gehören oder befürchten, ihren Patient:innen bezüglich dieser Themen nichts anbieten zu können.

Umso wichtiger ist, dass wir die Behandlung für existenzielle Themen öffnen, dass wir in der therapeutischen Beziehung Schmerz, Enttäuschung, Orientierungslosigkeit, Verzweiflung anerkennen, ernstnehmen und glaubwürdig rückmelden, dass diese Gefühle belastend und schwer auszuhalten sind. Wir sollten vermitteln, dass diese schmerzhafte Auseinandersetzung mit den großen Themen nicht »verrückt« ist, ein Zeichen psychischer Krankheit oder Schwäche. Erst nach der Validierung sollten wir nach Möglichkeiten der Linderung und Veränderung suchen. Wir sollten der Versuchung widerstehen, existenziellen Schmerz schnell »wegzureden« (»Es gibt doch so viel Schönes im Leben!«) oder übereilt aufzulösen (»Versuchen Sie es doch mal im Naturschutz / in der Kirchengemeinde, das wird ihnen bestimmt Sinn geben!«).

Beispiel

»Manchmal finde ich es einfach überwältigend, diese Vorstellung, dass wir alle irgendwann sterben müssen … meine Eltern, mein Mann, meine Kinder … ich kann das gar nicht aushalten, darüber nachzudenken. Und dann denke ich wieder: Komm mal klar! Das geht doch allen Menschen so! Und die heulen nicht so rum!«

Validierende Antwort: »Ich finde es sehr verständlich, dass die Gedanken an den Tod Sie belasten. Es stimmt, dass das alle Menschen betrifft – und alle müssen einen Umgang damit finden. Aber nur, weil es alle betrifft, ist es nicht einfach. Und viele Menschen quält der Gedanke; im Alltag wird das allerdings oft ausgeblendet. Es gibt in der Psychologie sogar Denkrichtungen, die die Angst vor dem Tod als den zentralen Konflikt im Menschen betrachten. Sie sind also wirklich nicht allein damit. Und da scheint es mir nicht fair, von sich zu verlangen, dass Sie damit jetzt mal schnell klarkommen müssten.«

Eigene Betroffenheit. Die großen Fragen des Lebens betreffen alle Menschen – und damit auch uns Therapeut:innen. Auch damit bekommt dieses Thema eine Sonderstellung in der Psychotherapie, denn häufig behandeln wir Störungsbilder, unter denen wir selbst nicht leiden. Für die grundlegenden Gegebenheit der Existenz macht es keinen Unterschied, ob wir auf dem Therapeut:innen- oder dem Patient:innenstuhl sitzen. Im Therapieprozess können wir deshalb selbst starke Gefühle erleben, wie z. B. Traurigkeit über die Begrenztheit unseres Daseins, Angst vor dem Tod, Verzweiflung angesichts der Sinnfrage. Wir haben selbst keine letztgültigen Antworten auf die großen Fragen, keine Lösungen für unlösbare Probleme. Möglicherweise befinden wir uns auf der gleichen Suche wie die Menschen, die uns gegenübersitzen. Wir begegnen einander auf Augenhöhe und sind gemeinsam Reisende im gleichen Boot. Diese Betroffenheit ehrlich zu teilen, kann eine Chance darstellen: Patient:innen können mit uns eine »Universalität des Leidens« erleben, indem sie spüren, dass sie nicht allein mit ihren Gefühlen und Gedanken sind, sie haben uns als Leidensgenoss:innen. Diese Universalität des Leidens stellt einen wichtigen Wirkfaktor in Gruppentherapien dar; in der Einzelbehandlung können wir sie durch Selbstöffnung erreichen. Gleichzeitig können wir ein bewältigendes Modell sein: Denn wir kennen die gleichen quälenden Fragen, und möglicherweise leiden wir auch darunter, aber wir brechen doch nicht in Verzweiflung zusammen.

Offenheit. In der Auseinandersetzung mit Sinnfragen gilt es, offen zu sein – denn es gibt hier kaum richtige und falsche Antworten. »Kaum«, weil wir doch in einigen Punkten empirisch fundierte Hinweise dazu geben können, welches Verhalten mit größerer Wahrscheinlichkeit zu Wohlbefinden führen kann. Von diesen wenigen Punkten abgesehen, gilt es, die Patient:innen dabei zu begleiten und zu unterstützen, eine eigene Antwort zu finden – und diese Antworten ernst zu nehmen, auch wenn sie für uns selbst nicht tragen könnten oder im Konflikt mit eigenen Überzeugungen stehen.

Beispiel

Ein Patient berichtet, dass er in letzter Zeit wieder häufiger an seine Kindheit in einer kirchlichen Schule zurückdenke. Besonders die religiösen Praktiken aus dieser Zeit hätten ihm damals viel Halt und Orientierung gegeben. Er habe deshalb den Plan gefasst, sich Religion und Kirche wieder mehr zuzuwenden und nach Anschluss in der Kirchengemeinde zu suchen.

Der Therapeut ist Atheist und sieht viele negative Punkte an der Institution Kirche. Jetzt gilt es, die Entscheidung des Patienten auch entgegen eigener Meinungen und Präferenzen zu würdigen und erproben zu lassen.

Keine klaren Antworten. Wir können keine letztgültigen Antworten auf existenzielle Fragen anbieten. Damit frustrieren wir ggf. den Wunsch unseres Gegenübers oder auch unseren eigenen therapeutischen Anspruch. Statt fertige Antworten zu liefern, wird die Behandlung vielfach daraus bestehen, gemeinsam einen individuellen Entwurf zu erarbeiten. Dabei können wir empirisch fundierte Hinweise darauf geben, was helfen könnte – und damit einen Startpunkt für die gemeinsame Suche anbieten und gesunde Mittelwege zwischen schädlichen Extremen suchen. Manche existenziellen Problemstellungen lassen sich nicht auflösen. Hier können wir immer noch anbieten, die verbleibende Unsicherheit gemeinsam auszuhalten. Dabei könnte uns die Idee im Weg stehen, dass eine Therapie nur dann gelungen wäre, wenn sie alle Probleme löst und alle Fragen beantwortet – stattdessen können wir anerkennen, dass auch das Teilen von Schmerz und Unlösbarkeit heilsam sein kann.

Keine Missionierung. Wir teilen die gleiche Unsicherheit gegenüber den großen Fragen des Lebens wie unsere Patient:innen – gerade deshalb verbietet sich jede Form von Missionierung. Weder sollten atheistische Therapeut:innen religiöse Patient:innen, noch gläubige Therapeut:innen atheistische Patient:innen belehren. Weder sollten wir versuchen, Patient:innen vom Sinn des Lebens oder unserer persönlichen Antwort auf die Frage nach dem Sinn zu überzeugen, noch sollten wir darauf beharren, dass es keinen Sinn da draußen gibt oder beweisen, dass jede Sinnkonstruktion zum Einsturz gebracht werden kann.

Mögliche therapeutische Bedenken

Die Besonderheiten in der Bearbeitung existenzieller Fragestellungen kann auch zu besonderen Bedenken aufseiten der Behandler:innen führen.

Beispiel

In der Supervision während der Therapieausbildung teilte eine Kollegin ihre Sorgen über einen neuen Behandlungsfall: Der Patient habe sich als Agnostiker beschrieben. Das habe die Therapeutin schon verunsichert, da sich nicht genau gewusst habe, was dieser Begriff bedeutet – sie habe aber auch nicht nachgefragt, weil sie gefürchtet habe, das könnte das Zutrauen des Patienten in ihre Kompetenz beschädigen. Dann habe der Patient als Therapieziel genannt, er wolle sich Gedanken über den Sinn des Lebens machen. Dieses Ziel habe die Kollegin weiter verunsichert – sie sei nicht sicher gewesen, ob der Patient es ernst meine oder ob es sich um eine Provokation handelte. Außerdem äußerte sie dieses zentrale Bedenken: »Wie soll ich ihm bei diesem Ziel helfen, ich kenne ja selbst die Antwort nicht!«

Diese Szene veranschaulicht viele Befürchtungen und Hemmnisse, auf die wir im therapeutischen Umgang mit der Sinnfrage treffen können.

»Ist das überhaupt ein Thema für die Psychotherapie?« Sinnfragen und Sinnkrisen können zu erheblichen psychischen Belastungen führen. Sie können im Rahmen psychischer Störungen entstehen oder als Belastungsfaktor zu psychischen Störungen führen. Im Positiven kann Sinnempfinden als eine zusätzliche Ressource gefördert werden, um die Bewältigung psychischer Probleme zu unterstützen. Sinnfragen und Antworten stellen somit ein sehr wichtiges Thema für die Psychotherapie dar.

»Vielleicht sollte die Personen lieber zur Seelsorge gehen.« Sind wir die richtigen Ansprechpartner? Oder sollten wir an die Philosophie, an die Religion verweisen? Psychotherapeut:innen unterstützen Menschen, selbstbestimmt einen eigenen Weg zu finden, statt ihnen vorgefertigte Antworten aufzudrängen. Sie bieten etwas, das viele andere Anlaufstellen vermissen lassen: Die Offenheit für ganz unterschiedliche Antworten auf existenzielle Fragen – ohne Missionierungsabsichten. Deshalb stellt eine Psychotherapie einen sehr guten Rahmen dar, um sich mit Sinnfragen auseinanderzusetzen.

»Ich weiß da doch selbst keine schlaue Antwort.« Eine Besonderheit in der Gestaltung der Therapiebeziehung besteht darin, dass wir als Therapeut:innen keine fertigen Antworten in den Therapieprozess bringen. Wir kennen selbst die Antwort nicht und müssen unsere Patient:innen an dieser Stelle enttäuschen. Bei genauerer Betrachtung können wir aber erkennen: So außergewöhnlich ist diese Situation gar nicht. Sie betrifft nicht nur die letzten Fragen der Existenz, sondern auch bei viel pragmatischeren Fragen können wir unseren Patient:innen keine fertigen Antworten bieten: Soll ich mich von meinem Mann trennen? Welche dieser beiden Frauen soll ich heiraten? Ist es besser für mich, meine Arbeitszeit zu reduzieren? Soll ich meinen Job aufgeben und mein Hobby zum Beruf machen?

Wir sind es gewöhnt, Menschen in Entscheidungsprozessen zu begleiten, sie bei der Reflexion ihrer Handlungsoptionen sowie beim Abwägen von Vor- und Nachteilen im individuellen Fall zu unterstützen. Dass wir feste Meinungen haben, die wir überzeugt als allgemeingültig vertreten können, ist in der Psychotherapie sogar eher die Ausnahme: Wenn man depressiv ist, ist es besser, aktiv zu werden und soziale Kontakte wiederaufzunehmen. Wenn Ängste übertrieben sind, ist es gut, sich den angstbesetzten Situationen zu stellen. Panikattacken sind nicht gefährlich. Wer unter Schlafstörungen leidet, sollte nachts nicht auf die Uhr schauen. Mit Ausnahme solcher relativ überschaubaren therapeutischen Wahrheiten sind wir auch in anderen Bereichen daran gewöhnt, Patient:innen dabei zu unterstützen, eigene Antworten zu finden.

Wenn wir auch ohne konkrete Antworten kommen, so kommen wir doch nicht ohne Hilfsmittel: Wir können uns mit hilfreichen Start- und Zielpunkten für die Reflexion ausstatten und uns mit bekannten Positionen und Perspektiven vertraut machen, die es erleichtern, die Auseinandersetzung mit existenziellen Themen zu strukturieren und in diesem verwirrenden komplexen Thema die Orientierung zu behalten.

1.4 Wegweiser durch die Behandlung

So komplex wie existenzielle Probleme selbst kann sich auch die Arbeit an diesen Fragestellungen darstellen. Es ist deshalb hilfreich, eine Struktur für die Behandlung im Kopf zu haben, um die Orientierung im Therapieprozess zu behalten – und sie auch Patient:innen vermitteln zu können.

Wir stellen deshalb hier einen knappen Wegweiser durch die Behandlung vor; die folgenden Kapitel sind entsprechend dieser Reihenfolge angeordnet. Dabei muss nicht mit jedem Menschen jeder dieser Punkte bearbeitet werden. Betrachten Sie unsere Therapievorschläge wie ein modulares System, in dem die Punkte zwar in einer sinnvollen Reihenfolge aufeinander aufbauen, in dem Sie aber nicht in jeder Therapie jedes Modul brauchen werden.

Gerade deshalb sind die ersten diagnostischen Schritte wichtig, um zu verstehen: Welche Art von Sinnproblem liegt vor? Welche existenziellen Bedürfnisse sind frustriert? Das entstehende Fallkonzept wird Ihnen helfen auszuwählen, welche Module Sie in der jeweiligen Behandlung einsetzen.

Sinnprobleme verstehen: Diagnostik und Fallkonzept

Zu Beginn der Behandlung gilt es zu verstehen:

- Welche Art von Sinnproblem liegt vor?
  Ist Sinn verlorengegangen? Hat es noch nie Sinnempfinden gegeben? Gibt es eine übermäßige, einseitige Orientierung, die zum Ausbrennen verführt? Wird ein fremder, falscher Sinn verfolgt?
- Liegt ein schädlicher Umgang mit Sinnfragen vor?
  Befindet die Person sich in einem Zustand von Fight, Flight oder Freeze gegenüber der Sinnfrage?
- Wie steht es um die Erfüllung existenzieller Bedürfnisse?
  Welche Bedürfnisse sind erfüllt oder frustriert? Welche Inhalte im Leben der Person erfüllen welche Bedürfnisse, wo fehlt es an Bedürfniserfüllung?

Verzahnt mit der Exploration von Sinnproblemen findet Psychoedukation über die verwendeten Begriffe, Modelle und wichtige Zusammenhänge statt, um die oft verwirrenden Themen greifbarer zu machen, Struktur und Orientierung anzubieten und Patient:innen zu zeigen, dass sie nicht allein mit ihren Fragen sind.

Enttäuschung und Bescheidenheit

Manchmal fällt es Menschen schwer, Antworten auf Sinnfragen zu finden, weil sie Anforderungen an mögliche Antworten stellen, die nicht erfüllt werden können. Je nach Fall kann mehr oder weniger kognitive Arbeit notwendig sein, um sich mit überhöhten Ansprüchen und Wertefragen auseinanderzusetzen, Hoffnungslosigkeit zu bearbeiten und dysfunktionale Bewältigungsversuche abzuschwächen und umzulenken – um eine Haltung existenzieller Bescheidenheit zu erreichen, die es einfacher macht, auch Antworten zuzulassen, die nur individuell gültig sind, vorübergehend und zweifelbehaftet. Hier kann es auch darum gehen, das subjektive Erleben von Sinnlosigkeit zu normalisieren und anzunehmen.

Verbesserung der Bedürfniserfüllung

Ausgehend von der Diagnostikphase wird versucht, die Erfüllung existenzieller Bedürfnisse gezielt zu verbessern. Es werden Möglichkeiten entworfen, mehr Orientierung, Zugehörigkeit, Bedeutsamkeit, Nachvollziehbarkeit und Echtheit zu entdecken und zu erleben. Konkrete Verhaltensweisen, um Sinnquellen zu realisieren, werden entworfen und erprobt.

Auseinandersetzung mit Tod und Sterblichkeit

Die Beschäftigung mit dem Tod stellt ein eigenes therapeutisches Modul dar, das bei Bedarf eingesetzt werden kann.

Sinn und gesellschaftliche Krisen

Die Menschheit wird immer wieder von Krisen geschüttelt. Dieses Modul soll helfen, sich auch diesem besonderen existenziellen Thema mit Patient:innen zu stellen.

2 Sinnprobleme verstehen: Diagnostik und Fallkonzept

Die Frage nach dem Sinn kann zu unterschiedlichen Zeitpunkten und auf verschiedenen Wegen in die Therapie treten. Eher selten wird die Frage zu Beginn der Behandlung als Therapieanliegen formuliert. In den meisten Fällen taucht die Frage im Verlauf auf, wenn wir die Patient:innen bereits kennen und schon an Störungsbereichen gearbeitet haben, die der ursprüngliche Anlass für das Aufsuchen der Therapie waren.

Beispiel

Frau M. befindet sich aufgrund einer Anhaltenden Trauerstörung in Behandlung. Seit ihre Tochter vor fünf Jahren verstorben ist, geht es ihr schlecht, und zunächst wird am Umgang mit der Trauer gearbeitet. Erst im Verlauf der Therapie formuliert sie: »Seit dem Tod meiner Tochter frage ich mich, wofür ich überhaupt noch auf der Welt bin. Mein Kind war mein Ein und Alles.«

Fallkonzept

Beginnt die therapeutische Auseinandersetzung mit Sinnfragen, gilt es, zunächst ein sinnorientiertes Fallkonzept zu erarbeiten, um die aktuelle Situation zu verstehen, Problemfelder zu identifizieren und therapeutische Ansatzpunkte auszumachen. Insbesondere wollen wir wissen:

- Liegt ein Sinnproblem vor?
- Wenn ja: Welche Haltung zur Sinnfrage nimmt die Person aktuell ein?
- Welches Sinnproblem liegt vor?
- Lassen sich Ursachen / Auslöser für das Sinnproblem ausmachen?
- Wie steht es um die Erfüllung oder Frustration existenzieller Bedürfnisse?
- Was können therapeutische Ansatzpunkte sein?

Diese Leitfragen beziehen sich auf mehrere Modelle, die im Folgenden erläutert werden. Jede Leitfrage lässt sich inhaltlich weiter aufgliedern. Vor dem Hintergrund der vorgestellten Einteilungen und Modelle werden ein Explorationsleitfaden und weitere diagnostische Instrumente vorgestellt, um ein Fallkonzept zu erstellen; ausgehend vom Fallkonzept können therapeutische Schritte abgeleitet werden.

Arbeits- und Informationsblätter

INFO 1 Bedeutungen von »Sinn«

Dieses Infoblatt erläutert Patient:innen unterschiedliche Bedeutungen von »Sinn«.

INFO 2 Positionen zum Lebenssinn

Dieses Infoblatt für Therapeut:innen unterscheidet grundlegende Haltungen zum Lebenssinn und hilft einzuschätzen, welchen Standpunkt Patient:innen vertreten. Therapeutische Implikationen und Möglichkeiten zur therapeutischen Selbstreflexion werden erläutert.

AB 1 Positionen zum Lebenssinn

Grundlegende Positionen zum Sinn des Lebens werden anschaulich für Patient:innen dargestellt. Das Arbeitsblatt bietet die Möglichkeit, den eigenen Standpunkt einzuordnen. Es schafft Orientierung in dem sehr komplexen Thema, normalisiert die Position der Patient:innen und kann zu mehr Sinntoleranz anregen.

INFO 3 Existenzielle Bewältigungsversuche
Dieses Infoblatt für Therapeut:innen stellt dysfunktionale Umgangsweisen mit der Sinnfrage im Sinne von Fight-Flight-Freeze-Reaktionen dar.

INFO 4 Sinnprobleme
Dieses Infoblatt für Therapeut:innen stellt sechs grundlegende Sinnprobleme dar, um die Sinnprobleme von Patient:innen einzuordnen.

AB 2 Auslöser für Sinnkrisen: Grenzsituationen
Dieses Arbeitsblatt erläutert die Bedeutung individueller und kollektiver Grenzsituationen als Auslöser für Sinnkrisen und lädt Patient:innen dazu ein, Hintergründe der aktuellen Sinnprobleme zu verstehen.

AB 3 Explorationsleitfaden Sinndiagnostik
Auf der Basis der zuvor erläuterten Modelle wird Therapeut:innen ein Explorationsleitfaden angeboten, um in einem strukturierten Gespräch mit Patient:innen die Sinnprobleme zu verstehen, einzuordnen und therapeutische Ansatzpunkte auszumachen.

AB 4 Sinnbiografie
Mit diesem Koordinatensystem können Patient:innen ihre Erfahrungen von Sinnerfüllung und Sinnmangel biografisch nachvollziehen und nach Zusammenhängen zu Ereignissen und Bedürfnissen suchen.

INFO 5 Existenzielle Bedürfnisse
Die existenziellen Bedürfnisse Orientierung, Zugehörigkeit, Bedeutsamkeit, Nachvollziehbarkeit und Echtheit werden für Therapeut:innen erläutert und der Zusammenhang zum Erleben von Sinnerfüllung dargestellt – auch die Frustration existenzieller Bedürfnisse wird dargestellt.

INFO 6 Der Sinnstern
Der Sinnstern stellt die fünf existenziellen Bedürfnisse, die das Sinnerleben speisen, anschaulich dar und dient der gemeinsamen Orientierung von Therapeut:innen und Patient:innen im Therapieprozess.

INFO 7 Sinn und Bedürfnisse
Die existentiellen Bedürfnisse Orientierung, Zugehörigkeit, Bedeutsamkeit, Nachvollziehbarkeit und Echtheit werden für Patient:innen erklärt.

INFO 8 Existenzielle Frustrationen
Leider erfüllt die Existenz nicht immer unsere Bedürfnisse – dieses Infoblatt erklärt existenzielle Frustrationen für Patient:innen.

AB 5 CLEX: Checkliste Lebenssinn und Existenzielle Bedürfnisse
Die Checkliste Lebenssinn und existenzielle Bedürfnisse (CLEX) dient dazu, die Erfüllung oder Frustration existenzieller Bedürfnisse in Form eines Fragebogens zu erheben – er kann Patient:innen mitgegeben werden oder in der Sitzung als Interview gemeinsam bearbeitet werden.

INFO 9 Bedürfniserfüllung aufstellen
Dieses Infoblatt liefert Therapeut:innen eine ausführliche Anleitung dazu, die Erfüllung oder Frustration der Sinnerfüllung und der existenziellen Bedürfnisse im Rahmen einer Aufstellübung darzustellen. Übung und Nachbesprechung sind auf den Umfang mehrerer Sitzungen ausgelegt.

AB 6 Fallkonzept: Zusammenfassung
Hier können Therapeut:innen die anamnestischen und diagnostischen Daten, die Ergebnisse des Explorationsleitfadens und der Bedürfnisdiagnostik zu einem Fallkonzept zusammentragen.

INFO 10 Therapieplanung und Therapieziele
Diese kondensierte Übersicht ordnet den verschiedenen Sinnproblemen therapeutische Schritte zu und dient damit der Therapieplanung.

Bedeutungen von »Sinn«

So schwierig es ist, eine Antwort auf die Sinnfrage zu finden, so schwierig kann es auch sein herauszufinden, was mit »Sinn« eigentlich gemeint ist. Das Wort »Sinn« kann viele unterschiedliche Bedeutungen haben – mit der Sinnfrage können wir also nach vielen verschiedenen Dingen fragen!

Sinn als Zweck

Häufig wird »Sinn« mit »Zweck« gleichgesetzt. Wenn etwas einen Sinn hat, so sei der in seinem Zweck zu finden, in dem Effekt, den es auf etwas anderes hat. Wenn wir nach dem Zweck fragen, ist die Sache immer für etwas anderes gut und nie »Zweck an sich«. Beziehen wir diese Frage nach dem Zweck auf unser eigenes Leben, so fragen wir also nach der Wirkung, die unser Leben hat – wohin führen meine Handlungen? Wofür bin ich gut? Was bewirke ich?

Sinn als Rechtfertigung für Leiden

Selten fragen wir »Wozu soll ich dieses Eis essen?« – aber sehr wohl: »Wozu soll ich jeden Tag diese Schmerzen ertragen?« Leiden stellen wir eher in Frage als Freude. Sinn kann dann als Rechtfertigung für Leiden erscheinen und verweist auf einen höheren Zweck: Ich gehe trotz der Schmerzen meiner Arbeit nach, damit ich meine Kinder weiterhin gut versorgen kann. Es kommt zu einer Güterabwägung: Ist das Ziel bedeutend genug, um die Mühsal zu ertragen? Fehlt ein solcher übergeordneter Zweck, kann die Frage nach dem Sinn des Leidens – und des Lebens – besonders drängend werden: »Wenn ich kein Ziel (mehr) habe – warum dann weiter durchhalten?«

Sinn als Weg

Die ursprüngliche Bedeutung des Wortes »Sinn« leitet sich manchen Quellen zufolge von einem Wort für »Weg« ab. Auch die Bedeutung »eine Richtung nehmen, eine Fährte suchen« sei darin enthalten. Es geht also sprachgeschichtlich um das Wählen eines Weges, einer bestimmten Richtung des Lebens (Schnell, 2025).

Sinn als Gefühl

Wir können darüber nachdenken, was Sinn ergibt und was nicht – aber wir können auch ein Gefühl dafür haben: Manchmal können sich Dinge, Momente oder Handlungen sinnvoll oder sinnlos »anfühlen«. Das ganze Leben kann sich sinnerfüllt oder sinnlos anfühlen. Wenn ich nach den Gründen für dieses Gefühl gefragt werde, kann ich das vielleicht gar nicht so schnell beantworten. Hier reden wir also über ein Gefühl von Sinnerfüllung und weniger über abstrakte, gedankliche Ansichten über Sinn und Unsinn. Dieses Gefühl entsteht wahrscheinlich eher durch die Erfüllung oder Frustration existenzieller Bedürfnisse und weniger durch Nachdenken.

Bedeutungen von »Sinn«

Eine Frage, viele Fragen

Die Frage »Was ist der Sinn des Lebens?« kann also unterschiedliche Fragen beinhalten:

Sinn als Zweck. Zu welchem Zweck lebe ich? Wofür ist es gut, dass ich lebe? Welchen Effekt soll mein Leben haben?
Sinn als Rechtfertigung für Leiden. Wozu kann es sich lohnen, diesen Schmerz / diese Anstrengung zu ertragen?
Sinn als Weg. Wohin führt mich mein Leben? Wohin will ich es lenken?
Sinn als Gefühl. Fühlt sich mein Leben sinnvoll an? Was kann ich unternehmen, damit es sich sinnerfüllter anfühlt? Welche Bedürfnisse müssten hierfür befriedigt werden?

Je nachdem, welche dieser Fragen wir stellen, kann es unterschiedlich schwierig sein, eine Antwort zu finden.

Nehmen Sie sich einen Moment Zeit, um sich den folgenden Fragen zu widmen:
- Welche dieser Fragen passt am ehesten zu den Fragen, die Sie an den Sinn und Ihr Leben stellen?
- Welche dieser Fragen ist für Sie die interessanteste?

Positionen zum Lebenssinn

Grundlegende Positionen zur Sinnfrage

Fragen nach dem Sinn des Lebens werfen viele komplexe Themen auf. Im Therapieprozess drängt sich deshalb schnell die Sorge auf, dass man angesichts der vielen ineinander verschränkten Themen und Antwortmöglichkeiten Überblick und Orientierung verlieren könnte. Es ist deshalb hilfreich, die Komplexität zu reduzieren und größere Kategorien von Antworten auf die Sinnfrage zu bilden.

Grob lassen sich zwei grundsätzliche Denkrichtungen unterscheiden:

Sinnobjektivismus. Im Sinnobjektivismus geht man davon aus, dass ein objektiver Sinn existiert – entweder für alle Menschen der gleiche, oder für jede Person ein eigener im Sinne einer persönlichen Aufgabe. Dieser Sinn sei »wirklich« und »objektiv« vorhanden und könne gefunden werden.

Sinnkonstruktivismus. Im Sinnkonstruktivismus hingegen geht man davon aus, dass jeder Sinn eine menschliche Konstruktion darstellt. Sinn sei nicht wirklich »irgendwo da draußen« und wird gefunden, sondern stelle eine menschliche Idee dar und werde erfunden.

Un-Sinn und All-Sinn

Viktor Frankl sieht die beiden Alternativen als logisch gleichwertig an: »Ich meine, hier stellen sich uns zwei große Denkmöglichkeiten, jede von ihnen unwiderlegbar und jede von ihnen unbeweisbar! Letztlich könnte man nämlich ebenso gut behaupten, alles sei letzten Endes völlig sinnlos – ebenso gut wie sich behaupten ließe, alles sei nicht nur höchst sinnvoll, sondern dermaßen sinnvoll, dass wir diesen Sinn des Ganzen, diesen All-Sinn gar nicht mehr zu erfassen vermögen, dass wir hier vielmehr nur noch von einem »Über-Sinn der Welt« sprechen könnten. Mit gleichem Recht also lässt sich für den totalen Un-Sinn der Welt plädieren wie für einen All-Sinn der Welt.« (1946/2022, S. 89 f.)

Kinnier et al. (2003) haben Werke, Zitate und Interviews kulturell bedeutsamer Personen mit qualitativen Methoden auf Aussagen zum Sinn des Lebens hin untersucht. In Anlehnung an diese Arbeiten können wir fünf grundlegende Positionen zum Lebenssinn unterscheiden.

Unter Berücksichtigung der Überlegungen von Forsythe und Mongraine (2017) lassen sich außerdem verschiedene nihilistische Perspektiven unterscheiden. So ergeben sich die folgenden Kategorien:

(1) Der auffindbare kosmische Sinn:
Das Leben hat einen kosmischen Sinn. Durch ehrliche und intensive Suche können wir diese Wahrheiten entdecken. Sinn wird nicht erfunden oder konstruiert, sondern ist da. Die Suche danach kann aufreibend sein, aber sie lohnt sich. So meinte beispielsweise der Psychiater Viktor Frankl, dass Sinn nicht gegeben, sondern nur gefunden werden könne. Viele Religionen postulieren Sinnstrukturen, die auch im Diesseits erfahrbar oder verwirklichbar sind.

(2) Der unergründliche kosmische Sinn:
Das Leben hat einen kosmischen Sinn, aber Menschen sind nicht fähig, ihn in seiner Komplexität zu begreifen. Durch Religionen, Gebet oder Meditation können sich Menschen mit diesem Sinn verbinden – ihn aber nie völlig verstehen. Wir können darauf vertrauen, dass ein Plan existiert, der uns aber erst nach unserem Tod oder vielleicht auch nie enthüllt wird. Bekannte Vertreter dieser Sichtweise sind beispielsweise der Religionsphilosoph Martin Buber, der Psychologe und Philosoph William James und der russische Schriftsteller Leo Tolstoi. Der »Kirchenvater«

Augustinus von Hippo (354–430) war der Auffassung, dass der Sinn des Lebens in Gott liege, aber der menschliche Geist nie das Ganze Gottes erfassen könne: »Was du begreifst, ist nicht Gott« (Balmer, 2018, S. 56).

(3) Der selbstgemachte Sinn:
Ein kosmischer Sinn existiert nicht, aber Menschen können ihren eigenen Sinn erschaffen. Dazu braucht es Verantwortung und Mut. Das ist die existenzialistische Perspektive: Das Leben besitzt keinen inhärenten, von vornherein gegebenen Sinn – aber wir können uns trotzdem für Dinge, die uns am Herzen liegen, engagieren. Der Philosoph und Schriftsteller Albert Camus spricht von einer Rebellion gegen das Absurde. Weitere bekannte Vertreter dieser Position sind Simone de Beauvoir, Friedrich Nietzsche und Jean-Paul Sartre.

(4) Sinnlosigkeit:
Das Leben hat keinen kosmischen Sinn. Die Abwesenheit eines objektiven Sinns kann unterschiedlich erlebt und bewertet werden:
   (a) Destruktiver Nihilismus: Nichts hat eine höhere Bedeutung, und das ist furchtbar. Menschen sind ohne Ziel und Aufgabe ins Leben geworfen und verdammt zu Bedeutungslosigkeit und Auslöschung.
   (b) Konstruktiver Nihilismus: Die Abwesenheit von Sinn kann auch als Befreiung erlebt werden. Statt einem »äußeren Auftrag« zu folgen oder »einem höheren Zweck« zu dienen, kann ich mein Leben so einrichten, wie ich es will. So lange ich mein Leben als erfüllt wahrnehme, kann ich auch ohne Sinn Wohlbefinden erreichen.
   (c) Indifferenz: Menschen können der Abwesenheit von Sinn indifferent gegenüberstehen: Es bringt mich weder zur Verzweiflung, noch erlebe ich es als befreiend, dass kein Sinn existiert. Es ist mir egal.

(5) Sinnagnostizismus:
Ich kenne die unterschiedlichen Perspektiven, aber ich weiß nicht, welche davon ich einnehmen möchte oder kann. Vielleicht wird es mir eines Tages klarer, bis dahin lebe ich mit Unsicherheit in diesem Punkt.

Therapeutische Implikationen

(1) Selbstreflexion und Vorbereitung
Bevor wir uns auf Gespräche über Sinnthemen in der Psychotherapie einlassen, ist es gut, auch unsere eigene Perspektive zu reflektieren. Dies kann uns davor schützen, bei der Besprechung offener Fragen selbst orientierungslos zu werden – denn dann wären wir in der Sitzung plötzlich mehr mit uns selbst als mit unserem Gegenüber beschäftigt. Außerdem kann uns gerade die Kenntnis unserer eigenen Position bei gleichzeitiger Toleranz der anderen Position davor bewahren, missionarisch zu werden: Wir müssen (und wir dürfen!) unser Gegenüber nicht von unserer Position überzeugen, denn wie uns die oben beschriebene Übersicht der verschiedenen Positionen zeigt, gibt es für jede Perspektive gute Argumente und schlaue Vertreter:innen. Schließlich kann uns die vorherige Selbstreflexion auch darauf vorbereiten, Auskunft über uns selbst zu geben, wenn Patient:innen das wünschen und wir es nicht für schädlich halten – und es auch für unser eigenes Empfinden nicht zu viel Privates preisgibt:

Positionen zum Lebenssinn

P: Wie sehen Sie das denn? Glauben Sie, es gibt einen Sinn im Leben?

T: Ich habe da eine Position für mich gefunden, ich fand die Frage aber auch über lange Zeit sehr schwierig.

P: Und was ist Ihre Ansicht, wenn ich fragen darf?

T: Das ist eine ganz persönliche Haltung, die gilt erstmal nur für mich. Ich kann Ihnen meine persönliche Sicht schildern, aber das soll sich nicht darauf auswirken, wie wir hier in der Therapie nach Ihrer eigenen Position suchen.

P: Ja, das verstehe ich. Ich würde es trotzdem gerne wissen.

T: Ich glaube nicht, dass einen kosmischen Sinn in dieser Welt gibt. Ich bin kein religiöser Mensch. Ich glaube, religiösen Menschen fällt es leichter, einen kosmischen Sinn anzunehmen. Ich glaube aber, dass man auch ohne einen übergeordneten Sinn ein schönes – und sogar auch sinnerfülltes – Leben führen kann.

P: Das ist interessant. Und Sie sind trotzdem Psychotherapeut geworden?

T: Das ist für mich kein Widerspruch. Meinen Beruf finde ich sinnvoll. Zu versuchen, dass es anderen Menschen besser geht, finde ich sinnvoll. Aber ich glaube nicht, dass ein großer, übergeordneter Sinn noch darübersteht.

(2) Diagnostische Einschätzung

Um die aktuelle Haltung unseres Gegenübers diagnostisch einzuschätzen, können wir die oben beschriebenen Positionen bzw. Kategorien übersichtsartig verwenden.

(3) Psychoedukation

Mit der einfachen Übersicht in **AB 1** können wir auch psychoedukativ vermitteln: »So kompliziert ist das doch alles nicht«. Wir schaffen ein einfaches Koordinatensystem, innerhalb dessen Patient:innen ihre eigene Haltung einfacher reflektieren und einordnen können – damit wirken wir dem Gefühl entgegen, von der hohen Komplexität des Themas erschlagen zu werden, was sich in Hilflosigkeit und Vermeidung niederschlagen könnte.

(4) Normalisierung

Patient:innen, die sich mit ihrer aktuellen Position zum Lebenssinn allein oder »unnormal« vorkommen, können durch diese Übersicht feststellen: Ich bin nicht allein mit meiner Suche und meiner Position. Ich bin nicht komisch, krank oder dumm. Jede dieser Positionen hat eine Berechtigung und in jeder Gruppe gibt es namhafte, schlaue, engagierte, kreative Vertreter:innen, die das genauso gesehen haben, wie ich.

(5) Sinntoleranz

Viele Philosoph:innen verweisen darauf, dass es keine »Letztbegründung« für eine dieser Antworten geben kann. Es lässt sich weder eindeutig beweisen, dass es einen übergeordneten Sinn da draußen gibt, noch lässt sich eindeutig belegen, dass wir in einem kalten, indifferenten, sinnlosen Universum unser Dasein fristen. In jeder Antwort auf die Sinnfrage steckt also ein Stachel des Zweifels. Dieser Zweifel kann unsere Patient:innen und uns selbst davor schützen, unsere Sicht als die »einzig wahre« anzusehen und in der Folge intolerant oder missionarisch gegenüber anderen Meinungen und Menschen, die diese vertreten, zu werden.

Die Übersicht über die verschiedenen Perspektiven kann auch Patient:innen helfen, die Sinnposition ihrer Gesprächspartner:innen einzuschätzen und zu tolerieren, statt zu streiten.

Positionen zum Lebenssinn

(6) Startpunkt und Richtung für Interventionen

Gelingt es uns, über diese Übersicht die Position unseres Gegenübers einzuordnen, können wir versuchen, einen Weg der aktuellen Situation zum Zielpunkt der Person (Therapie- oder Lebensziel) abzuleiten.

Beispielsweise könnte es einem Menschen, der im destruktiven Nihilismus (»Das Leben hat keinen Sinn und das ist schrecklich«) verhaftet ist, zu mehr Wohlbefinden verhelfen, wenn er sich zum konstruktiven Nihilismus (»Es gibt keinen Sinn – aber man kann auch ohne Sinn gut leben!«) oder zum selbstgemachten Sinn (»Anderen Menschen zu helfen, könnte ein tragfähiger Sinn sein«) bewegen könnte. Auch die bezüglich des Suizidrisikos gefährliche Schlussfolgerung »Wenn das Leben sinnlos ist, ist es besser, nicht zu leben« können wir hier hinterfragen: Viele wichtige Denker:innen haben eine nihilistische Position vertreten – und darüber philosophische Werke verfasst, statt sich umzubringen. Offenbar ist ein Leben ohne expliziten Sinn möglich.

Positionen zum Lebenssinn

Hier finden Sie grundlegende Positionen zum Sinn des Lebens. Was halten Sie von den einzelnen Standpunkten? Welche sind Ihnen näher, welche eher fremd? Aus welchem Grund?

Es gibt einen objektiven Sinn – und wir können ihn entdecken.[1]

Wir können sicher sein, dass es einen Sinn gibt – aber wir werden ihn nie verstehen.[2]

Es gibt keinen Sinn, und das ist kaum zu ertragen.[4a]

Es gibt keinen Sinn – aber man kann sich selbst einen geben![3]

Es gibt keinen Sinn – aber man kann auch ohne gut leben![4b]

Es gibt keinen Sinn – und das hat für mich keine Bedeutung.[4c]

Ich weiß nicht, ob es einen Sinn gibt – ich halte mir das offen.[5]

Die Positionen heißen:

- (1) Der auffindbare kosmische Sinn
- (2) Der unergründliche kosmische Sinn
- (3) Der selbstgemachte Sinn
- (4) Sinnlosigkeit: (a) Destruktiver Nihilismus / (b) Konstruktiver Nihilismus / (c) Indifferenz
- (5) Sinnagnostizismus

Positionen zum Lebenssinn

Die Frage nach dem Sinn des Lebens haben schon viele Menschen vor uns gestellt. Durchsucht man die Aussagen bedeutender Personen, die sich mit dem Sinn des Lebens beschäftigt haben, kann man die verschiedenen Sichtweisen auf einige grundlegende Punkte zusammenfassen:

(1) Der auffindbare kosmische Sinn

Das Leben hat einen kosmischen, letztgültigen Sinn. Durch ehrliche und intensive Suche können wir diese Wahrheiten entdecken. Sinn wird nicht von Menschen erfunden oder konstruiert, sondern ist da. Die Suche danach kann aufreibend sein, aber sie lohnt sich. So meinte beispielsweise der Psychiater Viktor Frankl, dass Sinn nicht gegeben, sondern nur gefunden werden könne. Viele Religionen postulieren Sinnstrukturen, die auch im Diesseits erfahrbar oder verwirklichbar sind.

(2) Der unergründliche kosmische Sinn

Das Leben hat einen kosmischen Sinn, aber Menschen sind nicht in der Lage, ihn in seiner Komplexität zu begreifen. Durch Religionen, Gebet oder Meditation können sich Menschen mit diesem Sinn verbinden – ihn aber nie völlig verstehen. Wir können darauf vertrauen, dass ein Plan existiert, der uns aber erst nach unserem Tod oder vielleicht auch nie enthüllt wird. Bekannte Vertreter dieser Sichtweise sind beispielsweise der Religionsphilosoph Martin Buber, der Psychologe und Philosoph William James und der russische Schriftsteller Leo Tolstoi. Der »Kirchenvater« Augustinus von Hippo (354–430) – war der Auffassung, dass der Sinn des Lebens in Gott liege, aber der menschliche Geist könne nie das Ganze Gottes erfassen.

(3) Der selbstgemachte Sinn

Ein kosmischer Sinn außerhalb des Menschen existiert nicht – aber Menschen können ihren eigenen Sinn erschaffen. Dazu braucht es Verantwortung und Mut. Das ist die existenzialistische Perspektive: Das Leben besitzt keinen von vornherein gegebenen Sinn – aber wir können uns trotzdem für Dinge, die uns am Herzen liegen, engagieren.

Bekannte Vertreter dieser Position sind die französischen Existenzialisten Jean Paul Sartre, Albert Camus, die Philosophin, Schriftstellerin und Feministin Simone de Beauvoir und der Philosoph Friedrich Nietzsche.

(4) Sinnlosigkeit

Das Leben hat keinen kosmischen Sinn. Die Abwesenheit eines objektiven Sinns kann unterschiedlich erlebt und bewertet werden:

(a) Destruktiver Nihilismus: Nichts hat eine höhere Bedeutung, und das ist furchtbar. Menschen sind ohne Ziel und Aufgabe ins Leben geworfen und verdammt zu Bedeutungslosigkeit und Auslöschung. Wichtige Vertreter dieser Position sind der Philosoph Arthur Schopenhauer und der rumänische Philosoph Emil Cioran; er formuliert: »Ich weiß überhaupt nicht, weshalb wir hienieden etwas tun, warum wir Freunde und Bestrebungen, Hoffnungen und Träume haben müssen. Wäre es denn nicht besser, sich in einen abgelegenen Winkel zurückzuziehen, wohin nichts mehr vom Widerhall dessen, woraus sich das Gedröhn und Gewirre dieser Welt zusammensetzt, dringt? Wir würden sodann auf Kultur und Ambitionen verzichten, alles verlieren und nichts gewinnen. Aber was gibt es in dieser Welt schon zu gewinnen?« (1934/2008, S. 16).

Positionen zum Lebenssinn

- **(b) Konstruktiver Nihilismus:** Die Abwesenheit von Sinn kann auch als Befreiung erlebt werden. Statt einem »äußeren Auftrag« zu folgen oder »einem höheren Zweck« zu dienen, kann ich mein Leben so einrichten, wie ich es will. So lange ich mein Leben als erfüllt wahrnehme, kann ich auch ohne Sinn Wohlbefinden erreichen. In den Romanen von Douglas Adams (»Per Anhalter durch die Galaxis«) erscheint die Sinnlosigkeit des Universums nicht als Drama, sondern als humorvolle Angelegenheit. Der Philosoph Thomas Nagel meint: »Wenn es aus der Perspektive der Ewigkeit keinen Grund gibt zu glauben, dass irgendetwas eine Bedeutung hat, dann ist auch das bedeutungslos – und wir können unserem absurden Leben mit Ironie begegnen, statt mit Heldentum oder Verzweiflung« (Nagel, 1971, S. 727, Übersetzung d. d. Autoren).
- **(c) Indifferenz:** Menschen können der Abwesenheit von Sinn indifferent gegenüberstehen: Es bringt mich weder zur Verzweiflung, noch erlebe ich es als befreiend, dass kein Sinn existiert. Es ist mir egal.

In ihren Forschungen findet die Sinnforscherin Tatjana Schnell heraus, dass 18 % der Deutschen »existenziell indifferent« sind: Sie geben in einem Fragebogen an, dass sie wenig Sinn in ihrem Leben spüren, dies bekümmere sie aber nicht sonderlich (Schnell & Danbolt, 2023).

(5) Sinnagnostizismus

Ich kenne die unterschiedlichen Perspektiven, aber ich weiß nicht, welche davon ich einnehmen möchte oder kann. Vielleicht wird es mir eines Tages klarer, bis dahin lebe ich mit Unsicherheit in diesem Punkt.

Selbsteinschätzung

Nachdem Sie alle Positionen kennengelernt haben, können Sie einschätzen, welche Position am ehesten Ihrer Sichtweise entspricht?

☐ Der auffindbare Sinn:	Es gibt einen feststehenden Sinn da draußen. Vielleicht können wir ihn finden.
☐ Der unergründliche Sinn:	Wir können darauf vertrauen, dass es einen Sinn gibt, aber wir werden ihn nie verstehen.
☐ Der selbstgemachte Sinn:	Es gibt keinen feststehenden Sinn, aber wir können uns selbst einen geben.
☐ Sinnlosigkeit:	Es gibt keinen Sinn. Und das ist … ☐ schwer zu ertragen, ein Grund zu verzweifeln. ☐ kein Grund, kein schönes Leben zu haben. ☐ mir egal.
☐ Sinnagnostizismus:	Ich weiß nicht, welche Haltung ich einnehmen möchte oder kann. Vielleicht wird es mir eines Tages klarer, bis dahin lebe ich mit Unsicherheit in diesem Punkt und halte mir die Antwort offen.

Wenn Sie »Sinnagnostizismus« gewählt haben – können Sie zusätzlich markieren, welcher der anderen Positionen Sie aktuell am ehesten zuneigen?

Existenzielle Bewältigungsversuche

Viele Menschen sehnen sich nach Sinn und werden von der Existenz in diesem Streben häufig enttäuscht. Auf diese Frustration kann man sehr unterschiedlich reagieren. Wir können kämpferisch oder vermeidend reagieren oder uns einem scheinbar übermächtigen Schicksal ausliefern.

(1) Kämpfen

Ein kämpferischer Umgang mit der Frustration existenzieller Bedürfnisse kann darin bestehen, dass Menschen »wie besessen« einem einzigen Ziel nachjagen, alles auf eine Karte setzen. Dieses Ziel kann in der Verfolgung äußerer Ziele liegen (Macht, Geld, Ruhm), aber auch anderen zugutekommen (helfende Berufe, Umweltschutz). Es sind nicht die Ziele selbst, die den kämpferischen Weg erkennbar machen, sondern die Verbissenheit, mit der das Ziel verfolgt wird.

Diese Verbissenheit kann schnell dazu führen, dass andere wichtige Ziele, Lebensbereiche und Bedürfnisse vernachlässigt werden – so besteht ein hohes Risiko für Erschöpfungszustände und Ausbrennen.

Es besteht auch die Gefahr, dass Menschen missionarisch auf ihre Umwelt zugehen – weil das Ziel über alle Zweifel erhaben scheint, muss es auch für alle anderen Menschen gelten. In diesem Zusammenhang besteht auch das Risiko, dass Andersdenkende abgewertet werden, weil sie sich nicht mit der gleichen Energie diesem hohen Zweck verschreiben.

Ein prägnantes Beispiel in der Literatur ist Kapitän Ahab aus Moby Dick, der sein Leben der Jagd nach dem weißen Wal verschreibt – auf Kosten seines Schiffes, der Crew und des eigenen Lebens.

Im echten Leben mögen wir uns Patient:innen vorstellen, die für ihre Arbeit, politisches Engagement, künstlerischen Ruhm idealistisch brennen, bis sie ausbrennen oder sich später rückblickend wünschen, sie hätten anderen Lebensinhalten mehr Zeit gewidmet, z. B. mehr Zeit mit der Familie verbracht.

(2) Vermeidung

Die Auseinandersetzung mit Sinnfragen und den angrenzenden existenziellen Themen wie Sterblichkeit, Verantwortung und Identität kann als so bedrohlich erlebt werden, dass Menschen versuchen, diesen Fragen auszuweichen.

Beispiel

Herr M. vermeide seit Jahren, allein zu sein – und wenn er doch allein sei, lasse er den Fernseher laufen oder schaue ins Handy. Er habe Angst vor »den großen Fragen«, die sich in Momenten ohne Ablenkung stellen: »Dann muss ich über mich und über das Leben nachdenken.«

Frau D. leide seit Jahren unter Alkoholabhängigkeit. Es gebe unterschiedlich lange Phasen der Abstinenz, die jedoch immer wieder von Rückfällen unterbrochen werden. Patientin und Therapeutin suchen gemeinsam nach den Auslösern für die Rückfälle: Wenn sie über längere Zeit nüchtern sei, würde sie die Frage nach dem Sinn des Lebens einholen. Die Auseinandersetzung mit dieser Frage sei so schrecklich, dass sie zum Alkohol greife, um die Gedanken wieder zu betäuben.

Es gibt viele Wege, sich von existenziellen Fragen abzulenken – häufig sind sie kurzfristig wirksam und langfristig schädlich – und sie alle verhindern einen konstruktiven Umgang mit der Sinnfrage.

Zur Ablenkung können Menschen Alkohol und Drogen einsetzen oder andere Aktivitäten wie Fernsehen, Gaming oder Pornografiekonsum exzessiv betreiben, zum Teil bis hin zur Sucht. Auch eine

Existenzielle Bewältigungsversuche

übertriebene Ausrichtung auf Hedonismus und den nächsten Nervenkitzel kann eine Vermeidungsstrategie darstellen. Menschen können sich bemühen, tiefgründigen Themen auszuweichen und sich nur mit wenig anspruchsvollen, oberflächlichen Themen auseinandersetzen (lieber über das Wetter reden als über den Sinn des Lebens).

(3) Erdulden

Die passivste Bewältigungsstrategie stellt die erduldende Unterordnung dar; angesichts der Anfechtungen durch existenzielle Fragen können Menschen aufgeben, die Hoffnung verlieren, passiv werden oder verzweifeln. Mit dieser Strategie fühlen sich Menschen häufig depressiv, ohnmächtig und ausgeliefert. Die (subjektiv wahrgenommene) Sinnlosigkeit wird als übermächtige, unausweichliche Bedrohung erlebt, an der keine Handlung etwas zu verändern vermag. In der Abbildung sind die drei Kategorien der Alarmreaktionen und typische Beispiele dargestellt.

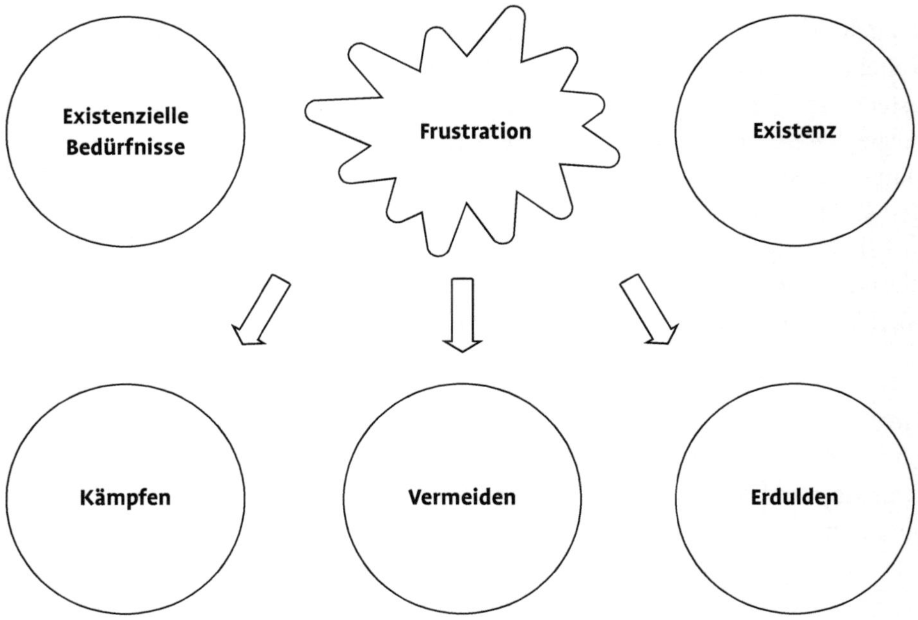

- »Wie besessen« eine Sinnquelle verfolgen
- Alles auf eine Karte setzen
- Keinen Zweifel an Sinn zulassen
- Gefahr: Ausbrennen

- Ablenkung
- Alleinsein vermeiden
- Suchtmittel
- Exzessive Beschäftigung

- Verzweifeln
- Sich der Sinnlosigkeit ergeben / Sinnkrise
- Hoffnungslosigkeit
- Ohnmacht
- Passivität

Abbildung Existenzielle Alarmreaktionen

Therapeutische Implikationen

Alarmreaktionen im Umgang mit existenziellen Fragen zu berücksichtigen, kann uns helfen, das Verhalten unserer Patient:innen besser zu verstehen. Als heuristisches Modell hilft es uns, Hypothesen über die Motivation hinter dem dysfunktionalen Verhalten aufzustellen. Wir können dann gemeinsam mit den Patient:innen nach gesünderen, hilfreicheren Umgangsweisen suchen.

Sinnprobleme

Im Zusammenhang mit Sinn, Sinnfragen und Sinnerleben können unterschiedliche Schwierigkeiten auftreten. Um das Fallkonzept zu schärfen und therapeutische Ansatzpunkte auszumachen, lohnt es sich zu verstehen, welches Sinnproblem vorliegt:

- **Der verlorene Sinn.** In der Vergangenheit gab es eine Quelle für Sinnempfinden, beispielsweise ein überdauerndes Ziel, einen zu realisierenden Wert. Diese Sinnquelle ist verlorengegangen – durch ein Ereignis oder durch eine Erkenntnis.

  Beispiele:
  »Seit meiner Pensionierung frage ich mich, wozu ich überhaupt noch auf der Welt bin.«
  »Als mir klar geworden ist, dass es keinen Gott geben kann, der so viel Leid zulassen würde in der Welt, ist dieses ganze Konstrukt, das mich gehalten hatte, um mich herum zusammengebrochen. Und seitdem denke ich: Das ist alles nur Chaos hier. Es gibt keinen Plan, keine Ordnung … kein Versprechen, dass nicht am Ende das Böse gewinnen wird.«
  »Und als ich da am Grab stand, wurde mir klar: Wir müssen alle sterben. Ich auch. Und meine Kinder. Alle. Das weiß man ja eigentlich … aber in diesem Moment war es, als hätte ich zum ersten Mal richtig verstanden, was das heißt. Und seitdem denke ich: Wofür soll man sich noch anstrengen? Das ist hier alles nur vorübergehend von Bedeutung. In hundert Jahren kräht da kein Hahn mehr nach.«

  Sinn kann auch dadurch verloren gehen, dass Ziele erreicht werden. Wenn das Verfolgen wichtiger Lebensziele lange Zeit Orientierung gegeben hat, kann das Erreichen dieser Ziele dazu führen, dass Orientierung verloren geht.

  Beispiel:
  »Ich bin jetzt da angekommen, wo ich immer hinwollte. Ich bin in dem Beruf angekommen, für den ich so viel gearbeitet habe; wir haben ein Haus und die zwei Kinder, die ich immer wollte. Das ist alles schön, und ich möchte nichts davon missen – aber jetzt frage ich mich: Wie soll es denn weiter gehen? Was kommt jetzt noch?«

  Auf ähnliche Weise kann es sich auswirken, wenn wichtige Bedürfnisse bisher ein Antrieb waren – und diese Bedürfnisse jetzt erfüllt sind.

- **Chronische Sinnleere.** Die Person vermisst einen Sinn im Leben und beschreibt, dass es noch nie anders war.

  Beispiel:
  »Vielleicht gab es mal eine Zeit, in der ich nicht darüber nachgedacht habe … aber solange ich zurückdenken kann, ist mir klar, dass das hier alles keinen Sinn macht. Dass es keinen Plan gibt, nur Zufall.«

- **Der fremde/falsche Sinn.** Die Person verfolgt Ziele/Sinnquellen, die nicht ihren eigenen Werten entsprechen. Dies kann auf Aufträge der Eltern zurückgehen oder auf eine Jagd nach vermeintlichen Quellen des eigenen Wertes.

  Beispiel:
  »Rückblickend denke ich, ich habe die letzten zwanzig Jahr nur funktioniert. Immer für die Firma da. Immer arbeiten, Geld verdienen, Karriere machen. Wie mein Vater. Dabei wären mir andere Dinge im Leben viel wichtiger gewesen.«

Sinnprobleme

- **Der übermächtige / einseitige Sinn.** Die Person hat sich einer Sinnquelle / einem höheren Ziel verschrieben und verfolgt sie so entschlossen, dass andere wichtige Lebensbereiche und Bedürfnisse auf der Strecke bleiben, Erschöpfung / Ausbrennen droht. Das Engagement für diese Sinnquelle kann eine kämpferische, überkompensierende Bewältigungsstrategie für subjektiv wahrgenommene Sinnlosigkeit darstellen, muss es aber nicht.

  Beispiel:
  »Ich habe keine Zeit, mich auszuruhen. Diese Sache ist einfach wichtiger als alles andere. Wie kann ich auf der Couch sitzen oder ins Kino gehen, wenn ich weiß, dass diese Missstände bestehen? Ich muss jede freie Minute dafür eintreten, dass die Verhältnisse besser werden.«

- **Der nicht ausgeübte Sinn.** Die Person sieht einen Sinn in ihrem Leben, engagiert sich aber nicht, um diesen Sinn zu realisieren oder fühlt sich durch äußere Umstände daran gehindert. Die Person verfolgt ihre Ziele nicht und kann deshalb keine Sinnerfüllung erleben, ggf. im Rahmen depressiver Passivität.

  Beispiele:
  »Eigentlich wollte ich immer Künstlerin werden. Früher habe ich die ganze Zeit gemalt. Das ist immer noch mein größter Traum. Aber ich komme im Alltag einfach nicht dazu ... ich weiß schon gar nicht mehr, wann ich das letzte Mal einen Pinsel in der Hand gehabt habe.«
  »Eigentlich müsste man sich engagieren gegen alles, was schief läuft in der Welt, gegen all die Ungerechtigkeiten und Missstände. Aber ich weiß einfach nicht, wo und wie ich damit anfangen soll. Und dann denke ich auch immer wieder: Das bringt doch eh nichts. Und dann bleibe ich am Ende liegen und mache nichts.«

- **Vermeiden der Sinnfrage.** Die Person vermeidet es, sich mit Sinnfragen und Sinnthemen auseinanderzusetzen, weil sie unangenehmen Gedanken und Gefühlen aus dem Weg gehen will. Aufgrund der Vermeidung kommt es nicht zu einer produktiven Auseinandersetzung oder Beantwortung der Sinnfrage. Zudem ist das Vermeidungsverhalten selbst möglicherweise schädlich (z. B. Drogen- oder Alkoholmissbrauch, ständige Ablenkung / Beschäftigung ...). Diese Art der Vermeidung kann im Sinne einer ungünstigen Bewältigungsreaktion verstanden werden.

  Beispiel:
  »Was der Sinn des Lebens ist? Ich versuche, solchen Fragen aus dem Weg zu gehen. Weil ich sonst über mich nachdenken muss, über mein Leben ... das ist eine Kiste, die will ich gar nicht erst aufmachen. Deswegen versuche ich, immer beschäftigt zu sein. Am besten unter Leuten sein. Oder ich lasse immer den Fernseher laufen, wenn ich alleine bin ... zur Ablenkung. Leerlauf ist immer gefährlich.«

Auslöser für Sinnkrisen: Grenzsituationen

Im Alltag ist die Frage nach dem Sinn oft wenig bewusst; wir empfinden unser Leben als mehr oder weniger sinnvoll, haben uns an dieses Empfinden gewöhnt und stellen es nicht neu in Frage. Mit dem Sinn verhält es sich ähnlich wie mit Gesundheit: Solange sie intakt ist, fällt sie uns nicht auf. Erst, wenn die Gesundheit beeinträchtigt ist, kommt uns das ins Bewusstsein und wir vermissen sie schmerzlich.

Der Philosoph Martin Heidegger unterscheidet zwei Arten des Seins: den »alltäglichen Seinsmodus«, in dem wir unseren gewohnten Tätigkeiten nachgehen und gedanklich mit dem beschäftigt sind, was wir tun; und den »ontologischen Seinsmodus«, in dem wir innehalten und staunen – darüber, dass wir überhaupt leben, dass die Welt existiert und dass die Dinge so sind, wie sie sind. Dieses Staunen ist eine Verwunderung über das bloße Sein, eine plötzliche Offenheit für die Frage, warum überhaupt etwas ist und nicht vielmehr nichts.

In diesen existenziellen Seinsmodus geraten Menschen für gewöhnlich dann, wenn der normale Alltag durch außergewöhnliche Erfahrungen und Belastungen unterbrochen wird. Der deutlichste existenzielle Weckruf besteht in der Konfrontation mit unserer Sterblichkeit, die wir im Alltag meistens ausblenden. Solche Grenzsituationen – so nennt es der Philosoph und Psychiater Karl Jaspers – können uns vor Augen führen, wie zerbrechlich und vergänglich unser Leben ist. Sie können uns auch mit unserer Verantwortung für unser Leben und für das anderer Menschen konfrontieren.

Typische Auslöser für solche Grenzsituationen sind:
- Tod / Krankheit eines nahestehenden Menschen
- Eigene lebenseinschränkende Krankheit
- psychische Erkrankungen (insb. Depression)
- eigene Erfahrungen mit Krieg, Flucht, Naturkatastrophen
- Erkenntnisse über das Leben / eine intellektuelle Einsicht
- Umbrüche in der Lebensführung (z. B. Trennung, Umzug)
- Übergänge in neue Lebensphasen (z. B. Schulwechsel, Abschlüsse, Elternschaft, Ruhestand)
- Wichtige Entscheidungen

Neben solchen individuellen Grenzsituationen, die in erster Linie die eigene Person betreffen, können Menschen auch kollektive Grenzsituationen erleben, wenn sie als Teil einer Gruppe oder Gesellschaft betroffen sind. Auslöser für kollektive Grenzsituationen können sein:
- Krieg
- Klimakrise
- Naturkatastrophen
- Pandemien

Durch die Erfahrung mit Grenzsituationen können auch grundlegende Überzeugungen über sich selbst und die Welt erschüttert werden, dazu gehören:
- der Glaube an eine gerechte Welt
- der Glaube an eine sinnvolle Welt
- der Glaube an eine kontrollierbare Welt
- der Glaube an eine geordnete, zusammenhängende Welt
- der Glaube an Ihren individuellen Wert als Menschen
- der Glaube an das Gute im Menschen

Auslöser für Sinnkrisen: Grenzsituationen

Bitte denken Sie über Ihre eigene Situation nach: Sind Sie möglicherweise durch eine Grenzsituation mit der Frage nach dem Sinn konfrontiert worden? Können Sie im Rückblick noch erkennen, welche Erfahrung das ausgelöst hat?

....

....

....

....

....

Hat sich Ihre Sicht auf sich selbst oder die Welt durch das Ereignis verändert? Welche Überzeugung wurde ggf. erschüttert oder ist verlorengegangen?

....

....

....

....

....

Explorationsleitfaden Sinndiagnostik

Zu Beginn der Behandlung können Sie sich mit diesem Explorationsleitfaden einen Überblick verschaffen, um ein Fallkonzept zu bilden. Ein derartiger Leitfaden kann aufgrund des Facettenreichtums und der Komplexität von Sinnthemen natürlich nur eine grobe Orientierung bieten. An vielen Stellen werden Sie entscheiden, ob Sie Punkte weiter vertiefen, genauer explorieren wollen. Einige Fragen werden Ihnen in Klammern als optional angeboten.

Die ersten Fragen können Sie ggf. überspringen, sofern ein Gespräch über Sinnleere der Auftakt für die Auseinandersetzung mit diesem Thema war.

Besteht ein Sinnproblem?

Ein Sinnproblem besteht vor allem dann, wenn Patient:innen angeben, (1) wenig Sinn zu erleben und (2) stark darunter zu leiden.

Inwieweit erleben Sie Ihr Leben als sinnerfüllt?

Können Sie das auf einer Skala von 1 (gar nicht) bis 10 (sehr stark) einschätzen? ....

Wie zufrieden sind Sie mit diesem Zustand?

....

....

Leiden Sie unter einem geringen Ausmaß an Sinnerfüllung in ihrem Leben?

Können Sie das auf einer Skala von 1 (gar nicht) bis 10 (sehr stark) einschätzen? ....

....

....

Bitte schätzen Sie ein:

- ▶ Die Person erlebt wenig Sinnerfüllung in ihrem Leben: ☐ ja ☐ nein
- ▶ Die Person leidet unter der geringen Sinnerfüllung: ☐ ja ☐ nein
- ▶ Ein Sinnproblem liegt vor: ☐ ja ☐ nein

Explorationsleitfaden Sinndiagnostik

Wie ist die aktuelle Haltung zum Sinn des Lebens?

Die grundlegenden Perspektiven zum Sinn des Lebens lassen sich grob auf fünf Positionen reduzieren (s. **INFO 2**).

Bitte schätzen Sie für die folgenden Aussagen ein, wie sehr Sie der Aussage zustimmen, von 1 = gar nicht bis 10 = vollkommen.

Aussage	Grad der Zustimmung 1–10	Position
(1) Es gibt einen feststehenden Sinn da draußen. Vielleicht können wir ihn finden.		Der auffindbare Sinn
(2) Wir können darauf vertrauen, dass es einen Sinn gibt, aber wir werden ihn nie verstehen.		Der unergründliche Sinn
(3) Es gibt keinen feststehenden Sinn, aber wir können uns selbst einen geben.		Der selbstgemachte Sinn
(4a) Es gibt keinen Sinn. Und das ist schwer zu ertragen, ein Grund zu verzweifeln.		Sinnlosigkeit: destruktiver Nihilismus
(4b) Es gibt keinen Sinn. Und das ist kein Grund, kein schönes Leben zu haben.		Sinnlosigkeit: konstruktiver Nihilismus
(4c) Es gibt keinen Sinn. Und das ist mir egal.		Sinnlosigkeit: indifferent
(5) Ich weiß nicht, welche Haltung ich einnehmen möchte oder kann. Vielleicht wird es mir eines Tages klarer, bis dahin lebe ich mit Unsicherheit in diesem Punkt und halte mir die Antwort offen.		Sinnagnostizismus

Bitte schätzen Sie ein:

▶ Welche Position entspricht am ehesten der aktuellen Haltung zum Sinn des Lebens?

Bitte beachten Sie: Bei Position 4c (Sinnlosigkeit: indifferent) und Position 5 (Sinnagnostizismus) ist es sehr unwahrscheinlich, dass sie starke Gefühle auslösen. Sollte es hier einen Widerspruch geben, versuchen Sie, den Widerspruch zu markieren und zu explorieren, ob das Gefühl einer anderen Überzeugung folgt (»Vielleicht kommt diese abstrakte Überzeugung nicht ganz in Ihrem Gefühl an … wenn Sie einmal nach dem gehen, was Ihr Gefühl sagt – welche Position passt dann am ehesten?«).

Position: ....

Explorationsleitfaden Sinndiagnostik

Welches Sinnproblem liegt vor?

Der verlorene Sinn / chronische Sinnleere
(nur, wenn die Person einen Mangel an Sinnerfüllung angegeben hat; ansonsten weiter bei »Der fremde Sinn«)

Seit wann erleben Sie diesen Mangel an Sinn? ....

....

Wie war es vorher? ....

....

Was hat Ihnen zu der Zeit Sinn gegeben? ....

....

Bitte schätzen Sie ein:

- In der Vergangenheit gab es eine Sinnquelle, die aber inzwischen verlorengegangen ist:
  ☐ ja ☐ nein
  Wenn ja: Es liegt »Der verlorene Sinn« vor.
- Das Sinnproblem besteht »schon immer« oder »seit ich über dieses Thema nachdenke«:
  ☐ ja ☐ nein
  Wenn ja: Es liegt »Chronische Sinnleere« vor.

Auslöser / Grenzsituation:
Ist etwas passiert, bevor Sie diesen Verlust an Sinn erlebt haben? War es ein Ereignis? Eine Einsicht, eine Erkenntnis?

....

....

Bitte versuchen Sie zuzuordnen:

☐ Verluste, Tod / Krankheit eines nahestehenden Menschen
☐ eigene Krankheit
☐ psychische Erkrankungen (insb. Depression)
☐ Erkenntnisse über das Leben / eine intellektuelle Einsicht
☐ Umbrüche in der Lebensführung (z. B. Trennung, Umzug)
☐ Übergänge in neue Lebensphasen (z. B. Schulwechsel, Abschlüsse, Elternschaft, Ruhestand)
☐ wichtige Entscheidungen
☐ globale Krisen: Krieg, Naturkatastrophe, Umweltzerstörung, Klimakrise

Explorationsleitfaden Sinndiagnostik

Konsequenzen:
Hat sich Ihre Sicht auf sich selbst oder die Welt durch das Ereignis verändert? Welche Überzeugung wurde erschüttert oder ist verlorengegangen?

....

....

Bitte versuchen Sie zuzuordnen:
☐ Der Glaube an eine gerechte Welt.
☐ Der Glaube an eine sinnvolle Welt.
☐ Der Glaube an eine kontrollierbare Welt.
☐ Der Glaube an eine geordnete, zusammenhängende Welt.
☐ Der Glaube an Ihren individuellen Wert als Menschen.
☐ Der Glaube an das Gute im Menschen.

Der fremde Sinn
(nur, wenn die Person hohe Sinnerfüllung angegeben hat)

Entspricht der Sinn, den Sie verfolgen, Ihren eigenen Werten? Oder kommt er Ihnen fremd vor, als hätte jemand anders Ihnen diesen Auftrag gegeben?

....

....

Bitte schätzen Sie ein:
▶ Die Person verfolgt einen fremden Sinn, der nicht zu ihren eigenen Zielen und Werthaltungen passt: ☐ ja ☐ nein
Wenn ja: Es liegt »Der fremde Sinn« vor.

Der übermächtige / einseitige Sinn
(nur, wenn die Person hohe Sinnerfüllung angegeben hat)

Gibt es einen Sinn, Ziele oder Werte, die Sie mit so viel Engagement verfolgen, dass Sie dafür häufig andere Lebensbereiche vernachlässigen?

....

Explorationsleitfaden Sinndiagnostik

Was sagen andere Menschen über das Ausmaß Ihres Engagements?

....

Welche Kosten hat Ihr Engagement sonst noch?

....

Haben Sie selbst manchmal die Sorge, für Ihren Sinn auszubrennen?

....

Bitte schätzen Sie ein:

- ▶ Die Person hat sich einer Sinnquelle / einem höheren Ziel verschrieben und verfolgt sie so entschlossen, dass andere wichtige Lebensbereiche und Bedürfnisse auf der Strecke bleiben; Erschöpfung / Ausbrennen droht ☐ ja ☐ nein
  Wenn ja: Es liegt »Der übermächtige / einseitige Sinn« vor.

Der nicht ausgeübte Sinn

Gelingt es Ihnen, mögliche Quellen von Sinn in die Tat umzusetzen?

....

Wenn nein: Warum nicht? Was sind Gründe, die dagegensprechen? Was hält Sie davon ab?

Wie geht es Ihnen damit?

....

....

Bitte schätzen Sie ein:

- ▶ Die Person sieht einen Sinn in ihrem Leben, engagiert sich aber nicht, um diesen Sinn zu realisieren oder fühlt sich durch äußere Umstände daran gehindert. Sie erlebt den Zustand als leidvoll: ☐ ja ☐ nein
  Wenn ja: Es liegt »Der nicht ausgeübte Sinn« vor.

Explorationsleitfaden Sinndiagnostik

Vermeidung der Sinnfrage

Versuchen Sie, der Frage nach dem Sinn auszuweichen, beispielsweise, indem Sie versuchen, nicht darüber nachzudenken oder sich davon abzulenken?

....

Wenn ja: Was glauben Sie, warum Sie das tun?

....

Wenn ja: Was tun Sie, um der Sinnfrage aus dem Weg zu gehen?

....

Bitte schätzen Sie ein:

▶ Die Person vermeidet es, sich mit Sinnfragen und Sinnthemen auseinanderzusetzen, weil sie unangenehmen Gedanken und Gefühlen aus dem Weg gehen will: ☐ ja ☐ nein
Wenn ja: Es liegt »Vermeidung der Sinnfrage« vor.

Sinnbiografie

Sie finden hier ein Koordinatensystem, das in waagerechter Richtung Ihr Lebensalter anzeigt, in senkrechter Richtung das Ausmaß an Sinnerfüllung. Bitte zeichnen Sie in dieses Koordinatensystem eine Kurve, die verdeutlicht, inwieweit Sie in unterschiedlichen Lebensphasen Ihr Leben als sinnvoll (positiver Bereich) oder sinnlos (negativer Bereich) erlebt haben.

Bitte untersuchen Sie dann vor allem die Wendepunkte in der Kurve: Wann hat sich Ihr Sinnempfinden aufwärts, wann abwärts bewegt? Können Sie rückblickend Ursachen für diese Wendepunkte erkennen, Zusammenhänge zu Lebensereignissen und -umständen? Erkennen Sie Zusammenhänge zu Bedürfnissen?

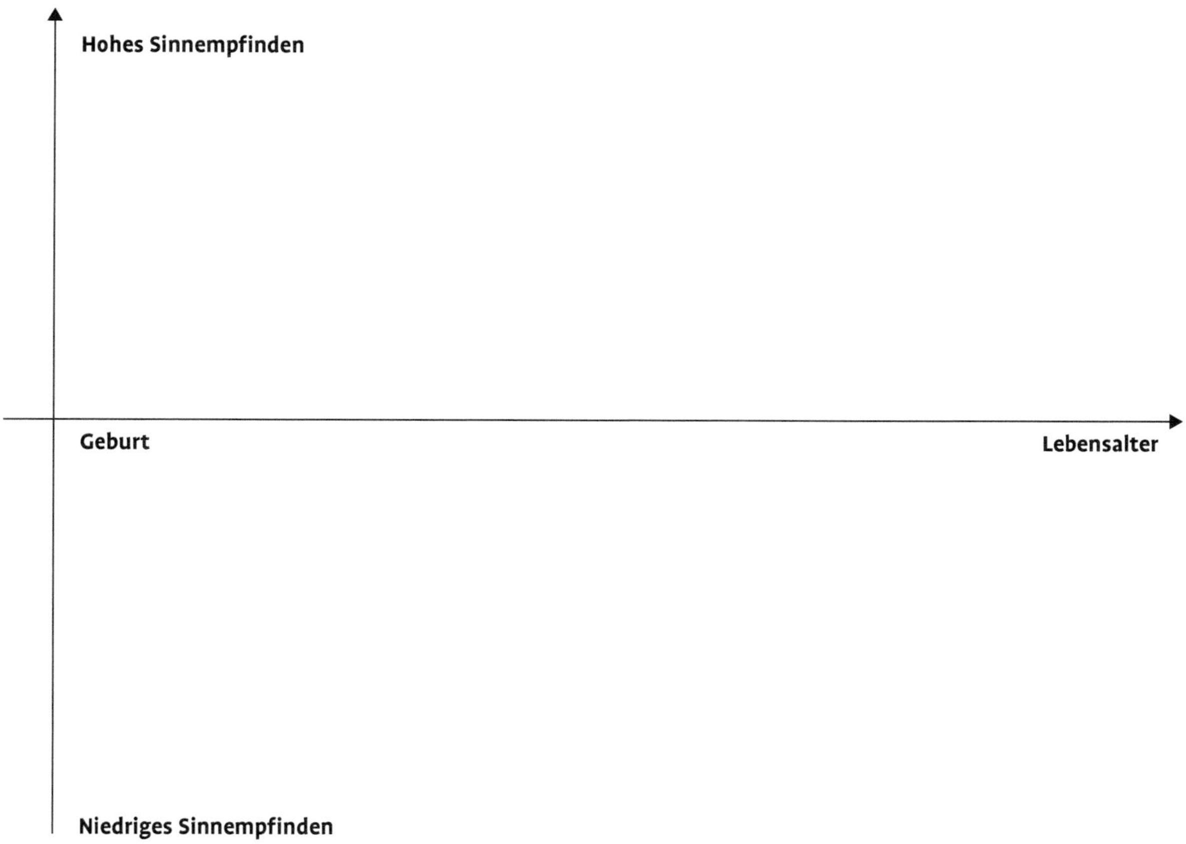

Existenzielle Bedürfnisse

Die empirische Sinnforschung konnte verschiedene Faktoren identifizieren, die das Sinnerleben erhöhen. Wir können diese Faktoren als existenzielle Bedürfnisse verstehen: Was brauchen Menschen, um ihr Leben als sinnvoll zu empfinden? Sie brauchen Orientierung, Zugehörigkeit, Bedeutsamkeit, Nachvollziehbarkeit und Echtheit.

Mit einer bedürfnisorientierten Sicht auf Sinnfragen können wir auf Basis der empirischen Befunde davon ausgehen, dass das subjektive Sinnerleben steigt, wenn diese existenziellen Bedürfnisse erfüllt werden. Diese Perspektive weist uns die therapeutische Richtung: Wir können unsere Patient:innen dabei unterstützen, Mängel im Bedürfnishaushalt aufzudecken und durch gezielten, maßgeschneiderten Aktivitätenaufbau die Bedürfniserfüllung zu verbessern, um so das subjektive Sinnerleben zu steigern. Dieser Prozess mag sogar implizit verlaufen: Menschen können bei besserer Bedürfnislage mehr Sinnerfüllung erleben, auch wenn sie die Frage »Was ist der Sinn des Lebens?« auch weiterhin nicht konkret beantworten können.

Dieses Vorgehen kann eine explizite Auseinandersetzung mit Fragen nach dem Sinn des Lebens überflüssig machen – muss es aber nicht. Eine eher kognitiv-philosophische Auseinandersetzung mit den großen Fragen des Lebens kann sich im Therapieverlauf anschließen oder parallel verlaufen.

Bedürfnis nach Orientierung

Menschen suchen nach einer Richtung für Ihr Leben. Auf der Suche nach Orientierung werden Fragen nach dem Wohin und dem Wozu gestellt: Wohin soll ich gehen? Wonach soll ich streben? Wozu soll ich mich anstrengen?

Antworten können in konkreten Zielen und Zwecken oder abstrakteren Werten gefunden werden. Beides steuert unser Verhalten motivational.

Bedürfnis nach Zugehörigkeit

Das Sinnerleben wird unterstützt, wenn wir uns als Teil eines größeren Ganzen fühlen, eingebunden in einen sinnvollen Gesamtzusammenhang. Hier kann es sich um soziale Beziehungen handeln (»Ich bin Teil einer Familie«, »Ich bin Teil eines Freundeskreises«) oder um abstraktere Gruppen (»Ich bin Teil einer Glaubensgemeinschaft«, »Ich bin Europäer:in«, »Ich gehöre zur Gemeinschaft der fühlenden Wesen«). Menschen können sich auch verbunden fühlen mit der Natur oder göttlichen oder spirituellen Instanzen. Wenn wir uns zugehörig fühlen, sind wir nicht allein, wir gehören irgendwo hin, irgendwo dazu und treiben nicht abgetrennt durch ein leeres Universum.

Interpersonelle Bindung vs. existenzielle Zugehörigkeit

Interpersonelle Bindung. Das Bindungsbedürfnis stellt vermutlich das wichtigste und stärkste psychische Grundbedürfnis von Menschen dar. Wir wollen gute Beziehungen zu anderen Menschen herstellen, wir brauchen andere Menschen, um zu überleben und Kinder zu haben. Bindung erleben wir, wenn wir Teil einer Partnerschaft, einer Familie, eines Freundeskreises sind.

Existenzielle Zugehörigkeit. Sie beschreibt ein Erleben auf einer anderen Ebene als soziale Bindung: Wenn ich existenzielle Zugehörigkeit erlebe, spüre ich eine Verbundenheit mit der Welt und der Menschheit, mit größeren abstrakteren Gruppen als die Menschen in meinem Umfeld.

Abgrenzung. Wir können uns Menschen vorstellen, die sozial eingebunden sind und sich trotzdem existenziell einsam fühlen – oder auch Menschen, die sehr einsam und zurückgezogen leben, sich aber trotz sozialer Einsamkeit z. B. über Religion existenziell zugehörig fühlen.

Existenzielle Bedürfnisse

Während es in der Wissenschaft oft wichtig ist, interpersonelle Bindung und existenzielle Zugehörigkeit voneinander zu unterscheiden, müssen wir die beiden Bedürfnisse im therapeutischen Kontext nicht trennscharf betrachten: Wenn wir im Bemühen, existenzielle Zugehörigkeit zu fördern »aus Versehen« auch interpersonelle Bindung verbessern, wird das nur ein Vorteil und kein Nachteil sein – vereinfachend verwenden wir deshalb den Begriff »Zugehörigkeit« statt genauer »existenzieller Zugehörigkeit«.

Bedürfnis nach Nachvollziehbarkeit
Um Sinn zu erleben, hilft es, wenn wir Zusammenhänge erkennen und verstehen können – wenn einzelne Erfahrungen, verschiedene Aspekte unseres Lebens nicht ein wildes Chaos bilden, sondern an einem roten Faden aufgereiht erscheinen, dann wird dieses Bedürfnis nach Kohärenz erfüllt. Menschen wollen verstehen, wie die Dinge miteinander verknüpft sind, was Ursache und Wirkung ist, wie eins das andere beeinflusst. Wenn wir glauben, diese Zusammenhänge zu erkennen, vermittelt uns das ein Gefühl von Stimmigkeit, Vorhersehbarkeit und Kontrolle: Es passiert nicht einfach irgendwas, sondern das eine folgt auf nachvollziehbare Weise aus dem anderen. Wenn wir diese Verbindungen erkennen, »macht alles plötzlich Sinn«. In der Forschungsliteratur wird meist der Begriff »Kohärenz« verwendet, für den pragmatischen Sprachgebrauch in der Psychotherapie eignet sich neben »Nachvollziehbarkeit« auch der Begriff »Stimmigkeit«.

Bedürfnis nach Bedeutsamkeit
Um Sinn zu erleben, wollen Menschen sich als bedeutsam erleben. Dazu wollen sie einen Abdruck in der Welt hinterlassen und feststellen: Es macht einen Unterschied, dass es mich gibt. Menschen streben nach dem Gefühl, etwas auf dieser Welt zu bewirken, einen Unterschied zu machen – »Der Mensch will wissen, dass sein Leben irgendwie gezählt hat, wenn nicht für sich selbst, dann zumindest in einem größeren Zusammenhang, dass es eine Spur hinterlassen hat, eine Spur, die Bedeutung hat« (Becker, 1975, S. 4; Übers. d. d. Autoren). Auch die Vorstellung, ein Vermächtnis für die Nachwelt zu hinterlassen, kann dem Wunsch nach Bedeutsamkeit zugeordnet werden: »Mein Leben wird sogar über meinen Tod hinaus noch Folgen zeigen.« Umgekehrt vermindert es das Sinnerleben, wenn Menschen davon ausgehen, dass sie vergessen werden, dass ihr Leben keine Spuren zu hinterlassen wird: »Wenn ich tot bin, wird es sein, als hätte es mich nie gegeben.«

Bedürfnis nach Echtheit
Das existenzielle Bedürfnis nach Echtheit beschreibt den menschlichen Wunsch, die eigene Identität authentisch und unverstellt auszuleben. Wenn ich mich so zeigen kann und so handele, wie ich (meiner Ansicht nach) wirklich bin, wird dieses Bedürfnis erfüllt. Dann stimmen mein inneres Erleben, meine inneren Präferenzen und mein äußeres Auftreten überein.

Existenzielle Bedürfnisse

Sinnprobleme bedürfnisorientiert verstehen
Um die Sinnprobleme unserer Patient:innen zu verstehen und ihre Sinnsuche zu begleiten, können wir die große Frage nach dem Sinn also in mehrere Fragen aufteilen:
- Orientierung: Nach welchen Zielen und Werten will ich mein Leben ausrichten?
- Zugehörigkeit: Wo gehöre ich hin? Bin ich Teil eines größeren Ganzen?
- Bedeutsamkeit: Macht es einen Unterschied, dass es mich gibt?
- Nachvollziehbarkeit: Passt eins zum anderen, kann ich Zusammenhänge verstehen?
- Echtheit: Kann ich so leben / mich so zeigen, wie ich wirklich bin?

Frustrationen existenzieller Bedürfnisse
Leider leben wir nicht in einem Universum, das uns die Erfüllung all dieser Bedürfnisse als Geschenk überreicht. Häufig können wir Frustrationen durch die Gegebenheiten der menschlichen Existenz erleben:
Frustration von Orientierung. Das Bedürfnis nach Orientierung kann durch eine Überforderung an Wahlmöglichkeiten frustriert werden. »Im Gegensatz zum Tier sagt dem Menschen kein Instinkt, was er muss, und im Gegensatz zum Menschen in früheren Zeiten sagt ihm keine Tradition mehr, was er soll, und nun scheint er nicht mehr recht zu wissen, was er eigentlich will«; so beschreibt es Viktor Frankl (1982, S. 16). Ein hohes Maß an Freiheit in einer pluralistischen Gesellschaft mit zahlreichen Bubbles und Subkulturen kann tatsächlich überfordern. Die Orientierungspunkte können jedoch nicht nur zu viel an Zahl sein, sie können einander auch widersprechen: »Ich soll möglichst viel arbeiten und Geld verdienen und gleichzeitig möglichst viel Zeit mit meinen Kindern verbringen, um ein guter Vater zu sein. Wie passt das zusammen?« Darüber hinaus sind Weltbilder und Ideologien ständigem Wandel unterworfen – nichts kann für sich beanspruchen, die reine Wahrheit darzustellen. Was ist dann also die richtige Wahl? Christentum, Islam, Atheismus, Buddhismus, Paganismus? Kapitalismus, Kommunismus, Anarchie?
Frustration von Zugehörigkeit. Viele Menschen leiden unter Einsamkeit, die der sozialen Zugehörigkeit entgegensteht. Doch existenzielle Einsamkeit kann ich sogar erleben, wenn ich unter Leuten bin – denn irgendwo tief in mir gibt es immer einen Ort, an dem ich ganz allein bin (Yalom, 2005): Niemand kann mir die Verantwortung für mein Leben abnehmen. Niemand kann an meiner Stelle leiden oder sterben.
Frustration von Bedeutsamkeit. Mein Leben soll einen Unterschied machen – das ist aber schwer zu erreichen! So viele große Entwicklungen finden statt, angesichts derer jeder einzelne Mensch oft hilflos dasteht. Wie soll ich die Klimakrise aufhalten? Wie kann ich den Welthunger beenden? Macht mein Kreuz auf dem Wahlzettel wirklich einen bedeutsamen Unterschied? Und selbst wenn ich nur das bescheidene Ziel habe, in meinem direkten Umfeld etwas zu ändern, eine Spur zu hinterlassen – Werden meine Urgroßenkel noch an mich denken? Und wie sieht es erst in 400 oder 800 Jahren aus? Macht es dann noch einen Unterschied, ob ich je gelebt habe?

Existenzielle Bedürfnisse

Frustration von Nachvollziehbarkeit. Wir wollen gern rote Fäden und eine gewisse Ordnung entdecken: in den Ereignissen der Welt, den Phasen unseres Lebens und zwischen unseren Zielen und unseren Handlungen. Doch allzu oft begegnen uns Chaos und Zufall in der Welt. »Guten« Menschen passieren schlimme Dinge und »bösen« Menschen wird Gutes zuteil. Übergeordnet geltende Regeln sind schwer auszumachen. Wir erleben Schicksalsschläge, Ungerechtigkeiten, Ungereimtheiten. Und auch unser eigenes Verhalten kann uns unstimmig erscheinen: Menschen unternehmen z. B. Flugreisen, obwohl ihnen Umweltschutz wichtig ist, begehen Seitensprünge, obwohl ihnen Treue und Ehrlichkeit wichtig sind.
Frustration von Echtheit. Gern wollen wir unsere Persönlichkeit ausleben und das, was in uns angelegt zu sein scheint, ausleben. Im Alltag stoßen wir jedoch auf viele Grenzen, denn um in einer Gesellschaft zu leben, müssen wir uns an viele explizite und implizite Regeln halten. Möglicherweise kann ich von der Tätigkeit, in der ich mich verwirklichen könnte, nicht leben – und vielleicht muss ich mich in meinem Brotjob anders kleiden, als ich es gerne würde.

Tabelle Existenzielle Frustrationen im Überblick

Existenzielles Bedürfnis	Frustration
Orientierung	Freiheit, Pluralismus, Widersprüche
Zugehörigkeit	Einsamkeit, existenzielle Isolation
Bedeutsamkeit	Ohnmacht
Nachvollziehbarkeit	Chaos
Echtheit	Anpassungsdruck

Der Sinnstern. Der Sinnstern (**INFO 6**) bringt die existenziellen Bedürfnisse in eine einfache Übersicht und kann so helfen, sowohl Patient:innen als auch Behandler:innen Orientierung im Therapieprozess zu geben: »Woran arbeiten wir gerade? Und was hat das mit Sinn zu tun?«

Zur Erhebung der Erfüllung oder Frustration von Sinnempfinden und existenziellen Bedürfnissen stehen mehrere Wege zur Verfügung: Verwenden Sie den Sinnstern für eine erste Psychoedukation, anschließend können Sie den Fragebogen zur Bedürfniserfüllung einsetzen – als Selbsteinschätzungsinstrument oder als Interview. Alternativ oder zusätzlich können Sie stärker emotionsaktivierend den Bedürfniszustand als Aufstellübung erheben.

INFO 6 • T P

Der Sinnstern

Fünf existenzielle Bedürfnisse speisen das Sinnerleben:

- Das Bedürfnis nach Orientierung: Nach welchen Zielen und Werten will ich mein Leben ausrichten?
- Das Bedürfnis nach Zugehörigkeit: Wo gehöre ich hin? Bin ich Teil eines größeren Ganzen?
- Das Bedürfnis nach Bedeutsamkeit: Macht es einen Unterschied, dass es mich gibt?
- Das Bedürfnis nach Nachvollziehbarkeit: Passt eins zum anderen, kann ich Zusammenhänge verstehen – oder ist das Leben ein wildes, ungeordnetes Chaos?
- Das Bedürfnis nach Echtheit: Darf ich so leben / mich so zeigen, wie ich wirklich bin?

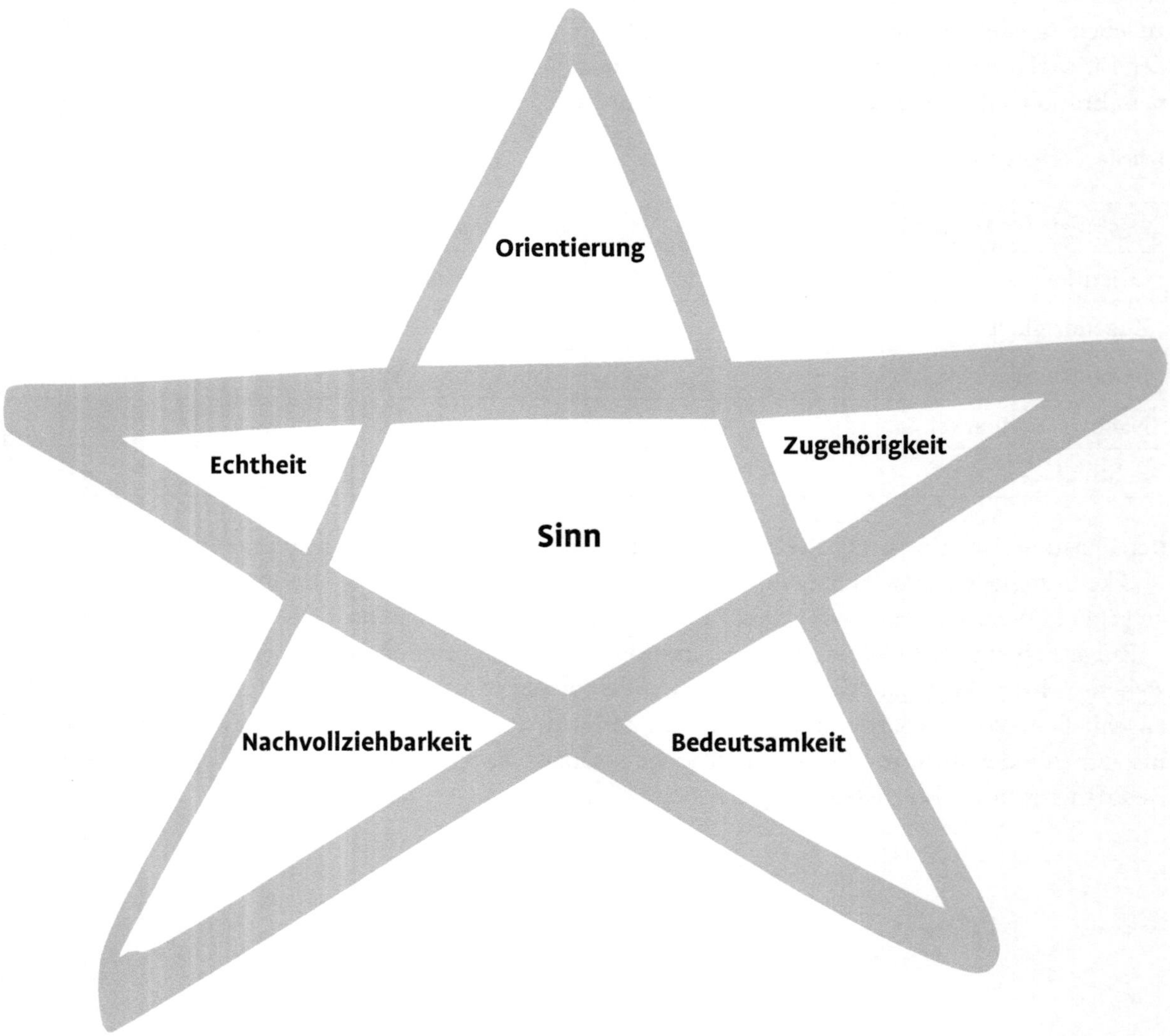

(Bildquelle Stern: Designed by Freepik)

Sinn und Bedürfnisse

Die psychologische Forschung konnte Faktoren identifizieren, die das Erleben von Sinn im Leben stärken können. Wir können diese fünf Faktoren als existenzielle Bedürfnisse verstehen. Werden diese Bedürfnisse erfüllt, erleben Menschen ihr Leben als sinnvoll(er). Diese existenziellen Bedürfnisse sind:

- Das Bedürfnis nach Orientierung
- Das Bedürfnis nach Zugehörigkeit
- Das Bedürfnis nach Bedeutsamkeit
- Das Bedürfnis nach Nachvollziehbarkeit
- Das Bedürfnis nach Echtheit

Sie werden nachfolgend genauer erläutert.

Bedürfnis nach Orientierung

Menschen suchen nach einer Richtung für Ihr Leben. Auf der Suche nach Orientierung werden Fragen nach dem Wohin und dem Wozu gestellt: Wohin soll ich gehen? Wonach soll ich streben? Wozu soll ich mich anstrengen? Was sind Grundregeln der Moral, die mir wichtig sind? Was sind zentrale Werte, nach denen ich mein Leben ausrichten will? Was sind wichtige Ziele, die ich in meinem Leben erreichen will?

Bedürfnis nach Zugehörigkeit

Das Sinnerleben wird gestärkt, wenn wir uns als Teil eines größeren Ganzen fühlen. Hierbei kann es sich um soziale Beziehungen handeln (»Ich bin Teil einer Familie, Teil eines Freundeskreises«) oder um abstraktere Gruppen (»Ich bin Teil einer Bewegung, einer Community, ich bin Weltbürger«). Wenn wir uns zugehörig fühlen, sind wir nicht allein, wir gehören irgendwo hin, irgendwo dazu, und treiben nicht abgetrennt durch ein leeres Universum.

Das Sinnerleben wird vor allem durch existenzielle Zugehörigkeit gefördert. Hier suchen Menschen nach Zugehörigkeit »im Universum«. Damit ist existenzielle Zugehörigkeit zu unterscheiden von sozialer Bindung, die sich auf zwischenmenschliche Kontakte bezieht. Häufig geht beides miteinander einher, aber wir können uns Menschen vorstellen, die sozial eingebunden sind und sich trotzdem existenziell einsam fühlen – oder auch Menschen, die sehr einsam und zurückgezogen leben, sich aber trotz dieser sozialen Einsamkeit z. B. innerhalb ihres Glaubens existenziell zugehörig fühlen.

Bedürfnis nach Nachvollziehbarkeit

Um Sinn zu erleben, hilft es, wenn wir Zusammenhänge erkennen und verstehen können – in dem, was in der Welt passiert und dem, was in uns passiert. Wenn einzelne Erfahrungen, verschiedene Aspekte unseres Lebens nicht ein wildes Chaos bilden, sondern wir rote Fäden erkennen können, dann wird dieses Bedürfnis erfüllt. Menschen wollen verstehen, wie die Dinge miteinander verknüpft sind, was Ursache und Wirkung ist, wie eins das andere beeinflusst. Wenn wir glauben, diese Zusammenhänge zu erkennen, gibt uns das ein Gefühl von Sicherheit und Vorhersehbarkeit: Es passiert nicht einfach irgendwas, sondern das eine folgt auf nachvollziehbare Weise aus dem anderen. Wenn wir das erkennen, »macht alles plötzlich Sinn«. Andere Begriffe für »Nachvollziehbarkeit« sind »Stimmigkeit« oder »Kohärenz«.

Sinn und Bedürfnisse

Bedürfnis nach Bedeutsamkeit
Um Sinn zu erleben, wollen Menschen sich als bedeutsam erleben. Dazu wollen sie einen Abdruck in der Welt hinterlassen und feststellen: Es macht einen Unterschied, dass es mich gibt. Umgekehrt vermindert es das Sinnerleben, wenn Menschen davon ausgehen, dass sie vergessen werden, dass ihr Leben keine Spuren hinterlassen wird: »Wenn ich tot bin, wird es sein, als hätte es mich nie gegeben.« Menschen streben nach dem Gefühl, etwas auf dieser Welt zu bewirken, einen Unterschied zu machen.

Bedürfnis nach Echtheit
Das existenzielle Bedürfnis nach Echtheit beschreibt den Wunsch, die eigene Identität authentisch und unverstellt auszuleben. Wenn ich mich so zeigen kann, wie ich wirklich bin, wird dieses Bedürfnis erfüllt. Dann stimmen mein inneres Erleben, meine inneren Präferenzen und mein äußeres Auftreten überein.

Sinnprobleme bedürfnisorientiert verstehen

Wenn wir Sinnfragen unter dieser Perspektive verstehen, können wir die große Frage nach dem Sinn des Lebens in mehrere Fragen aufteilen:
Orientierung: Nach welchen Zielen und Werten will ich mein Leben ausrichten?
Zugehörigkeit: Wo gehöre ich hin? Bin ich Teil eines größeren Ganzen?
Bedeutsamkeit: Macht es einen Unterschied, dass es mich gibt?
Nachvollziehbarkeit: Passt eins zum anderen, kann ich Zusammenhänge verstehen?
Echtheit: Darf ich so leben / mich so zeigen, wie ich wirklich bin?

Werden diese Bedürfnisse erfüllt, wird sich das Leben sinnerfüllter anfühlen, selbst wenn man vielleicht noch immer keine klare Antwort auf die Frage nach dem Sinn des Lebens geben kann. Man könnte sagen. Auf diese Weise sucht man den Sinn *im* Leben, statt den Sinn *des* Lebens.

Dieses Vorgehen kann eine explizite, denkend-philosophische Auseinandersetzung mit Fragen nach dem Sinn des Lebens überflüssig machen – muss es aber nicht. Nichts spricht dagegen, beide Zugänge für sich auszuprobieren.

Existenzielle Frustrationen

Auf der Suche nach mehr Sinnerfüllung ist es hilfreich, existenzielle Bedürfnisse zu erfüllen: Die Bedürfnisse nach Orientierung, Zugehörigkeit, Bedeutsamkeit, Nachvollziehbarkeit und Echtheit.

Existenzielle Bedürfnisse

Orientierung: Menschen wollen wissen, nach welchen Zielen und Werten sie ihr Leben ausrichten sollen.
Zugehörigkeit: Menschen wollen sich verbunden fühlen und wissen, wo ihr Platz im Universum ist.
Bedeutsamkeit: Menschen wollen spüren, dass ihr Leben einen Unterschied macht, dass sie einen Abdruck in der Welt hinterlassen, dass es nicht egal ist, ob sie leben oder nicht.
Nachvollziehbarkeit: Menschen wollen, das eins zum anderen passt, dass Zusammenhänge erkennbar sind.
Echtheit: Menschen wollen sich so zeigen dürfen, wie sie wirklich sind.

Leider leben wir nicht in einem Universum, das uns die Erfüllung all dieser Bedürfnisse als Geschenk überreicht. Häufig können wir Frustrationen durch die Gegebenheiten der menschlichen Existenz erleben:
Frustration von Orientierung. Das Bedürfnis nach Orientierung kann durch eine Überforderung an Wahlmöglichkeiten frustriert werden. Die große Freiheit in unserer Gesellschaft bringt so viele Wahlmöglichkeiten mit sich, dass es häufig schwierig ist, sich zu entscheiden. Es stehen so viele unterschiedliche Lebensentwürfe und Werthaltungen zur Verfügung, dass es überfordernd wirken kann.

»Im Gegensatz zum Tier sagt dem Menschen kein Instinkt, was er muss, und im Gegensatz zum Menschen in früheren Zeiten sagt ihm keine Tradition mehr, was er soll, und nun scheint er nicht mehr recht zu wissen, was er eigentlich will«; so beschreibt es Viktor Frankl (1982, S. 16). Die Orientierungspunkte können jedoch nicht nur zu viel an Zahl sein, sie können einander auch widersprechen: »Ich soll möglichst viel arbeiten und Geld verdienen und gleichzeitig möglichst viel Zeit mit meinen Kindern verbringen, um ein guter Vater zu sein. Wie passt das zusammen?«. Darüber hinaus sind Weltbilder und Ideologien ständigem Wandel unterworfen – nichts kann für sich beanspruchen, die reine Wahrheit darzustellen. Was ist dann also die richtige Wahl? Christentum, Islam, Atheismus, Buddhismus, Paganismus? Kapitalismus, Kommunismus, Anarchie?
Frustration von Zugehörigkeit. Viele Menschen leiden unter Einsamkeit, die der sozialen Zugehörigkeit entgegensteht. Doch existenzielle Einsamkeit kann ich sogar erleben, wenn ich unter Leuten bin – denn irgendwo tief in mir gibt es immer einen Ort, an dem ich ganz allein bin.
Frustration von Bedeutsamkeit. Mein Leben soll einen Unterschied machen – das ist aber schwer zu erreichen! So viele große Entwicklungen finden statt, angesichts derer jeder einzelne Mensch oft hilflos dasteht. Wie soll ich allein die Welt verändern? Macht mein Kreuz auf dem Wahlzettel wirklich einen bedeutsamen Unterschied? Und selbst wenn ich nur das bescheidene Ziel habe, in meinem direkten Umfeld etwas zu ändern, eine Spur zu hinterlassen – werden meine Urgroßenkel noch an mich denken? Und wie sieht es erst in 400 oder 800 Jahren aus? Macht es dann noch einen Unterschied, ob ich je gelebt habe?

Existenzielle Frustrationen

Frustration von Nachvollziehbarkeit. Wir wollen gern rote Fäden und eine gewisse Ordnung entdecken: in den Ereignissen der Welt, den Phasen unseres Lebens und zwischen unseren Zielen und unseren Handlungen. Doch allzu oft begegnen uns Chaos und Zufall in der Welt. »Guten« Menschen passieren schlimme Dinge und »schlechten« Menschen wird Gutes zuteil. Übergeordnet geltende Regeln sind schwer auszumachen. Wir erleben Schicksalsschläge, Ungerechtigkeiten, Ungereimtheiten. Und auch unser eigenes Verhalten kann uns unstimmig erscheinen: Beispielsweise unternehmen Menschen Flugreisen, obwohl ihnen Umweltschutz wichtig ist, oder begehen Seitensprünge, obwohl ihnen Treue und Ehrlichkeit wichtig sind.

Frustration von Echtheit. Gern wollen wir unsere Persönlichkeit ausleben und das, was in uns angelegt zu sein scheint, ausleben. Im Alltag stoßen wir jedoch auf viele Grenzen. Um in einer Gesellschaft zu leben, müssen wir uns an viele explizite und implizite Regeln halten. Möglicherweise kann ich von der Tätigkeit, in der ich mich verwirklichen könnte, nicht leben – und vielleicht muss ich mich in meinem Brotjob anders kleiden, als ich es gerne würde.

Tabelle Existenzielle Frustrationen im Überblick

Existenzielles Bedürfnis	**Frustration**
Orientierung	Freiheit, Pluralismus, Widersprüche
Zugehörigkeit	Einsamkeit, existenzielle Isolation
Bedeutsamkeit	Ohnmacht
Nachvollziehbarkeit	Chaos
Echtheit	Anpassungsdruck

CLEX: Checkliste Lebenssinn und Existenzielle Bedürfnisse

Bitte markieren Sie in diesem Fragebogen zu jedem Bedürfnis, wieviel Bedürfniserfüllung Sie aktuell erleben und wie zufrieden Sie mit diesem Ausmaß an Erfüllung sind.

Existenzielles Bedürfnis		**1 = Nein, gar nicht 5 = Ja, sehr**
Sinn	Mein Leben erscheint mir sinnvoll.	1 – 2 – 3 – 4 – 5
	Mit diesem Ausmaß an Sinn bin ich zufrieden.	1 – 2 – 3 – 4 – 5
Orientierung	Ich weiß, was mir im Leben wichtig ist und wonach ich mein Leben ausrichten will.	1 – 2 – 3 – 4 – 5
	Mit diesem Ausmaß an Orientierung bin ich zufrieden.	1 – 2 – 3 – 4 – 5
Zugehörigkeit	Ich fühle mich als Teil eines größeren Ganzen. Ich weiß, wo ich hingehöre.	1 – 2 – 3 – 4 – 5
	Mit diesem Ausmaß an Zugehörigkeit bin ich zufrieden.	1 – 2 – 3 – 4 – 5
Bedeutsamkeit	Es macht einen Unterschied, dass es mich gibt. Mein Leben und Wirken haben Auswirkungen auf die Welt und andere Menschen.	1 – 2 – 3 – 4 – 5
	Mit diesem Ausmaß an Bedeutsamkeit bin ich zufrieden.	1 – 2 – 3 – 4 – 5
Nachvollziehbarkeit (Welt)	Ich erkenne klare Zusammenhänge zwischen den Ereignissen in der Welt.	1 – 2 – 3 – 4 – 5
	Mit diesem Ausmaß an Nachvollziehbarkeit bin ich zufrieden.	1 – 2 – 3 – 4 – 5
Nachvollziehbarkeit (Biografie)	Die einzelnen Phasen meines Lebens stehen in einem klaren Zusammenhang zueinander – eins folgt aus dem anderen.	1 – 2 – 3 – 4 – 5
	Mit diesem Ausmaß an Nachvollziehbarkeit bin ich zufrieden.	1 – 2 – 3 – 4 – 5
Nachvollziehbarkeit (Handlungen)	Ich erkenne klare Zusammenhänge zwischen meinen Zielen und Werten auf der einen Seite und meinen Handlungen auf der anderen Seite.	1 – 2 – 3 – 4 – 5
	Mit diesem Ausmaß an Nachvollziehbarkeit bin ich zufrieden.	1 – 2 – 3 – 4 – 5
Echtheit	Ich kann mich so zeigen und verhalten, wie es meiner wahren Persönlichkeit entspricht.	1 – 2 – 3 – 4 – 5
	Mit diesem Ausmaß an Echtheit bin ich zufrieden.	1 – 2 – 3 – 4 – 5

Bedürfniserfüllung aufstellen

Ein Weg, das Sinnerleben zu steigern besteht darin, die Erfüllung existenzieller Bedürfnisse zu verbessern. Um therapeutische Ansatzpunkte auszumachen, brauchen wir deshalb einen Eindruck davon, welche dieser Bedürfnisse aktuell erfüllt und welche frustriert sind.

Eine emotionsaktivierende Möglichkeit, den Bedürfniszustand zu erheben, besteht in Aufstellübungen: Zu jedem existenziellen Bedürfnis bitten Sie Ihre Patient:innen im Einzelsetting oder in der Gruppensituation, sich entlang eines gedachten (oder mit Zetteln markierten) Kontinuums aufzustellen. Dabei geben Sie die Bedeutung der Pole vor und erheben zusätzlich wichtige Erinnerungen, Gefühle und Verhaltensimpulse.

Risiken und Nebenwirkungen

Emotionsaktivierende Interventionen haben immer den Vorteil, dass Sie neben dem Verstand auch das Gefühl aktivieren. Gerade diese Emotionsaktivierung kann für Menschen aber auch überfordernd sein. Diese Übung hat vor allem diagnostische Zwecke und kann auch zu einer enttäuschenden Bestandsaufnahme führen: »Jetzt sehe ich, was mir fehlt.« Prüfen Sie daher, bevor Sie die Übung durchführen, ob Ihre Patient:innen über eine ausreichende emotionale Stabilität verfügen.

Im Rahmen dieser Übung werden acht Bereiche betrachtet – Sinnempfinden und fünf Bedürfnisse, eins davon mit drei Varianten. Daher ist es empfehlenswert, nicht alle Bedürfnisse auf einmal zu erheben, um das Gedächtnis nicht zu überfordern. Stattdessen bietet es sich an, nach zwei Skalen eine Nachbesprechung einzulegen, wichtige Punkte festzuhalten und ein Zwischenfazit festzuhalten.

Vorangehen sollte eine kurze Psychoedukation, bspw. anhand von **INFO 6** »Der Sinnstern«.

Einleitende Instruktion

Die Instruktion zur Einführung der Übung kann beispielsweise so lauten:

»Wir haben darüber gesprochen, dass Menschen mehr Sinn erleben, wenn existenzielle Bedürfnisse erfüllt sind. Ich würde gerne heute und vielleicht auch in der nächsten Sitzung mit Ihnen herausfinden, welche Ihrer Bedürfnisse gut erfüllt sind und wo es vielleicht einen Mangel gibt. Dazu möchte ich Sie bitten, sich hier im Raum aufzustellen. Wir definieren mal die zwei Pole einer Skala: Hier (z. B. am Fenster) liegt der Nullpunkt; diese Position steht für 0 % Bedürfniserfüllung, vollständige Frustration. Gegenüber (z. B. an der Tür) liegt die 100 %-Marke; diese Position steht für vollständige Erfüllung des Bedürfnisses. Haben Sie dazu noch Fragen?«

Wenn nach dieser Einführung alle offenen Fragen geklärt sind, beginnt die Arbeit mit den einzelnen Skalen. Sie folgt immer dem gleichen Muster, jedoch muss das Bedürfnis mit seinen Ausprägungen jeweils erläutert werden. Im Folgenden finden Sie zunächst die bedürfnisspezifischen Instruktionen, danach die Instruktion zur Reflexion, die bei jedem Bedürfnis gleich lautet.

Instruktion Sinnempfinden

»Bitte gehen Sie mit der Aufmerksamkeit etwas mehr nach innen und konzentrieren Sie sich auf das Sinnerleben. Wenn Sie in den letzten zehn bis 14 Tagen viel Sinn erlebt haben, wenn Sie den Eindruck

Bedürfniserfüllung aufstellen

hatten, dass Ihr Leben sinnerfüllt ist, dann bewegen Sie sich in diese Richtung ... wenn Sie in den letzten zehn bis 14 Tagen wenig Sinnerfüllung gespürt haben, wenn Sie Ihr Leben als wenig sinnvoll oder sinnlos erlebt haben ... wenn Ihnen nicht klar war, was ein Sinn in Ihrem Leben sein könnte ... dann würden Sie sich weiter in diese Richtung positionieren. Bitte lassen Sie sich Zeit, um die richtige Position zu finden.«

Instruktion Orientierung
»Bitte gehen Sie mit der Aufmerksamkeit etwas mehr nach innen und konzentrieren Sie sich auf das Bedürfnis nach Orientierung. Wenn Sie in den letzten zehn bis 14 Tagen viel Orientierung erlebt haben, wenn Ihnen klar war, wonach Sie Ihr Leben ausrichten wollen ... wenn Ihnen klar war, nach welchen Zielen und Werten Sie Ihr Leben ausrichten wollen, dann bewegen Sie sich in diese Richtung ... wenn Sie in den letzten zehn bis 14 Tagen wenig Orientierung gespürt haben, wenn Sie keine oder nur unklare Ideen darüber hatten, wonach Sie Ihr Leben ausrichten wollen ... wenn Ihnen nicht klar war, nach welchen Zielen und Werten Sie Ihr Leben ausrichten wollen ... dann würden Sie sich weiter in diese Richtung positionieren. Bitte lassen Sie sich Zeit, um die richtige Position zu finden.«

Instruktion Zugehörigkeit
»Bitte gehen Sie mit der Aufmerksamkeit etwas mehr nach innen und konzentrieren Sie sich auf das Bedürfnis nach Zugehörigkeit. Wenn Sie sich in den letzten zehn bis 14 Tagen zugehörig gefühlt haben, als Teil eines größeren Ganzen, wenn Sie wussten, wo Ihr Platz im Leben ist, dann bewegen Sie sich in diese Richtung ... wenn Sie sich in den letzten zehn bis 14 Tagen eher einsam gefühlt haben, abgeschnitten, isoliert, verloren im Universum, wenn Sie den Eindruck hatten, dass Sie nicht wissen, wo Ihr Platz ist ... dann würden Sie sich weiter in diese Richtung positionieren. Bitte lassen Sie sich Zeit, um die richtige Position zu finden.«

Instruktion Bedeutsamkeit
»Bitte gehen Sie mit der Aufmerksamkeit etwas mehr nach innen und konzentrieren Sie sich auf das Bedürfnis nach Bedeutsamkeit. Wenn Sie Ihr Leben in den letzten zehn bis 14 Tagen als bedeutsam erlebt haben, wenn Sie das Gefühl hatten, dass Ihr Leben einen Unterschied macht, dass Sie eine Spur in der Welt hinterlassen ... dann bewegen Sie sich in diese Richtung ... wenn Sie Ihr Leben in den letzten zehn bis 14 Tagen eher als bedeutungslos erlebt haben, wenn Sie den Eindruck hatten, dass Ihr Leben keinen Unterschied in der Welt macht, dass Sie keine Spuren hinterlassen ... dann würden Sie sich weiter in diese Richtung positionieren. Bitte lassen Sie sich Zeit, um die richtige Position zu finden.«

Instruktion Nachvollziehbarkeit

Anmerkung zu Nachvollziehbarkeit

Das Bedürfnis nach Nachvollziehbarkeit lässt sich in drei Bereichen erleben:
- Nachvollziehbarkeit in der Welt,
- in meinem Leben und
- in Bezug auf das Passen meiner Handlungen zu meinen Zielen und Werten.

Bedürfniserfüllung aufstellen

(a) **Nachvollziehbarkeit Welt.** »Bitte gehen Sie mit der Aufmerksamkeit etwas mehr nach innen und konzentrieren Sie sich auf das Bedürfnis nach Nachvollziehbarkeit in der Welt ... Wenn Sie die Ereignisse in der Welt in den letzten zehn bis 14 Tagen als nachvollziehbar erlebt haben, wenn Sie Zusammenhänge zwischen Ereignissen erkennen konnten ... dann bewegen Sie sich in diese Richtung ... wenn Sie die Welt in den letzten zehn bis 14 Tagen eher als chaotisch und nicht nachvollziehbar erlebt haben ... dann würden Sie sich weiter in diese Richtung positionieren. Bitte lassen Sie sich Zeit, um die für Sie richtige Position zu finden.«

(b) **Nachvollziehbarkeit Leben.** »Bitte gehen Sie mit der Aufmerksamkeit etwas mehr nach innen und konzentrieren Sie sich auf das Bedürfnis nach Nachvollziehbarkeit in ihrem Leben ... Wenn Sie Ihr Leben in den letzten zehn bis 14 Tagen als nachvollziehbar erlebt haben, wenn Sie erkennen konnten, wie die verschiedenen Bereiche ihres Lebens zusammenhängen, die unterschiedlichen Rollen, die Sie ausüben ... wenn Sie rote Fäden entdecken konnten ... dann bewegen Sie sich in diese Richtung ... wenn Sie Ihr Leben in den letzten zehn bis 14 Tagen eher als chaotisch und nicht nachvollziehbar gesehen haben ... wenn es schwer war, rote Fäden zu entdecken ... dann würden Sie sich weiter in diese Richtung positionieren. Bitte lassen Sie sich Zeit, um die richtige Position zu finden.«

(c) **Nachvollziehbarkeit Handlungen.** »Bitte gehen Sie mit der Aufmerksamkeit etwas mehr nach innen und konzentrieren Sie sich auf das Bedürfnis nach Nachvollziehbarkeit in Ihren Handlungen ... Wenn Sie in den letzten zehn bis 14 Tagen den Eindruck hatten, dass Ihre Handlungen zu Ihren Werten passen, dass Sie das umsetzen, was Ihnen wichtig ist ... dann bewegen Sie sich in diese Richtung ... wenn Sie den Eindruck hatten, dass Ihre Handlungen nicht zu Ihren Zielen und Werten passen, dass Sie etwas anderes tun, als das, was Ihnen richtig und wichtig erscheint ... Bitte lassen Sie sich Zeit, um die richtige Position zu finden.«

Instruktion Echtheit

»Bitte gehen Sie mit der Aufmerksamkeit etwas mehr nach innen und konzentrieren Sie sich auf das Bedürfnis nach Echtheit. Wenn Sie sich in den letzten zehn bis vierzehn Tagen echt gefühlt haben, wenn Sie den Eindruck hatten, Sie können so leben und sich so zeigen, wie Sie wirklich sind, Sie können Ihre Persönlichkeit ausleben, dann bewegen Sie sich in diese Richtung ... Wenn Sie sich in den letzten zehn bis 14 Tagen eher verstellt gefühlt haben, fremd, als wenn Sie sich nicht so zeigen können oder dürfen, wie Sie wirklich sind ... dann würden Sie sich weiter in diese Richtung positionieren. Bitte lassen Sie sich Zeit, um die richtige Position zu finden.«

Instruktion zur Reflexion (für alle Bedürfnisse identisch)

»Wenn Sie die richtige Position gefunden haben, dann bleiben Sie noch einmal mit der Aufmerksamkeit bei sich ... und schauen Sie: Welche Situationen, welche Erinnerungen, sind Ihnen jetzt durch den Kopf gegangen? Was waren die wichtigen Momente und Erfahrungen, die Sie dazu gebracht haben, sich gerade dort zu positionieren, wo Sie jetzt stehen? ... Und bitte schauen Sie auch, wie es sich anfühlt, dort zu stehen ... wie zufrieden oder unzufrieden sind Sie mit dieser Position ... welche Gefühle werden aktiv? ... Und bitte schauen Sie auch, ob es einen Verhaltensimpuls von innen gibt ... etwas zu ändern in Ihrem Leben ... etwas, dass Sie für die nächste Zeit vornehmen möchten ... sich vielleicht in manche Bereiche mehr hineinzubegeben ... oder sich aus anderen Zusammenhängen mehr herauszuziehen ... Es kann auch sein, dass es keinen Verhaltensimpuls gibt, das ist auch völlig in Ordnung. Und dann merken Sie sich bitte, was Sie sich merken wollen, und dann lösen Sie die Aufmerksamkeit von diesem Bedürfnis und konzentrieren Sie sich auf das nächste Bedürfnis ...«

Als Gedankenstütze zur Formulierung der Skalenendpunkte während der Durchführung können Sie die Abbildung »Übersicht zur Bedürfnisaufstellung« am Ende des Infoblattes verwenden.

Auswertung

Es handelt sich in erster Linie um eine diagnostische Übung: Das Ziel ist vor allem, festzustellen, wie es um die Sinnerfüllung und um die Erfüllung und Frustration existenzieller Bedürfnisse Ihrer Patient:innen steht. Insbesondere soll ein vorhandener Mangel an Bedürfniserfüllung aufgedeckt werden, der einen Ansatzpunkt für therapeutische Interventionen bieten könnte, um die Bedürfniserfüllung zu verbessern.

Als unbeabsichtigte, aber willkommene Nebenwirkung kann es hier auch passieren, dass Menschen ihre Ressourcen wieder stärker bewusst werden – dass Quellen der Bedürfniserfüllung, die im Alltag ausgeblendet waren, wieder deutlicher gesehen und gefühlt werden.

Auch kann es geschehen, dass Menschen im Sinne existenzieller Bescheidenheit ihre Ansprüche in Frage stellen: »Vielleicht ist es auch okay, mittelmäßig bedeutsam zu sein.«

Zuletzt kann es auch sein, dass Menschen begreifen, dass nicht zu jedem Zeitpunkt alle Bedürfnisse erfüllt sein können – und das auch in Ordnung ist.

Zufriedenheit erfragen

Wenn wir den Bedürfniszustand diagnostisch erheben, müssen wir berücksichtigen, dass das Antwortverhalten hochindividuell sein wird. Es gibt keine allgemeingültige Skala oder Maßeinheit dafür, wieviel Bedürfniserfüllung »genug« ist. Menschen werden auch die Pole der Skala unterschiedlich definieren. Bei der Einschätzung der Erfüllung des Bedürfnisses nach Bedeutsamkeit mag eine Person denken: »Mit meinem Ausmaß an Bedeutsamkeit fühle ich mich ganz zufrieden, deshalb wähle ich eine 4 von 5.« Jemand anderes mag es so sehen: »Wenn ich mich mit bedeutenden Personen der Geschichte vergleiche, die wirklich die Welt verändert haben ... wie Columbus, Napoleon oder Michael Jackson ... dann bin ich im Vergleich ein nichts. Ich wähle eine 1 von 5.«

Es ist deshalb wichtig, bei der Auswertung der Aufstellübung auch zu erfragen, wie zufrieden die Menschen mit dem Ausmaß der Bedürfniserfüllung sind.

Eine Haltung existenzieller Bescheidenheit beschreibt den Versuch, Ansprüche auf ein realistisches Maß zu reduzieren, sich von überhöhten Erwartungen an sich selbst oder das Universum zu lösen: Die meisten von uns werden nicht so bedeutsam sein wie Marie Curie, Albert Schweitzer oder Taylor Swift. Und das ist auch okay so.

Bedürfnisserfüllung aufstellen

Sinnlos, wenig Sinn im Leben	Sinnvoll, sinnerfüllt
Keine Orientierung, weiß nicht, wonach ich mein Leben ausrichten soll, Ziele und Werte unklar	Klare Orientierung, weiß, wonach ich mein Leben ausrichten will, verfolge klare Ziele und Werte
Einsam, vereinzelt, abgetrennt, isoliert, allein im Universum weiß nicht, wo mein Platz im Leben ist	Zugehörig, Teil eines größeren Ganzen, gut aufgehoben, weiß, wo mein Platz im Leben ist
Bedeutungslos, mein Leben macht keinen Unterschied, ich werde keine Spuren hinterlassen	Bedeutsam, ich mache einen Unterschied in der Welt, mein Leben hinterlässt Spuren
Leben erscheint chaotisch, unvorhersehbar, meine Handlungen passen nicht zu meinen Zielen und Werten	Ereignisse erscheinen nachvollziehbar, erkennbare Regeln, erkennbare Zusammenhänge und rote Fäden; Handlungen passen zu meinen Zielen
Fühle mich verstellt, unecht; kann meine Identität nicht zeigen oder ausleben	Fühle mich echt, kann mich zeigen, wie ich wirklich bin, meine Persönlichkeit ausleben

Abbildung Übersicht zur Bedürfnisaufstellung

Fallkonzept: Zusammenfassung

Um sich einen umfassenden Überblick über die Problemlage zu verschaffen, können Sie hier die Informationen aus den diagnostischen Quellen zusammenführen:

- Angaben aus dem Explorationsleitfaden
- Informationen aus der Checkliste zu Lebenssinn und Existenziellen Bedürfnissen (CLEX)
- Informationen aus der Aufstellübung zu existenziellen Bedürfnissen
- Einschätzung zu dysfunktionalen Alarmreaktionen

Sinnerfüllung (1–10): ....

Leiden (1–10): ....

(a) Position zum Sinn des Lebens

☐ Der auffindbare kosmische Sinn
☐ Der unergründliche kosmische Sinn
☐ Der selbstgemachte Sinn
☐ Sinnlosigkeit
  ☐ destruktiver Nihilismus
  ☐ konstruktiver Nihilismus
  ☐ Sinnlosigkeit: Indifferenz
☐ Sinnagnostizimus

Notizen:

....

....

(b) Gegebenenfalls Auslöser / Grenzsituation

☐ Verluste, Tod / Krankheit eines nahestehenden Menschen
☐ eigene Krankheit
☐ psychische Erkrankungen (insb. Depression)
☐ Erkenntnisse über das Leben / eine intellektuelle Einsicht
☐ Umbrüche in der Lebensführung (z. B. Trennung, Umzug)
☐ Übergänge in neue Lebensphasen (z. B. Schulwechsel, Abschlüsse, Elternschaft, Ruhestand)
☐ wichtige Entscheidungen
☐ globale Krisen: Krieg, Naturkatastrophe, Umweltzerstörung / Klimawandel / Pandemie

☐ andere: ....

Notizen:

....

....

Fallkonzept: Zusammenfassung

(c) Dysfunktionale Alarmreaktion

☐ Kampf / Überkompensation, z. B. einseitig und übermäßig eine Sinnquelle verfolgen
☐ Vermeidung, z. B. Ablenkung, Suchtmittel, Leerlauf und Alleinsein vermeiden
☐ Erduldung, z. B. Verzweiflung, Hoffnungslosigkeit, Passivität

Notizen:

....

....

....

(d) Sinnproblem

☐ Der verlorene Sinn
☐ Chronische Sinnleere
☐ Der fremde / falsche Sinn
☐ Der übermächtige / einseitige Sinn
☐ Der nicht ausgeübte Sinn
☐ Vermeiden der Sinnfrage

Notizen:

....

....

....

(e) Deutlicher Mangel in der Erfüllung existenzieller Bedürfnisse

☐ Orientierung
☐ Zugehörigkeit
☐ Bedeutsamkeit
☐ Nachvollziehbarkeit
☐ Echtheit

Notizen:

....

....

....

Therapieplanung und Therapieziele

Ausgehend vom Fallkonzept können Sie – unter Berücksichtigung der vereinbarten Therapieziele – erste Überlegungen zur Therapieplanung anstellen. Zu jedem Sinnproblem bieten sich bestimmte therapeutische Zielrichtungen an. Bei allen Sinnproblemen ist flankierend eine Verbesserung der Erfüllung existenzieller Bedürfnisse hilfreich.

Tabelle Sinnprobleme und therapeutische Strategien

Sinnproblem	Kurzbeschreibung	Mögliche therapeutische Richtung	
Der verlorene Sinn	In der Vergangenheit gab es eine Sinnquelle (oder mehrere). Sie ist durch ein Ereignis oder eine Erkenntnis weggefallen, jetzt besteht eine Sinnkrise.	▶ Verstehen und validieren ▶ Kann der alte Sinn wiederhergestellt werden? ▶ Neuausrichtung ▶ Orientierung fördern, ▶ Neue Sinnquellen erschließen	Flankierend Erfüllung existenzieller Bedürfnisse erhöhen: Orientierung, Zugehörigkeit, Bedeutsamkeit, Nachvollziehbarkeit, Echtheit
Chronische Sinnleere	Es besteht »schon immer« ein Mangel an Sinnerfüllung, dieser Zustand wird leidvoll erlebt.	▶ Verstehen und validieren ▶ Ggf. überhöhte Ansprüche reduzieren / Existenzielle Bescheidenheit fördern ▶ Sinnquelle erschließen oder ▶ Sinnlosigkeit umarmen	
Der fremde / falsche Sinn	Die Person verfolgt eine Sinnquelle, Ziele und Werte, die nicht ihre eigenen sind.	▶ Verstehen und validieren ▶ Ggf. vom falschen Sinn distanzieren ▶ Neuausrichtung, eigene Werte und Ziele klären	
Der übermächtige/ einseitige Sinn	Die Person investiert sehr viel Energie in die Verfolgung einer einzigen Sinnquelle; andere Ziele und Bedürfnisse werden vernachlässigt. Es drohen Erschöpfung und Ausbrennen.	▶ Verstehen und validieren ▶ Klären: eigener oder fremder Sinn? ▶ Überengagement reduzieren, in Balance mit anderen Zielen und Bedürfnissen bringen	
Der nicht ausgeübte Sinn	Die Person sieht Sinnquellen, engagiert sich aber nicht, um sie zu realisieren oder fühlt sich durch äußere Umstände daran gehindert.	▶ Verstehen und validieren ▶ Hürden erkennen und ggf. überwinden ▶ Akzeptanz oder Veränderung? ▶ Sinn in die Tat umsetzen	
Vermeiden der Sinnfrage	Die Person vermeidet die Auseinandersetzung mit Sinnfragen, um unangenehmen Gedanken und Gefühlen aus dem Weg zu gehen. Vermeidung verhindert produktive Beantwortung der Sinnfrage. Vermeidungsverhalten selbst ist evtl. schädlich (z. B. Substanzmissbrauch, exzessive Ablenkung, Alleinsein vermeiden, Leerlauf vermeiden).	▶ Verstehen und validieren ▶ Behutsame Konfrontation ▶ Ggf. Neuausrichtung oder Sinnlosigkeit umarmen ▶ Schädliche Strategien abbauen	

3 Enttäuschung und Bescheidenheit

Das Entdecken einer erfüllenden Antwort auf die Sinnfrage kann durch Ansprüche an diese Antwort erschwert werden, die nicht erfüllbar sind. Die Antwort soll allgemeingültig sein, letztbegründbar, über jeden Zweifel erhaben und ewig gelten. Dieser Wunsch ist verständlich – hätten wir eine solche Antwort, könnten wir sicher sein, dass wir das Richtige tun, uns im Leben richtig ausrichten. Leider erfüllt keine Antwort alle diese Anforderungen. Es kann deshalb Teil der Therapie sein, sich dieser Ansprüche bewusst zu werden und anzuerkennen, dass sie nicht erfüllt werden. Das Ziel ist, diese Enttäuschung zu akzeptieren und mit einer Haltung existenzieller Bescheidenheit die Ansprüche an eine Sinnantwort zu reduzieren: Es reicht mir, wenn die Antwort

- individuell gilt, statt allgemeingültig zu sein,
- »Zweck an sich« ist statt letztbegründbar zu sein,
- mit Unsicherheit behaftet ist statt über jeden Zweifel erhaben,
- vorübergehend statt in alle Ewigkeit gültig ist.

Die Materialien dieses Kapitels unterstützen Sie dabei, mit Ihren Patient:innen diese Ziele zu verfolgen.

Arbeits- und Informationsblätter

INFO 11 Überhöhte Anforderungen an Sinnantworten
Für Therapeut:innen wird erklärt, wie unerfüllbare Wünsche es Menschen erschweren, Sinnantworten zu finden – und wie man mithilfe kognitiver Methoden überhöhte Anforderungen bearbeiten kann.

INFO 12 Letztgültigkeit und der infinite Regress
Zwei klassische überhöhte Anforderungen an Sinnantworten werden für Therapeut:innen erläutert und der therapeutische Umgang mit diesen Argumentationsfiguren erklärt, um Patient:innen aus gedanklichen Endlosschleifen zu lösen.

INFO 13 Therapeutischer Umgang mit dem nihilistischen Anteil
Therapeut:innen wird in diesem Informationsblatt vermittelt, wie man Patient:innen mit nihilistischer Haltung begegnen kann und wie ein Stuhldialog mit dem nihilistischen Anteil ablaufen kann.

INFO 14 Zeitlicher und räumlicher Zoom
Sinnprobleme können damit zu tun haben, dass die Perspektive zeitlich und räumlich zu nah oder zu fern gewählt wird. Therapeutische Strategien, »um den Zoom richtig einzustellen«, werden dargestellt.

AB 7 Nahsinn und Fernsinn
Dieses Arbeitsblatt hilft, Patient:innen zeitliche Perspektiven auf die Sinnfrage anzubieten.

INFO 15 Existenzielle Bescheidenheit
Dieses Infoblatt für Therapeut:innen stellt hilfreiche Perspektiven im Sinne einer Haltung von existenzieller Bescheidenheit dar und erläutert Gesprächsstrategien, die diese Perspektiven fördern.

INFO 16 Sinnlosigkeit annehmen
Nicht für alle Menschen stellt die Neuausrichtung auf Sinnquellen den Ausgang aus Sinnproblemen dar. Sich mit der subjektiv wahrgenommenen Sinnlosigkeit zu arrangieren, stellt einen guten Plan B dar. Dieses Infoblatt für Therapeut:innen erläutert diese Perspektive.

Überhöhte Anforderungen an Sinnantworten

Es kann Menschen schwerfallen, tragfähige Antworten auf die Sinnfrage zu finden, weil sie Ansprüche an eine mögliche Antwort stellen, die nicht erfüllt werden. Keine Sinnquelle scheint dann »gut genug« zu sein. Die Anforderungen sind als Wünsche verständlich und nicht »falsch« – aber leider werden sie nicht erfüllt.

Die ideale, vollkommene Antwort auf die Sinnfrage wäre

- allgemeingültig, auf alle Menschen zutreffend,
- letztbegründbar – es gäbe eine klare und überzeugende Antwort darauf, warum und wozu diese Sinnquelle verfolgt werden sollte.
- Sie sollte über jeden Zweifel erhaben sein,
- sie sollte bis in alle Ewigkeit tragfähig sein.
  Es kann eine gewisse Frustrationstoleranz notwendig sein, um von diesen Wünschen abzurücken.

Wenn im Therapieprozess auffällt, dass solche Annahmen und Ansprüche die Sinnsuche erschweren, können diese Gedanken identifiziert und mithilfe kognitiver und metakognitiver Techniken bearbeitet werden.

Dazu stehen uns diese Strategien zur Verfügung:

- **Logische Disputation:** Stimmt das überhaupt? Ist es die Wahrheit? Muss man das so sehen, könnte man es auch anders sehen? Gibt es Beweise? Gibt es Gegenbeweise?
- **Hedonistische Disputation:** Hilft es Ihnen, das zu denken? Hilft es Ihnen dabei, sich so zu fühlen, wie Sie sich fühlen möchten? Hilft es Ihnen, sich so zu verhalten, wie Sie sich verhalten möchten? Hilft es Ihnen, Ihr Leben so zu leben, wie Sie es leben möchten?
- **Metakognitive Disputation**: Hilft es Ihnen, sich auf diese Art Gedanken zu machen?

Wichtig

Eine validierende, empathische Grundhaltung ist auch bei der Disputation entscheidend, damit Patient:innen sich mit ihren existenziellen Fragestellungen ernst- und angenommen fühlen. Wir dürfen zu keiner Zeit den falschen Eindruck erwecken, die Menschen wären an ihren Problemen »selbst schuld«, weil sie »falsch« darüber denken – oder das Problem wäre leicht lösbar, wenn die Person nur »richtig« darüber denken würde.

Existenzielle Frustrationen sind real und eine Anfechtung für alle Menschen – ungünstige Annahmen und Denkprozesse können den Umgang mit diesen Problemen allerdings noch erschweren. Durch die Disputation können wir nicht das Problem aufheben, aber vielleicht einen leichteren Umgang damit ermöglichen.

Beispiele:

- »Spaß reicht nicht als Antwort.« »Nur Dinge, die mich voranbringen, sind sinnvoll.«
  Diesen Gedanken finden wir vor allem bei Menschen, die unter einem »übermächtigen / einseitigen Sinn« leiden. Jede Aktivität muss einem bestimmten Ziel dienen, wie z. B. der eigenen Weiterentwicklung. Im Schatten eines übermächtigen Sinns wird Lebensfreude häufig nur als Werkzeug eines anderen Ziels gesehen: Urlaub dient dazu, die Arbeitsfähigkeit wiederherzustellen. Hobbys diesen als »Ausgleich«. Hier wird übersehen, dass Ziele wie »Wohlbefinden« eigene Ziele sein können, die für sich allein stehen – und dass man auch Dinge tun darf, weil sie Spaß machen.

Überhöhte Anforderungen an Sinnantworten

- »Ein tragfähiger Sinn muss in alle Ewigkeit gelten.«
  Astronomen sagen vorher, dass die Sonne in etwa fünf Milliarden Jahren die Erde verschlucken wird und mit ihr alles Leben und alle kulturellen Errungenschaften. Vergänglichkeit ist ein Bestandteil der Existenz. Vor diesem Hintergrund kann man jeden Sinn in Frage stellen: »Spätestens, wenn die Erde in die Sonne stürzt, ist das auch egal.«
  Wichtig ist, den Schmerz über die Vergänglichkeit der Menschheit gemeinsam anzuerkennen. Es ist eine schreckliche Vorstellung, dass eines Tages alle Bauwerke, alle Bücher, alle Symphonien verbrennen werden. Das muss uns jedoch nicht davon abhalten, Sinn in der Gegenwart zu finden. Im Sinne existenzieller Bescheidenheit können wir sagen: Er reicht, wenn der Sinn begrenzte Zeit trägt.
- »Alles muss einem übergeordneten Zweck dienen.«
  Diese Annahme verführt zu einem ständigen Infragestellen aller Inhalte und Ziele mit der Frage »Wozu soll das gut sein?«. Diese wiederholte Frage muss am Ende ins Leere führen, wenn wir davon ausgehen, dass es keinen »letzten Zweck« gibt – oder er für uns nicht erkennbar ist. Eine mögliche Lösung besteht darin, dass Menschen bestimmte Ziele, Werte und Sinnquellen als Selbstzweck betrachten dürfen – wenn Ihnen das wichtig ist (z. B. das Wohlergehen ihrer Familie) muss es nicht darüber hinaus »für etwas anderes gut sein«.
- »Wenn das Leben keinen Sinn hat, muss man sich umbringen.«
  Wenn Patient:innen suizidale Gedanken äußern, steht als erstes natürlich ein verantwortungsvoller Umgang mit Suizidalität an (vgl. Teismann & Friedrich, 2024), der u. a. in einer Risikoabschätzung, der Abklärung der Steuerungsfähigkeit und antisuizidalen Vereinbarungen besteht. Besteht keine akute Selbstgefährdung, kann dieser Zusammenhang hinterfragt werden.
  Tatsächlich gibt es kein logisches Argument für die Behauptung, dass man ein Leben ohne Sinn beenden müsste. Es handelt sich im Sinne der Denkfehler in der kognitiven Therapie um ein »willkürliches Schlussfolgern«.
  Ein wichtiges Argument gegen diesen Zusammenhang sind Philosoph:innen, die von der Sinnlosigkeit des Lebens überzeugt waren, sich aber nicht umgebracht haben, sondern Bücher darüber geschrieben haben. Prominente Beispiele stellen Arthur Schopenhauer und Emil Cioran dar; Letzterer formuliert: »Ich verbringe meine Zeit damit, den Selbstmord schriftlich zu empfehlen und mündlich von ihm abzuraten. Im ersteren Fall handelt es sich nämlich um eine philosophische Lösung, im letzteren um einen Menschen, eine Stimme, eine Klage« (2016, S. 116).
  Ernstnehmen müssen wir, dass Sinn als Rechtfertigung für Leiden verstanden werden kann – wofür soll es sich lohnen, diesen Schmerz / die Depression auszuhalten? Dann ist der Gedanke verkürzt und lautet eigentlich: Wenn es keinen Sinn hat, dieses Leid auszuhalten, dann will ich mich lieber umbringen, um mir das Leid zu ersparen. In diesen Fällen sollte die therapeutische Wirkrichtung darauf zielen, das Leid zu mildern, das Leben reichhaltiger zu machen (z. B. durch den Aufbau positiver Aktivitäten und das Erschließen von Sinnquellen) – und / oder dem Leiden einen Sinn zu geben.

Letztgültigkeit und der infinite Regress

Infiniter Regress

»Es muss doch einen Grund für all das geben. Doch was ist der Grund für diesen Grund?« Dieses Zitat aus dem Film »Das schwarze Loch« (1979) ist ein gutes Beispiel für die Figur des »Infiniten Regresses« – eine unendliche Reihe von Fragen, in der jede Antwort erneut in Frage gestellt wird. Existenzielle Fragen laden zu diesem Prozess ein, wenn wir nach der »letzten Antwort« suchen – hier will man sich nicht mit etwas Vorläufigem oder Halbgarem zufriedengeben.

Menschen können hier im eigenen Denken in eine Endlosschleife geraten, die es schwer macht, sich auf eine mögliche Sinnquelle einzulassen.

Warum? Und warum? Und warum? Wer Kinder hat, kennt den infiniten Regress vielleicht aus nicht enden wollenden Ketten von Warum-Fragen, die Eltern ab der vierten oder fünften Runde in Bedrängnis bringen können.

Beispiel

- Warum dreht sich der Mond eigentlich um die Erde? – Das liegt an der Anziehungskraft. Masse zieht Masse an. – Warum zieht Masse Masse an? – Oh, das ist schwer zu erklären. Ich glaube, das liegt an den Higgs Teilchen im Atomkern. – Warum gibt es Higgs Teilchen im Atomkern? – Oh, das hat mit der Entstehung von Materie zu tun. – Warum ist Materie entstanden?
- Wie ist die Welt entstanden? – Gott hat sie erschaffen. – Und wie ist Gott entstanden?
- Wie ist die Welt entstanden? – Vor langer Zeit gab es eine große Explosion, die nennt man den Urknall. Und mit dem Urknall ist das ganze Universum entstanden. – Und was war vor dem Urknall da? – Nichts. – Wo kam der Urknall dann her?

Der Zweck des Zwecks

Manche Menschen verstehen Sinn als Zweck: »Mein Leben / Wirken muss für etwas anderes gut sein!« So wie wir immer wieder »Warum?« fragen, können wir auf der Suche nach dem Sinn auch immer wieder »Wozu?« fragen.

Beispiel

Wozu soll ich heute arbeiten gehen? Um Geld zu verdienen. Wozu soll ich Geld verdienen? Damit ich die Miete zahlen kann. Wozu soll ich Miete zahlen? Damit meine Kinder in einer schönen Umgebung aufwachsen und nicht obdachlos werden. Wozu sollen meine Kinder in einer schönen Umgebung aufwachsen? Damit sie glückliche Menschen werden. Wozu sollen meine Kinder glückliche Menschen werden?

Solche Fageketten können zu zwei Ergebnissen führen:

(a) Menschen erkennen eine Sinnquelle, die für sie keiner weiteren Begründung bedarf (»Das ist mir nun mal wichtig«). Auf diese Art können wir Sinnquellen aus dem Verhalten von Menschen erschließen (s. **INFO 24** »Pfeil-Aufwärts-Technik: Sinnquellen aus Verhalten schließen«).

(b) Menschen verzweifeln angesichts der unendlichen Reihe aus Fragen, weil ihnen irgendwann die Antworten ausgehen – weil sie keine letztgültige Antwort finden, folgern sie, dass alles sinnlos sei.

Letztgültigkeit und der infinite Regress

Religiöse Antworten

Religionen und Glaubenssysteme mit einem Anspruch auf Wahrheit und Ewigkeit scheinen eine geeignete Quelle für letzte Antworten zu sein. Doch selbst religiöse Antworten lassen sich infrage stellen:

- »Das Ziel ist, Gottes Willen zu erfüllen.« – »Und wozu soll es gut sein, Gottes Willen zu erfüllen?«
- »Das Ziel ist ewige Glückseligkeit.« – »Und wozu soll ewige Glückseligkeit gut sein? Ist das alles? Am Ende sind einfach alle glücklich? Und dafür Jahrtausende Weltgeschichte?«

Therapeutische Implikationen

- **Erkennen.** Es ist gut, wenn wir den infiniten Regress in der Auseinandersetzung unserer Patient:innen identifizieren und markieren: »Mir fällt auf, dass Sie auf der Suche nach einer Antwort jede mögliche Antwort erneut in Frage stellen. Diese großen Fragen nach dem Sinn laden leider dazu ein.«
- **Disputieren.** Im Sinne einer metakognitiven Disputation können wir hinterfragen, ob es hilfreich ist, auf diese Art über Sinn und Sinnquellen nachzudenken. Wir können gemeinsam die Konsequenz herausarbeiten, dass jede Antwort durch den Anspruch auf Letztgültigkeit unvollkommen erscheinen wird: »Ich fürchte, diese Art nachzudenken, wird Sie nicht zu einer befriedigenden Antwort führen.«
- **Validieren.** Wir können einerseits den Wunsch nach letzten Antworten validieren: Natürlich wäre es schön, letzte Antworten zu kennen, das würde uns viel Sicherheit geben. Andererseits können wir versuchen, die Frustration gemeinsam auszuhalten: Leider begegnen uns keine Antworten, die sich nicht weiter infrage stellen lassen. Gäbe es solche Antworten, hätte sie wohl schon jemand entdeckt.
- **Konstruktive Wende.** Im besten Fall können Menschen sich von der Suche nach der letzten Antwort lösen und stattdessen nach Antworten mit begrenzter Gültigkeit Ausschau halten: »Nehmen wir an, wir finden nie eine letztgültige Antwort – was bedeutet das dafür, wie Ihr Leben weitergeht? Gibt es Sinnquellen, die sie auch ohne letzte Begründung stehen lassen können? Gibt es Inhalte, die ihnen wichtig sind, ohne dass sie einem weiteren Zweck dienen?«

Therapeutischer Umgang mit dem nihilistischen Anteil

»Nihil« ist das lateinische Wort für »nichts« und »Nihilismus« bezeichnet die Auffassung, dass es keine objektiv gültigen Werte oder höheren Zwecke gibt. Alle Vorstellungen von Sinn, höheren Werten oder Zielen gelten dabei als menschliche Konstruktionen – ohne absoluten Geltungsanspruch. Aus dieser Haltung kann man unterschiedliche Konsequenzen ziehen: destruktive und konstruktive. Eine destruktive Konsequenz besteht in der Schlussfolgerung, dass sich – wenn das Leben keinen höheren Sinn bietet – das Leben nicht lohnt. Es lohne sich dann nicht, sich für irgendetwas zu engagieren, vielleicht lohne es sich nicht, morgens aufzustehen und seine Alltagsgeschäfte zu erledigen. Vielleicht erscheint gar der Suizid als einzige logische Konsequenz. Die konsequente nihilistische Haltung besteht in der Annahme, dass es nicht nur meinem persönlichen Leben aktuell an Sinn fehlt, sondern dass die Welt als Ganzes keinen zu bieten hat.

Sinn überwiegt

Nur eine kleine Minderheit der Menschen ist dieser extremen Ansicht: Laut einer Umfrage aus dem Jahr 2012 unter 3.480 Befragten in Deutschland sind mit der Position »Das Leben hat meiner Meinung nach wenig Sinn« nur 0,6 % voll einverstanden, 1,8 % sind »schon einverstanden«, aber 75,2 % sind gar nicht einverstanden (GESIS, 2013).

Therapeutische Fallen

In der psychotherapeutischen Auseinandersetzung mit Sinnfragen kann uns eine solche nihilistische Grundhaltung bei Patient:innen begegnen: »Wozu soll ich mich jeden Morgen aus dem Bett quälen, es ist doch alles sinnlos.«

Dies kann Therapeut:innen zu eiligen Alarmreaktionen veranlassen: Möglicherweise beeilen wir uns zu sehr, unsere Patient:innen vom Gegenteil zu überzeugen (»Sehen Sie bitte ein, dass das Leben Sinn hat!«), machen vorschnell viele Vorschläge, die unser Gegenüber aber abschmettert (»Und wozu? Das ist doch auch sinnlos.«). Dies kann uns dann wiederum enttäuschen, ärgern oder hilflos machen.

Hilfreiche therapeutische Antworten

Standpunkt anerkennen. Zunächst können wir den Standpunkt der Person ernstnehmen und einordnen: »Mit dieser Ansicht sind Sie nicht allein. Es gibt kluge philosophische Denker:innen, die zu dem gleichen Schluss kommen wie Sie.«

Gefühle explorieren und validieren. Wir können das dahinter liegende Gefühl erfragen und validieren: »Wie geht es Ihnen mit der Idee, dass alles sinnlos ist? … Das kann ich gut verstehen.« Das kann besonders bei Patient:innen hilfreich sein, die schon viele Gespräche erlebt haben, in denen ihr Weltschmerz nicht ernstgenommen wurde oder mit »billigen Antworten« abgespeist wurde.

Konsequenzen explorieren. Nach dem Anerkennen der Position und des Gefühls können wir die Konsequenzen dieser Haltung explorieren: »Nehmen wir an, Sie haben Recht und es ist wirklich alles sinnlos. Was bedeutet das dafür, wie es mit Ihrem Leben weitergehen soll? Wenn wirklich alles sinnlos ist, was bedeutet das für Sie persönlich? Für Ihr Leben, für Ihr Gefühl, für Ihre Ziele?«

Schädliche Konsequenzen hinterfragen. Eine nihilistische Haltung kann (aber muss nicht) zu Passivität und Inaktivität führen: »Wenn alles langfristig sinnlos ist, mache ich besser gar nichts.« Es ist wichtig, gemeinsam herauszufinden, dass es sich hier um eine willkürliche Schlussfolgerung handelt, denn man »darf« auch Inhalte verfolgen, die nur vorübergehend hilfreich sind: »Ob ich mir heute etwas koche oder nicht, ändert doch langfristig auch nichts.« – »Vielleicht reicht es auch, wenn es kurzfristig hilft?«

Therapeutischer Umgang mit dem nihilistischen Anteil

Im Extremfall kann sich diese Passivität in lebensmüden Gedanken zeigen: »Wenn alles sinnlos ist, ist es besser, gar nicht zu leben.« Wann immer suizidale Gedanken geäußert werden, sind natürlich zuerst eine Risikoeinschätzung und lebenssichernde Maßnahmen angezeigt (vgl. Teismann & Friedrich, 2024). Besteht keine akute Suizidalität, können wir auch hier die schädlichen Konsequenzen hinterfragen: Es gibt keine logische Konsequenz, die sagt, dass man in einem sinnlosen Universum kein erfülltes Leben führen könnte oder sein Leben beenden müsste. Diese Folgerungen können wir mit den Mitteln kognitiver Therapie disputieren. Ein gutes Indiz gegen die Gültigkeit dieser Schlussfolgerung sind Philosoph:innen, die nihilistische Gedanken geäußert haben, die aber nicht aus diesen die Notwendigkeit eines Suizides gezogen haben.

Ursache / Funktion herausarbeiten. Es kann verschiedene Gründe für eine nihilistische Haltung geben. Gemeinsam mit den Patient:innen sollte herausgearbeitet werden, um welche Ursache es sich bei ihnen handelt:

- **Depressiver Nihilimus.** Die nihilistische Haltung kann Folge einer schweren depressiven Symptomatik sein. Sie ist in diesem Fall eher Symptom als philosophische Haltung.
- **Existenzielle Verzweiflung.** Die Patient:in verzweifelt tatsächlich an ihrer Überzeugung, dass die Welt keinen objektiven Sinn hat. Vielleicht hat sie diese Haltung sogar in eine depressive Stimmung versetzt.
- **Nihilismus als Vermeidungsstrategie.** Wenn ich alle Vorschläge und Möglichkeiten, etwas auszuprobieren, um mich besser zu fühlen, als sinn- und wertlos abtue, muss ich nichts Neues ausprobieren. So kann ich auch nicht scheitern, ich muss mich nicht anstrengen, ich muss mich vielleicht nicht mit weiteren unangenehmen Gefühlen auseinandersetzen.
- **Nihilismus als selbstwertdienliche Überlegenheitsposition.** In manchen Fällen mag die Person eine Selbsterhöhung aus ihrer nihilistischen Haltung schöpfen: Sie hat die süßen kleinen Lügen durchschaut, mit denen die Leute sich einreden, das Leben hätte einen Sinn. Sie hat die dunkle Wahrheit hinter den funkelnden Fassaden gesehen und möchte diese Überlegenheit auch im Therapiegespräch darstellen.

Überhöhte Ansprüche reduzieren. Auch die Ansprüche an Sinnantworten können wir disputieren: Stimmt es, dass alles Sinnvolle einen Zweck für etwas anderes darstellen muss? Dürfen wir Inhalte auch als Zweck an sich anerkennen? Gibt es Inhalte, die sich sinnvoll »anfühlen«, auch wenn wir keine letztbegründbare Antwort finden? Stimmt es, dass alles Sinnvolle bis in alle Ewigkeit halten muss? Könnten auch vorübergehende Antworten hilfreich sein?

Existenzielle Bescheidenheit. Den Wunsch nach endgültigen Antworten und letzter Begründbarkeit können wir immer validieren. Vermutlich wünschen sich alle Menschen eine letzte Antwort. Wir müssen jedoch gemeinsam anerkennen, dass diese letzte Antwort seit Jahrtausenden nicht auffindbar ist. Existenzielle Bescheidenheit kann sich gerade darin ausdrücken, auch Zielen und Sinnquellen zu folgen, für die man keine letzte Begründung geben kann (»Einfach, weil es mir wichtig ist«, »Einfach, weil es sich gut anfühlt«) oder die nicht in Ewigkeit gelten (»Selbst wenn die Erde irgendwann in die Sonne stürzt – dann ist es trotzdem für mich schöner, ein erfülltes Leben zu haben, statt mit der Sinnlosigkeit zu hadern und mich von ihr lähmen zu lassen«).

Hedonistisch disputieren. Wir können gemeinsam untersuchen, was sich für unsere Patient:innen gut anfühlt – was Ihnen hilft, Ihre (Therapie-)Ziele zu erreichen. Vermutlich hilft es nicht, jede Sinnantwort zu dekonstruieren, auch wenn man es gut begründen an.

Therapeutischer Umgang mit dem nihilistischen Anteil

Konstruktive Wende. Ein konstruktiver Umgang kann darin bestehen, sich mit der Sinnlosigkeit zu arrangieren – statt mit ihr zu hadern – und sich dennoch eigene Ziele zu setzen und sich das Leben angenehm und erfüllend einzurichten.

Wichtig

Wir wollen nicht disputieren, ob das Universum »objektiv« sinnlos ist oder nicht. Was wir jedoch vertreten können: Ein passives Verharren im Hadern mit der Sinnlosigkeit beeinträchtigt das Wohlbefinden – und dem wollen wir gemeinsam entgegenwirken. Wenn Wohlbefinden im weitesten Sinne ein Therapieziel darstellt, können wir eine konstruktive Wende empfehlen: Suchen wir nicht mehr den Sinn des Lebens, sondern Sinn im Leben!

Stuhldialog. Eine ungünstige therapeutische Situation ergibt sich, wenn wir in eine inhaltliche Diskussion mit unseren Patient:innen geraten, in der wir Gegner:innen werden, statt Verbündete zu sein: Wir werden in »Ja, aber …«-Schleifen geraten und können uns über die »uneinsichtige Person« ärgern und ihr unterstellen, dass Sie nicht einsichtsfähig wäre oder bestimmt Störungsgewinn hätte.

Gut verbünden können wir uns, wenn wir den nihilistischen Anteil der Person externalisieren und als eine Seite einer inneren Ambivalenz erkennen. So können wir auch Verständnis dafür äußern, dass unser Gegenüber selbst unter den Attacken der nihilistischen Seite leidet. Was sich im Gespräch zwischen uns zeigt, ist nur ein Abbild der Diskussion, die im Inneren der Person zwischen zwei Anteilen tobt. So müssen wir uns nicht mit den Patient:innen darüber »streiten«, ob das Leben sinnerfüllt sein kann oder nicht, sondern wir können gemeinsam mit ihnen feststellen, dass der nihilistische Anteil nicht hilft, weil er alle Lebensinhalte, Ziele und Sinnquellen zerschmettert. Wir können das Leid und die Not unserer Patient:innen validieren, die sie in der inneren Auseinandersetzung mit dem nihilistischen Anteil erleben.

Ein Stuhldialog ist gut dazu geeignet, die beiden Seiten voneinander zu trennen und einzeln zu Wort kommen zu lassen.

Stuhldialog: Einleitung

»Mir fällt auf, wie unser Gespräch verläuft: Ich mache Ihnen Vorschläge, und Sie können jeden dieser Vorschläge abschmettern. Ich nehme Ihnen das nicht übel. Ich merke allerdings, was bei mir dadurch passiert: Zuerst habe ich einen Enthusiasmus gespürt, doch etwas passendes für Sie zu finden – und je länger das Gespräch dauert, desto mehr fühle ich mich selbst hilf- und ratlos.

Ich könnte mir vorstellen, dass genau das, was hier zwischen uns passiert, auch innerlich in Ihnen passiert, wenn Sie über ihr Leben und über Ihre Pläne nachdenken.

Es scheint zwei Seiten in Ihnen zu geben: Eine, die Pläne machen will, die ihr Leben schöner einrichten will … und eine, die zu allem sagt: »Und wozu? Das könnte man doch auch lassen.«

Ich würde diese beiden Seiten gerne mal auf zwei verschiedene Stühle setzen, damit wir beide mal einzeln hören können.«

Therapeutischer Umgang mit dem nihilistischen Anteil

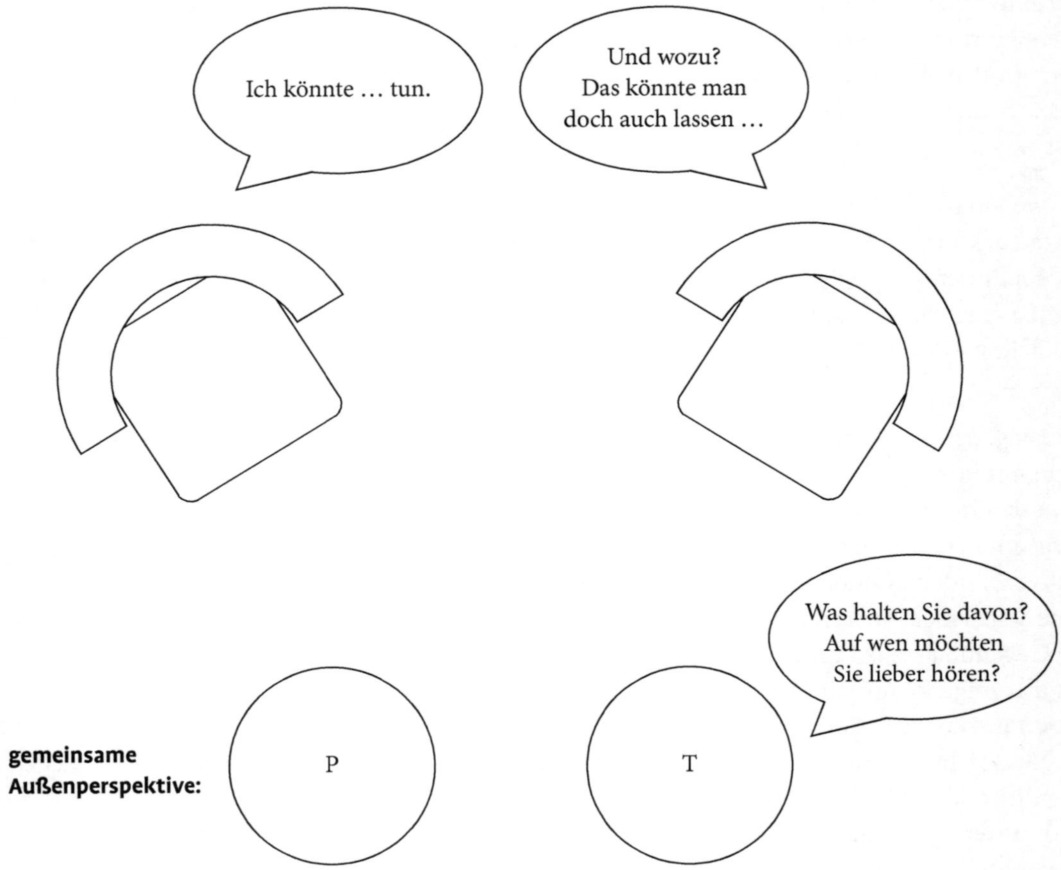

Abbildung Stuhldialog

Im Folgenden kann der:die Patient:in gebeten werden, erst auf dem einen, dann auf dem anderen Stuhl Platz zu nehmen. Aufhänger kann eine konkrete Entscheidung sein: »Sie hatten gesagt, Sie wollten vielleicht wieder zum Sport gehen … und haben sich dann dagegen entschieden, weil es Ihnen sinnlos vorkommt.« Ein weiterer Ansatzpunkt kann die allgemeine Haltung dem Leben gegenüber sein: »Was würde diese Seite über den Sinn des Lebens sagen? Was die andere?«

Um die beiden Positionen zu und ihre Konsequenzen zu vergleichen, kann der:die Patient:in gebeten werden, aufzustehen und die beiden Seiten von einer Außenperspektive zu betrachten:

Therapeutischer Umgang mit dem nihilistischen Anteil

»Bitte stehen Sie mal auf. Lassen Sie uns mal gemeinsam darauf schauen, was hier passiert … was halten Sie davon?«

Gezielte Fragen können sein:

- Was halten Sie von den Argumenten dieser Seite?
- Wozu würde es führen, wenn Sie dieser Seite folgen?
- Was würde diese Seite sagen, um Sie für sich zu gewinnen? Nehmen Sie noch einmal Platz und geben Sie ein »Wahlversprechen« ab …
- Stellen Sie sich vor, das wären zwei Berater in einem Team … auf welche Seite würden Sie gerne hören? Was würden Sie der anderen Seite sagen?
- Ich habe Ihren Wunsch so verstanden, dass es Ihnen besser gehen soll … welche Seite würde Ihnen bei diesem Ziel helfen?

Wir können auch funktionale Denkweisen anbieten:

- »Die konstruktive Seite sagt, wenn Sie zum Sport gehen, könnte es Ihnen besser gehen … und dann sagt die nihilistische Seite: ›Und wozu soll es Dir besser gehen? Wozu soll das gut sein?‹ – Ehrlich gesagt finde ich, das könnte uns als Antwort reichen. Sie machen Sport, damit es Ihnen besser geht. Und Ihr Wohlbefinden, Ihre psychische Gesundheit könnten wir als Selbstzweck stehen lassen – vielleicht muss das einfach nicht für etwas anderes gut sein, sondern darf für sich allein stehen?«
- »Die nihilistische Seite sagt, dass das nichts wert ist, weil die Erde irgendwann in die Sonne stürzt – aber wir könnten auch sagen, es reicht, dass es Ihnen erstmal besser geht, solange Sie leben?«

Zeitlicher und räumlicher Zoom

Für die Auseinandersetzung mit Sinnfragen spielt es eine wichtige Rolle, welcher zeitliche und räumliche Rahmen betrachtet wird. Stellen wir uns zunächst einen Zoom vor, mit dem Menschen die Zeitachse heran- oder herauszoomen können.

Zu kleine Zeitspanne

Oft erleben wir in der Psychotherapie, dass Menschen sich um sehr konkrete Anlässe in übertriebener Weise Sorgen machen. Dann ist der zeitliche Zoom zu nah eingestellt, Menschen haben nur ein aktuelles Ereignis im Blick und nichts darüber hinaus:

- ▶ Diese Trennung hat mein Leben zerstört. Ich werde nie wieder glücklich sein.
- ▶ Wenn ich diese Prüfung nicht bestehe, ist mein ganzes Leben sinnlos.

Hier kann es helfen, den Blick zeitlich zu weiten: »Nehmen wir an, Sie bestehen die Prüfung wirklich nicht. Wie wird Ihr Leben in fünf Jahren aussehen? Wie werden Sie in zehn Jahren darüber denken, dass Sie die Prüfung nicht bestanden haben?« So können wir Patient:innen dazu verhelfen, mehr Abstand zu aktuellen Auslösern einzunehmen.

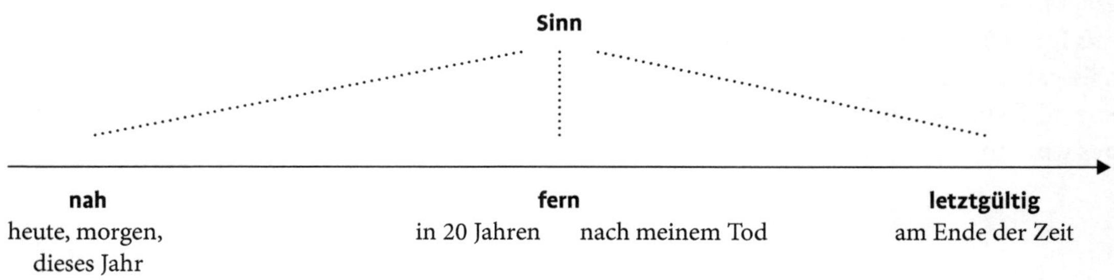

Abbildung 1 Sinn bezogen auf die Zeit

Zu große Zeitspanne

Bei existenziellen Themen stellt es sich häufig umgekehrt dar: Menschen haben so weit herausgezoomt, dass sie sich im Abstrakten verlieren und hilflos fühlen. Habe ich zeitlich die Ewigkeit im Blick, scheint alles an Bedeutung zu verlieren und es fällt schwer, konkrete Handlungsspielräume wahrzunehmen und zu nutzen.

- ▶ Im Angesicht der Ewigkeit scheint nichts mehr wichtig. Woran soll ich mich orientieren?
- ▶ Bedeutsamkeit finde ich vielleicht zu meinen Lebzeiten, aber wer soll sich noch in 4.000 Jahren an mich erinnern?

Die größte Zeitspanne, die wir uns vorstellen können, ist »bis in alle Ewigkeit«. Eine Sinnquelle zu finden, die bis ans Ende aller Tage trägt, kann sich als unerreichbarer Anspruch erweisen: »Alles, was vergänglich ist, ist sinnlos.« Patient:innen, die einseitig auf »Fernsinn« orientiert sind, können wir helfen, indem wir den zeitlichen Zoom kürzer einstellen:

- ▶ Was könnte heute, morgen, nächste Woche Sinn machen?
- ▶ Welcher Sinn könnte mich die nächsten zwei, fünf, acht Jahre tragen?
- ▶ Welcher Sinn könnte mich bis zum Ruhestand tragen?
- ▶ Was könnte in meinem Ruhestand Sinn machen?
- ▶ Was trägt mich bis zum Tod?
- ▶ Was könnte über meinen Tod hinaus Sinn machen?

Zeitlicher und räumlicher Zoom

Räumliche Betrachtungstiefe
Menschen verfügen nicht nur über einen zeitlichen, sondern auch über einen räumlichen Zoom. Existenzielle Bedürfnisse sind schwer zu erfüllen, wenn der räumliche Zoom zu weit eingestellt wird:

- Sinn kann ich vielleicht in meinem direkten Umfeld erleben – aber kann ich auch im gesamten Weltgeschehen Sinn erkennen? Im gesamten Universum?

Hier kann es hilfreich sein, den räumlichen Zoom zunächst zu reflektieren und anschließend passend nachzujustieren: In welchen Größenordnungen suchen Sie nach Sinn?

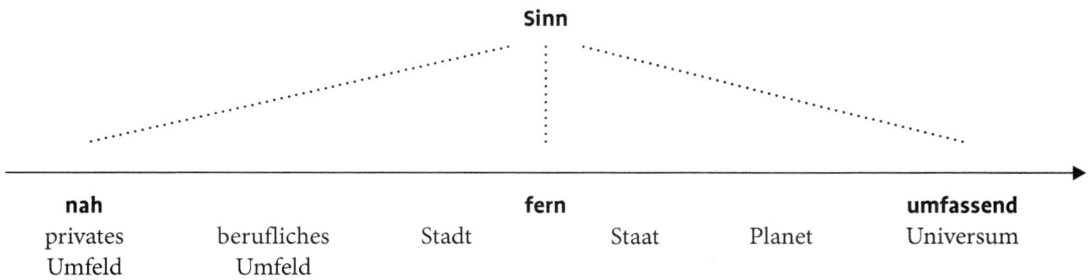

Abbildung 2 Sinn mit räumlicher Perspektive

Zeitlichen und räumlichen Zoom nachjustieren
In der therapeutischen Auseinandersetzung mit existenziellen Themen ist es wichtig zu verstehen, welche zeitliche und räumliche Perspektive unsere Patient:innen einnehmen, wie ihr Zoom eingestellt ist – um dann ggf. zu helfen, wieder auf konkrete Handlungsmöglichkeiten hereinzuzoomen.

Beispiel

- »Ich verstehe, dass Sie sich kaum vorstellen können, dass in tausend Jahren sich noch Menschen an Sie erinnern. Ich halte das ehrlich gesagt auch für unwahrscheinlich. Ich würde mit Ihnen gerne schauen, wie es heute aussieht, und in Ihrem direkten Umfeld: Für wen könnten Sie da wichtig sein? Gibt es hier und heute etwas, wofür Ihr Leben einen Unterschied macht?«
- »Ich kann verstehen, dass Sie sich ohnmächtig fühlen, wenn Sie die Probleme des Planeten vor Augen haben. Wie soll ein einzelner Mensch die Welt retten? Ich würde mit Ihnen gerne schauen, ob Sie sich in Ihrem konkreten Umfeld für Ihre Werte engagieren können, wäre das in Ordnung?«
- »Es ist schwer, Sinn zu finden, wenn man vor Augen hat, dass eines Tages die Erde in die Sonne stürzen wird. Ich würde gerne mal mit Ihnen die Perspektive wechseln: Was könnte denn vielleicht für den nächsten Monat helfen, mehr Sinn zu erleben?«
- »Mir fällt auf, dass Sie sehr hohe Erwartungen an die Beantwortung der Sinnfrage haben – fast so, als müsste diese Antwort bis ans Ende aller Zeiten gelten. Wären Sie vielleicht bereit, den Fokus erst einmal auf einen kleineren Zeitraum zu richten, etwa auf Ihr Leben in den kommenden Monaten oder Jahren? Oft kann so ein Schritt schon viel erleichtern.«

AB 7 • P

Nahsinn und Fernsinn

In der Beschäftigung mit Sinnfragen kann man auf unterschiedliche Zeitspannen blicken. Je größer der Zeitraum, desto schwerer wird es, Antworten zu finden. Stellen Sie sich vor, Sie hätten einen Zoom, mit dem Sie unterschiedlich lange Zeitspannen einstellen können. Je weiter Sie herauszoomen, desto schwerer wird es, eine tragfähige Antwort auf die Sinnfrage zu finden.

Die größte Zeitspanne, die wir uns vorstellen können, ist »bis in alle Ewigkeit«. Eine Sinnquelle zu finden, die bis ans Ende aller Tage trägt, kann sich als unerreichbarer Anspruch erweisen.

Leider laden »die großen Fragen« dazu ein, besonders große Zeitspannen zu betrachten. Es kann hilfreich sein, »heranzuzoomen« und bewusst kleinere Zeiträume in Betracht zu ziehen:

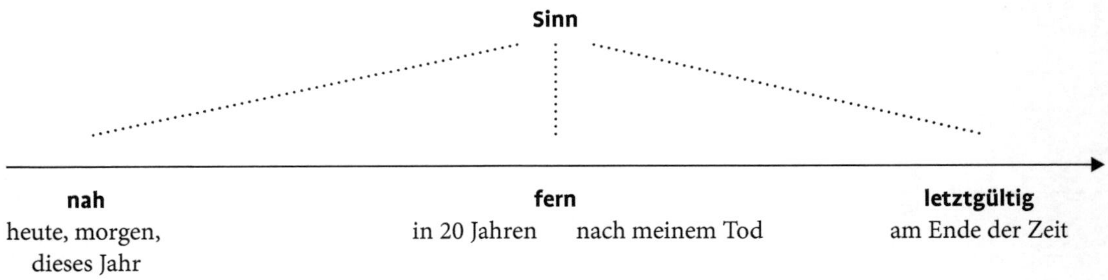

Abbildung 1 Sinn bezogen auf die Zeit

- ▶ Was könnte heute, morgen, nächste Woche Sinn machen?
- ▶ Welcher Sinn könnte mich die nächsten zwei, fünf, acht Jahre tragen?
- ▶ Welcher Sinn könnte mich bis zum Ruhestand tragen?
- ▶ Was könnte mich bis zum Tod tragen?
- ▶ Was könnte über meinen Tod hinaus Sinn machen?

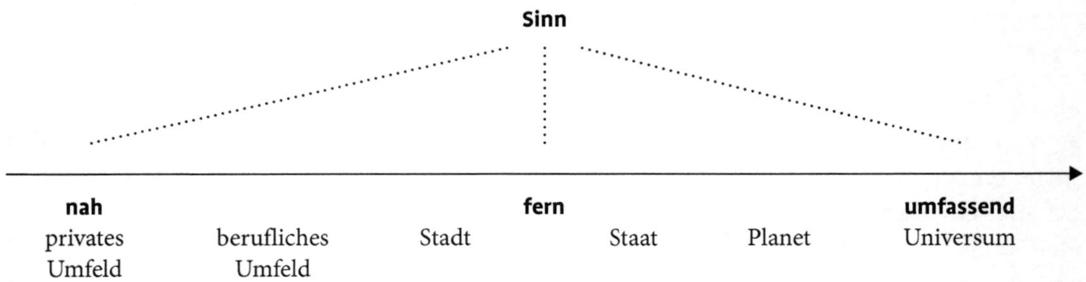

Abbildung 2 Sinn mit räumlicher Perspektive

Für Sinnfragen können wir nicht nur zeitlich, sondern auch räumlich zoomen: Vermutlich wird es schwieriger, Sinn zu entdecken, je weiter Sie herauszoomen – meist fällt es leichter, im direkten Umfeld Sinnzusammenhänge zu erkennen als im großen Ganzen des Universums.

Bitte überlegen Sie:

- ▶ Was könnte in meinem direkten Umfeld Sinn machen?
- ▶ Was macht in meinem beruflichen Umfeld Sinn?
- ▶ Was könnte Sinn machen in der Stadt, in der ich lebe?
- ▶ Welchen Sinn erkenne ich in der Gesellschaft meines Staates?
- ▶ Was erscheint mir sinnvoll, wenn ich den ganzen Planeten in den Blick nehme?
- ▶ Was erscheint mir sinnvoll, wenn ich das ganze Universum betrachte?

Existenzielle Bescheidenheit

Den Gegenpol zu überhöhten Ansprüchen an Antworten auf die Sinnfrage bildet existenzielle Bescheidenheit. Mit einer Haltung existenzieller Bescheidenheit akzeptieren wir, dass manche Wünsche nur unvollständig erfüllbar sind, dass die Beschaffenheit unserer Existenz nicht geeignet ist, all unsere existenziellen Wünsche in Gänze zu erfüllen. Es ist eine Haltung, die sich mit weniger zufrieden gibt, ohne sich die existenziellen Bedürfnisse zu verbieten.

Wunsch nach Letztbegründbarkeit

- Eine Antwort auf die Sinnfrage darf mit Zweifeln behaftet sein. Man darf auch Sinnquellen verfolgen, die nicht über jeden Zweifel erhaben sind.
- Eine Antwort auf die Sinnfrage darf vorläufig sein.
- Eine Sinnquelle muss nicht in alle Ewigkeit tragen. Man darf auch Sinnquellen verfolgen, die nur begrenzte Zeit tragen.
- Sinnquellen dürfen sich im Laufe des Lebens ändern.
- Wir können immer daran zweifeln, ob wir den besten Weg gewählt, die besten Entscheidungen getroffen haben. Es gibt keine endgültige Sicherheit.
- Man darf Inhalte und Handlungen auch als »Zweck an sich« betrachten. Man darf Dinge wichtig finden, die nicht für etwas anderes gut sind.

Bedürfnis nach Bedeutsamkeit und symbolischer Unsterblichkeit

- Nicht jeder muss den Gang der Welt verändern.
- An wenige Menschen wird mehr als zwei Generationen gedacht; an noch weniger Menschen wird Jahrhunderte oder Jahrtausende gedacht.
- Wir können nicht alle historisch wichtigePersönlichkeiten sein.

Bedürfnis nach Nachvollziehbarkeit

- Es ist gut, rote Fäden zu entdecken, aber es wird immer auch Chaos und Durcheinander in der Welt und in unserem Leben geben.

Bedürfnis nach Echtheit

- Wir dürfen uns auch anpassen, um Ziele zu erreichen. Anpassung und Individualität müssen immer wieder neu miteinander ausbalanciert werden.

Sinnlosigkeit annehmen

Nicht für alle Patient:innen besteht der Ausweg aus der Sinnleere darin, einen Sinn zu finden. Da wir einen objektiven, letztbegründbaren Sinn nicht finden können, besteht immer eine Alternative zum (Er-)Finden eines Sinns: Leben ohne Sinn.

Bedeutende Philosoph:innen haben gezeigt, dass es auch für Menschen, die keinen vorgegebenen Sinn im Leben entdecken konnten, möglich ist, erfüllte und produktive Lebenswege zu gehen. Als Beispiele lassen sich Simone de Beauvoir, Albert Camus, Jean Paul Sartre und Arthur Schopenhauer nennen, aus dem Bereich der Psychotherapie Sigmund Freud und Irvin Yalom.

Die empirische Sinnforschung zeigt, dass Menschen nicht zwangsläufig darunter leiden müssen, wenn sie keinen Sinn im Leben sehen – und auch nicht psychisch krank sein oder werden müssen. Die Ergebnisse zeigen allerdings auch, dass die Gruppe, die keinen Sinn sieht und gleichzeitig nicht darunter leidet, weniger glücklich ist als Menschen mit Sinn. Wenn also Wohlbefinden das Ziel ist und die Sinnsuche nicht zu einem Ergebnis kommt, könnte es ein annehmbarer »Plan B« sein, die Abwesenheit von Sinn im Leben zu akzeptieren, sie sogar mit offenen Armen anzunehmen.

Akzeptanz oder Veränderung

Grundsätzlich stehen uns immer die beiden Optionen Akzeptanz oder Veränderung zur Verfügung. Bezogen auf Sinnfragen bedeutet Veränderung: Ich finde eine Antwort, wo ich vorher keine hatte. Ich erkenne einen Sinn, wo ich vorher keinen gesehen habe. Akzeptanz könnte bedeuten: Ich nehme an, dass es keine Antwort gibt. Ich akzeptiere (subjektiv erlebte) Sinnlosigkeit.

Tatsächlich bedeutet Akzeptanz der Sinnlosigkeit trotzdem eine Veränderung: Die Person kann aufhören, mit der Sinnfrage zu hadern. Sie kann die Idee aufgeben, dass es einen Sinn geben müsste. Sie kann beginnen, Ziele zu verfolgen, die nicht auf einen höheren Sinn verweisen.

Für manche unserer Patient:innen kann es auch eine Erlösung darstellen, ohne Sinn leben zu »dürfen«. Ein Leben ohne Sinn zu normalisieren, kann somit auch eine wirkungsvolle Intervention darstellen.

Wir könnten die Sinnfrage kognitiv sogar auf den Kopf stellen und eher hinterfragen, warum es unbedingt einen Sinn geben sollte? Handelt es sich hier vielleicht um einen weiteren überhöhten Anspruch an das Leben, das Universum und den ganzen Rest?

Gesprächsstrategien

- »Nehmen wir an, Sie haben Recht: Das Leben ist sinnlos. Was wäre für Sie persönlich das Schlimme daran?«
  - → Auf diese Weise können wir vielleicht erkennen, welche Bedürfnisse durch die subjektiv erlebte Sinnlosigkeit enttäuscht sind – und sie auf anderem Weg erfüllen.
- »Lassen Sie uns das Ganze mal auf den Kopf stellen: Warum sollte es eigentlich einen Sinn geben? Wer hat je einen Sinn versprochen?«
  - → Wir stellen die Erwartung in Frage, dass es seinen Sinn geben müsste. Vielleicht ist die Suche nach dem Sinn doch nur ein Nebeneffekt unseres Denkens in Ursache und Wirkung.

Sinnlosigkeit annehmen

- »Viele Menschen genießen es in der Freizeit als Luxus, auch Dinge tun zu dürfen, die kein Ziel verfolgen und keinen Zweck erfüllen. Gibt es Aktivitäten, die Sie mögen, obwohl Sie keinem höheren Sinn oder Zweck dienen? Wenn das im Kleinen in Ordnung ist, könnte es auch im Großen in Ordnung sein?«
  - → Wir lösen die Bewertung, dass Sinnlosigkeit selbstevident etwas Schreckliches wäre – und lassen zu, dass Aktivitäten auch um ihrer Selbst willen ausgeübt werden können oder »weil es Spaß macht«.
  - → Diese Strategie lässt sich mit einem Stimmungsprotokoll kombinieren, um zu erkunden, ob auch »sinnlose« Aktivitäten Freude machen.
- »Könnte sogar etwas daran gut sein, wenn es keinen Sinn gäbe?« / »Nehmen wir mal an, dass plötzlich ein göttliches Wesen auftaucht und den Sinn des Lebens verkündet. Was, wenn dieser Sinn Ihnen gar nicht gefällt?«
  - → Es kann als Freiheit erlebt werden, dass Menschen ihre Ziele und Aktivitäten frei auswählen dürfen, statt einem höheren Sinn oder Zweck »unterworfen« zu sein.
- »Nehmen wir an, Sie beschließen, dass es keinen Sinn gibt. Was musste sich ändern, damit Sie weniger unter der Sinnlosigkeit leiden?«
  - → Mit der Akzeptanz der (subjektiv erlebten) Sinnlosigkeit kann wieder ein konstruktiver Weg beschritten werden, Ziele und Inhalte unabhängig von Sinnkonstruktionen zu wählen.

Damit der Umgang mit Sinnlosigkeit konstruktiv ausgeht, müssen wir mit unserem Gegenüber nach Handlungsoptionen suchen:

- »Nehmen wir an, es ist tatsächlich alles sinnlos – was bedeutet das dafür, wie Ihr Leben jetzt weitergeht?«
- »Nehmen wir an, es ist tatsächlich alles sinnlos – wonach wollen Sie Ihr Leben dann ausrichten?«

Viele Ziele können Geltung behalten, ohne sie an einen höheren Zweck anzubinden. Lässt man zu, dass Ziele keinen höheren Zweck brauchen, wirken sie vielleicht sogar weniger trivial: »Ich mache das, damit es mir gut geht. Das reicht. Für mehr muss es nicht gut sein.«

Persönliches Modell

Falls Sie selbst als Therapeut:in von der Sinnlosigkeit des Lebens überzeugt sind, können Sie hier gut als »bewältigendes Modell« für Ihre Patient:innen fungieren: Denn obwohl Sie keinen Sinn im Leben sehen, haben Sie sich nicht umgebracht und verfolgen eigene Ziele in Ihrem Leben, beruflich und privat, auch ohne einen höheren Sinn hinter diesen Zielen zu vermuten.

Wenn wir Fortbildungskurse über Sinnfragen in der Psychotherapie geben und die Teilnehmer:innen nach dem Sinn des Lebens fragen, gibt es für gewöhnlich immer auch ein paar negative Antworten: »Es gibt keinen Sinn«, »Alles ist sinnlos«. Sie sind nie in der Überzahl, aber sie sind (fast) immer vorhanden. Man darf also auch als Therapeut:in alles sinnlos finden und ist damit zugleich ein Modell dafür, trotzdem ein erfülltes Leben zu führen.

4 Orientierung finden

Das existenzielle Bedürfnis nach Orientierung ist die Facette des Sinnerlebens, die viele Menschen als erstes mit Sinnsuche verbinden. Menschen suchen nach Zielen, Inhalten und Werten, nach denen sie ihr Leben ausrichten können: »Wonach soll ich streben?«, »Wonach will ich mein Leben ausrichten?«

Ziele und Werte

Ziele sind konkret und erreichbar, Werte sind abstrakt. Vergleicht man Ziele und Werte mit den Orientierungspunkten bei einer Schifffahrt, so sind Ziele die Orte, die ich mit dem Schiff erreichen kann – Werte hingegen die Fixsterne, nach denen ich den Kurs des Schiffes ausrichte. Anders als die Orte auf meinem Weg (Ziele) werde ich diese Sterne (Werte) nie erreichen, doch ich kann meinen Kurs nach ihnen ausrichten.

Sehr viele unterschiedliche Ziele, Werte oder Inhalte können zu Sinnquellen werden. Nahezu alles könnte ich zum Ziel und Zweck meines Lebens küren.

Orientierung und Sinnprobleme. Bei der Erstellung des Fallkonzepts haben Sie eingeschätzt, unter welchem Sinnproblem Ihr Gegenüber leidet. Viele Sinnprobleme hängen mit dem Bedürfnis nach Orientierung zusammen:

Der verlorene Sinn: Früher existierte eine Sinnquelle; sie ist verlorengegangen. Jetzt fehlt es an Orientierung. Therapeutisch können wir hier versuchen, die alte Sinnquelle wiederzubeleben, oder es kann eine Neuausrichtung angezielt werden.

Chronische Sinnleere: Der Person fehlt es schon immer an Orientierung. Hier geht es darum, unterschiedliche Sinnquellen für sich zu prüfen (»Was passt zu mir?«) und erstmals Orientierung zu finden.

Der falsche / fremde Sinn: Die Person orientiert sich an einer Sinnquelle, die nicht zu ihren Werten und Zielen passt; sie ist vielleicht biografisch übernommen worden im Sinne eines Auftrags von den Eltern (»Du musst Ärztin werden«; »Leistung ist das wichtigste im Leben«) oder entspricht einem gesellschaftlichen Ideal oder Lebensmodell: »Vollzeitjob, zwei Kinder, Reihenendhaus, Auto«. Das therapeutische Ziel besteht dann darin, zunächst zu erkennen, dass dieser Sinn nicht »meiner« ist, um dann zu einer Neuausrichtung zu kommen.

Der übermächtige / einseitige Sinn: Die Person orientiert sich in übermäßiger Weise an einer Sinnquelle und vernachlässigt deshalb andere wichtige Bedürfnisse und Lebensbereiche. Hier gilt es, Balance herzustellen und weitere wichtige Sinnquellen mit in den Blick zu nehmen, Prioritäten neu zu ordnen.

Der nicht ausgeübte Sinn: Orientierung im Abstrakten ist vorhanden, doch Ziele und Werte werden nicht in Verhalten umgesetzt. Hier besteht das Ziel in kleinschrittigem Verhaltensaufbau: »Was ist der erste Schritt, um diese Sinnquelle zu realisieren?«

Die dunkle Seite von Orientierung

Unser Bedürfnis nach Orientierung ist zunächst wertfrei – auch solche Ziele und Werte, die mit einer allgemeinen Ethik nicht zu verbinden sind, können Orientierung schaffen. So können bspw. ein klares Feindbild und das Einschwören auf den Kampf gegen diese Feinde Orientierung geben. Befunde zeigen, dass religiöse Fundamentalist:innen eine hohe Sinnerfüllung erleben (Womick et al., 2022). Auch Diktator:innen, die sich mit militärischer Macht ein Großreich aufbauen wollen, orientieren sich an Zielen und Werten. Das Verhalten ist ethisch unbedingt abzulehnen, aber die klare Ausrichtung auf ein Ziel führt zu einer hohen Erfüllung des Bedürfnisses nach Orientierung. Das Bedürfnis nach Orientierung kann missbraucht werden, und nicht jede Sinnquelle hält einer ethischen Prüfung stand.

Grundsätzlich lassen sich zwei große Kategorien von Sinnquellen unterscheiden: Hedonismus und Eudämonie.

Hedonismus. Das Streben nach Freude, Genuss und angenehmen Gefühlen stellt den Kern dieser Kategorie dar – dabei kann der Hedonismus kurzfristig (»den Augenblick genießen«) oder langfristig (»ein angenehmes Leben einrichten«) gedacht werden. Hēdonē ist das griechische Wort für Vergnügen.

Eudämonie. Eudämonie bezeichnet die Orientierung an »höheren Zielen« außerhalb der eigenen Person: Wenn Menschen sich an höheren Werten orientieren und dafür bereit sind, auch eigene Bedürfnisse zurückzustellen und unangenehme Gefühle in Kauf zu nehmen (weil es sich für den höheren Zweck lohnt), dann sind sie eudämonisch orientiert. Der Begriff Eudämonie stammt aus der griechischen Antike und hat eine wechselhafte Bedeutungsgeschichte hinter sich. Er leitet sich ursprünglich von den »eudaimones« ab – den guten Göttern oder Geistern.

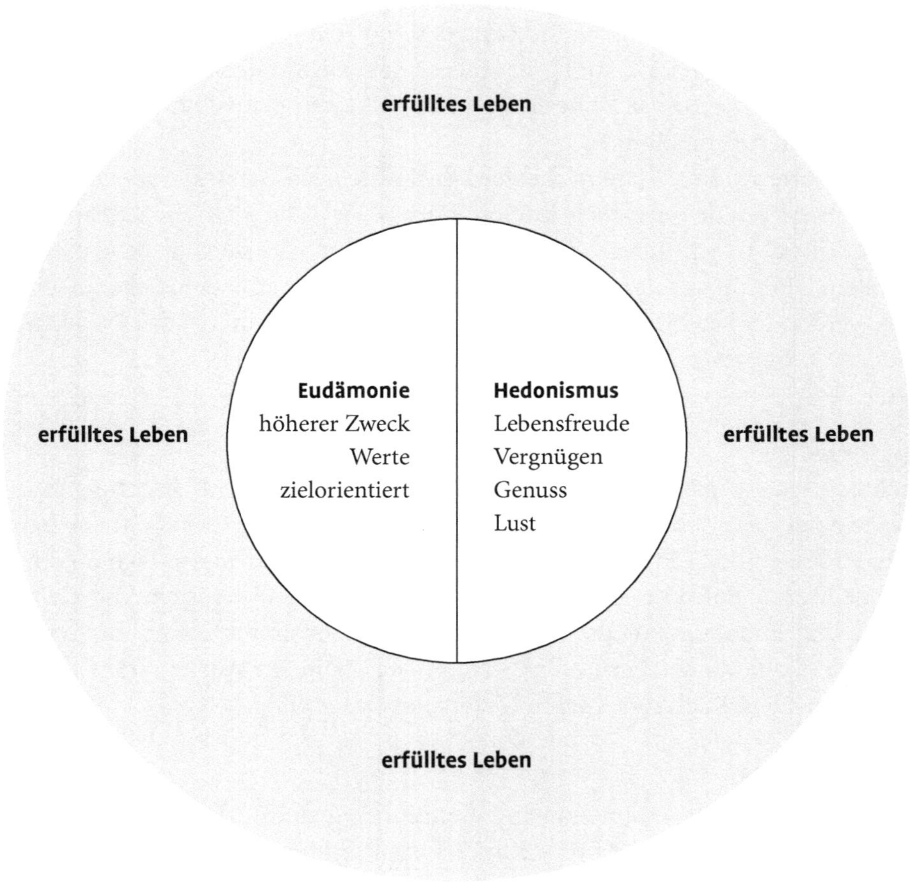

Abbildung 4.1 Erfülltes Leben

Glücklich oder sinnvoll?

Beide Wege – der hedonistische und der eudämonische – kommen mit Vorteilen und Risiken. Wir könnten hier auch von einem Glücks- oder Sinnfokus sprechen. Quer durch die Philosophiegeschichte gab es deshalb immer wieder unterschiedliche Positionen dazu, welcher der beiden Wege eher zu einem gelungenen Leben führen möge: Hedonismus könne zu einem selbstbezogenen Egoismus verführen und zur »hedonistischen Tretmühle«, in der Menschen sich durch die beständige Suche nach dem nächsten Kick letztlich doch unglücklich machen.

Andererseits riskiert man durch einen reinen Sinn-Fokus, durch eine einseitige, übertriebene Ausrichtung an höheren Werten, ein Vorbeileben an wichtigen Bedürfnissen und letztlich ein Ausbrennen für den höheren Zweck. Als Extrembeispiel mag man sich Freiheitskämpfer vorstellen, die für eine Verbesserung der politischen Verhältnisse alles andere in ihrem Leben opfern (Baumeister et al., 2013).

Unklare Befundlage

Viktor Frankl (und mit ihm viele andere existenzielle Autoren) bezieht hier eindeutig Stellung: Menschen sollen ihr Leben eudämonisch orientiert leben – eine rein hedonistische Lebensweise sei problematisch. Das Glück stelle sich schon von selbst ein, als Nebeneffekt, wenn man ein sinnorientiertes Leben führt: »Glück soll und darf und kann nie Ziel sein, sondern nur Ergebnis« (1946/2022, S. 35).

Passende empirische Ergebnisse liefern McMahan und Estes (2011), indem sie stärkere Zusammenhänge von Eudämonie mit psychischem Wohlbefinden nachweisen können als mit Hedonismus. Auch Mauss et al. (2011, 2012) weisen auf den paradoxen Effekt hin, dass die Suche nach Glück unglücklich machen könne.

Andererseits zeigen experimentelle Studien, dass positive Stimmungsinduktionen die Sinnerfüllung steigern (King & Hicks, 2021). In einer Tagebuch-Studie von King et al. (2006) zeigte sich, dass der beste Prädiktor für Sinnerleben in der Woche positive Stimmungen waren, sogar stärker als zielorientierte Handlungen.

Freud identifizierte schon 1930 sehr nüchtern die Suche nach Glück als Quelle des Lebenssinns: »Wir wenden uns darum der anspruchsloseren Frage zu, was die Menschen selbst durch ihr Verhalten als Zweck und Absicht ihres Lebens erkennen lassen, was sie vom Leben fordern, in ihm erreichen wollen. Die Antwort darauf ist kaum zu verfehlen; sie streben nach dem Glück, sie wollen glücklich werden und so bleiben. […] Es ist, wie man merkt, einfach das Programm des Lustprinzips, das den Lebenszweck setzt« (S. 42).

Full-Life-Hypothese

Befunde psychologischer Forschung stützen die Befürchtungen in beide Richtungen, aber auch die positiven Effekte beider Ausrichtungen: Das Verfolgen hedonistischer Ziele hilft ebenso wie das Streben nach höheren Zielen beim Erleben von Sinnerfüllung. Gefährlich ist jedoch die Einseitigkeit! So kommen Forschende zur Full-Life-Hypothese: Ein erfülltes Leben verspricht vor allem eine Balance aus Hedonismus und Eudämonie – also die Suche nach Lebensfreude kombiniert mit dem Streben nach höheren Zielen; oder andersherum das Streben nach höheren Werten, ohne dabei die schönen Seiten des Lebens aus dem Blick zu verlieren (Peterson et al., 2005).

Therapeutische Implikation

Im Sinne der Full-Life-Hypothese können wir Patient:innen grundsätzlich dazu raten, eine Ausgewogenheit von Eudämonie und Hedonismus – von Zielorientierung und Lebensfreude – anzustreben.

Diagnostisch sollten wir einen Blick darauf haben, ob wir Einseitigkeit im Leben der Patient:innen erkennen. Die therapeutische Richtung ist dann eine Bewegung in Richtung Ausgewogenheit.

Beispiel

Frau R. beschreibt, sie habe noch nie ein fiktionales Buch gelesen oder einen Film mit fiktiven Inhalten angesehen: »Ich weiß nicht, was das bringen soll, das ist ja nicht real. Davon kann ich nichts lernen. Ich beschäftige mich mit den Nachrichten und Dokumentationen, das hilft mir, vorwärtszukommen. Aber warum sollte ich mich mit etwas beschäftigen, was nur in der Fantasie eines Filmemachers oder eines Schriftstellers passiert? Da sehe ich keinen Sinn drin.«

Frau Z. beschreibt, wie sie sich zunehmend erschöpft fühle. Sie sei in den letzten Monaten maßgeblich daran beteiligt gewesen, Demonstrationen und Informationsveranstaltungen im Kampf gegen die Klimakrise zu organisieren. Sie habe die Aufgabe eines Pressesprechers in einer NGO übernommen. Sie habe viel zu viel zu tun gehabt, um Freunde zu treffen oder ins Kino zu gehen.
Herr E. hat über viele Jahre seine pflegebedürftige Mutter versorgt. Jetzt ist sie verstorben: »Seit dem Tod meiner Mutter komme ich mir irgendwie nutzlos vor … ich will die nächsten Jahre noch etwas Sinnvolles mit meinem Leben anfangen.«

Der Therapeut erklärt, dass generative Handlungen für die meisten Menschen am besten dazu geeignet sind, Sinnerfüllung zu erleben. Der Patient nimmt sich vor, bis zur nächsten Sitzung bei der Freiwilligenzentrale nachzuschauen, in welchen gemeinnützigen Projekte helfende Menschen gesucht werden.

In der nächsten Sitzung berichtet er: »Als ich mir das alles angesehen habe … Bahnhofsmission, Suppenküche … da habe ich plötzlich gedacht: Eigentlich will ich auch endlich mal Spaß haben. Ich habe jetzt so viele Jahre damit verbracht, meine Mutter zu pflegen, jetzt will ich auch mal wieder das Leben genießen und nicht schon wieder für andere da sein. Bei der letzten Sitzung hatte ich einfach meinen Vater im Ohr … der hat immer gesagt: ‚Das Leben ist nicht zum Partymachen da‹. Aber warum eigentlich nicht? Ich will jetzt eigentlich lieber mal Party machen für eine Weile.«

Die Auswahl möglicher Sinnquellen sind so vielfältig wie das Angebot an Speisen auf einem reichhaltigen Buffet. Eine tragfähige Sinnquelle muss zu persönlichen Werthaltungen passen, damit sie tatsächlich »Sinn macht«. Keine dieser Sinnquellen ist letztbegründbar – alles »könnte man auch lassen«.

Es ist deshalb wichtig herauszufinden, welche Sinnquelle zu wem passt.

Sinnquellen

In der Literatur gibt es verschiedene Übersichten über mögliche Sinnquellen, »Lebensbedeutungen« und Werte. Einen Versuch, Ordnung in das Universum von Sinnoptionen zu bringen, unternehmen Seligman und Kolleg:innen (Peterson et al., 2007), indem sie in wichtigen Texten aus verschiedenen Kulturen nach Tugenden suchen, die kulturübergreifend einigermaßen universell anstrebenswert erscheinen. Schnell und Becker (2007) wählen einen qualitativen Zugang über Interviews, aus denen sie dann Kategorien bilden.

Auf der Basis verschiedener Forschungsarbeiten und eigener konzeptioneller Überlegungen haben wir eine Übersicht an Sinnquellen zusammengestellt, die zum Ziel hat, pragmatisch in der therapeutischen Arbeit einsetzbar zu sein. Hier ist vor allem wichtig, dass die Einteilungen für Patient:innen plausibel nachvollziehbar sind und einerseits ausreichend Komplexität bereitstellen, andererseits nicht überfordern. Diese Auswahl gilt uns als Näherungsversuch, der sich bei Bedarf im Einzelfall erweitern lässt.

Mit unserem Quellen-des-Sinns-Test (QueST) bieten wir Patient:innen 34 mögliche Sinnquellen an.

Übersicht Sinnquellen

Tabelle 4.1 Die 34 Sinnquellen des QuEST

Bewusster Genuss	Flow	Zeit mit anderen	Talente ausleben	Ruhm und Status	Gesellschaftlich-politisches Engagement
Lebensfreude	Kreative Betätigung	Fürsorge	Werk	Selbstbestimmung	Natur / Umweltschutz
Spiel	Achtsamkeit	Intimität	Leistung	Macht	Haltung
Entspannung/ Muße	Naturverbundenheit	Psychische Gesundheit	Zielstrebigkeit	Generativität	Glaube, Religion, Spiritualität
Humor	Selbsterfahrung	Körperliche Gesundheit	Erfolg und Karriere	Tradition	
Ästhetik	Lebenserfahrung	Wissen	Besitz	Soziales Engagement	

Therapeutische Empfehlungen

Ausgewogenheit. Ausgehend von der Full-Life-Hypothese können wir empfehlen, das Leben nicht nur auf eine Quelle auszurichten, sondern auf mehrere aus den beiden Bereichen Hedonismus und Eudämonie. Die therapeutische Richtung sollte immer in Richtung Ausgewogenheit zielen; allerdings können Patient:innen sich auch bewusst gegen dieses dialektische Ideal entscheiden.

Beispiel

Der Schriftsteller Franz Kafka beschreibt in seinen Tagebüchern (1912), wie er sich bewusst für Einseitigkeit in seinem Leben entscheidet, um alle Energie einer Sinnquelle zuzuführen:

»In mir kann ganz gut eine Konzentration auf das Schreiben hin erkannt werden. Als es in meinem Organismus klargeworden war, dass das Schreiben die ergiebigste Richtung meines Wesens sei, drängte sich alles hin und ließ alle Fähigkeiten leer stehen, die sich auf die Freuden des Geschlechtes, des Essens, des Trinkens, des philosophischen Nachdenkens, der Musik zuallererst, richteten. Ich magerte nach allen diesen Richtungen ab. Das war notwendig, weil meine Kräfte in ihrer Gesamtheit so gering waren, dass sie nur gesammelt dem Zweck des Schreibens halbwegs dienen konnten.«

Ähnlich ablehnend steht die Hauptfigur aus Hermann Hesses Roman »Steppenwolf« (1927/2002) der Idee von Ausgewogenheit gegenüber:

»Das ›Bürgerliche‹ nun, als ein stets vorhandener Zustand des Menschlichen, ist nichts andres als der Versuch eines Ausgleiches, als das Streben nach einer ausgeglichenen Mitte zwischen den zahllosen Extremen und Gegensatzpaaren menschlichen Verhaltens [...]. Der Mensch hat die Möglichkeit, sich ganz und gar dem Geistigen [...] hinzugeben [...]. Er hat umgekehrt auch die Möglichkeit, sich ganz und gar dem Triebleben, dem Verlangen seiner Sinne hinzugeben und sein ganzes Streben auf den Gewinn von augenblicklicher Lust zu richten. [Z]wischen beiden nun versucht in temperierter Mitte der Bürger zu leben [...]. Unbedingtheit ist ihm unerträglich, er will [...] zwar tugendhaft sein, es aber auch ein bißchen gut und bequem auf Erden haben. Kurz, er versucht es, in der Mitte zwischen den Extremen sich anzusiedeln, in einer gemäßigten und bekömmlichen Zone ohne heftige Stürme und Gewitter, und dies gelingt ihm auch, jedoch auf Kosten jener Lebens- und Gefühlsintensität, die ein aufs Unbedingte und Extreme gerichtetes Leben verleiht« (S. 61).

Generativität. Die passenden Sinnquellen für das eigene Leben zu finden, stellt für jeden Menschen ein eigenes Abenteuer dar. Deshalb sollten wir diesen therapeutischen Prozess für gewöhnlich nicht abkürzen. Es gibt jedoch manchmal Situationen, in denen Patient:innen sich einen konkreten Vorschlag wünschen, wie sie ihrem Leben mehr Sinnerfüllung verleihen könnten. Können wir in solchen Fällen eine empirisch begründete Empfehlung abgeben?

Sinnvolles Engagement

In einer Studie von Southwick et al. (2006) wurde amerikanischen Kriegsveteranen mit einer posttraumatischen Belastungsstörung aufgetragen, ehrenamtliche Projekte zu entwickeln und umzusetzen. Die Betätigung betrug zehn bis 20 Stunden pro Woche. Das überraschende Ergebnis: Die Veteranen berichteten von einem Zuwachs an Sinnerleben. Sie schilderten, dass sie sich zunehmend wirksam gefühlt hätten: Dies habe man an den Gesichtern der Leute, denen sie geholfen haben, ablesen können, besonders denen von Kindern.

Auch weitere Forschung belegt, dass Generativität für die meisten Menschen den sichersten Weg zu mehr Sinnerfüllung darstellt (Schnell, 2025).

Wenn wir also eine konkrete Empfehlung abgeben wollen, dann können wir Generativität als Sinnquelle vorschlagen. Generativität meint Handlungen, die einen bleibenden Wert für andere Menschen schaffen und sich in der Zukunft positiv auswirken. Aber auch Fürsorge für andere Menschen im Hier und Jetzt, für seine Nächsten oder auch für fremde Menschen im Sinne sozialen Engagements erweisen sich als kraftvolle Sinnstifter.

Arbeits- und Informationsblätter

AB 8 Sinnerfüllt oder glücklich? Oder beides?
Dieses Infoblatt für Patient:innen erläutert einfach und anschaulich den Unterschied zwischen hedonistischer und eudämonischer Ausrichtung und entwirft eine Ausgewogenheit der beiden Seiten als erfüllendes Ziel. Es bietet Patient:innen die Möglichkeit, eigene aktuelle und geplante Lebensinhalte den beiden großen Kategorien zuzuordnen.

INFO 17 Der Quellen-des-Sinns-Test (QuEST)
Diese Anleitung für Therapeut:innen erläutert Chancen, Anwendung und Auswertung des QuEST.

AB 9 Der Quellen-des-Sinns-Test (QuEST)
Mit diesem Fragebogen können Patient:innen einen Überblick darüber gewinnen, welche Sinnquellen sie aktuell verfolgen und welchen sie gerne mehr oder weniger Bedeutung in ihrem Leben geben möchten.

INFO 18 Risiken und Nebenwirkungen verschiedener Sinnquellen
Die Auswahl am Buffet möglicher Sinnquellen ist groß, doch viele Sinnquellen kommen mit Risiken und Nebenwirkungen, vor allem, wenn sie einseitig verfolgt werden. Darüber informiert dieses Infoblatt für Therapeut:innen.

INFO 19 Sinn in Aktion
Diese Übersicht liefert Patient:innen viele lebensnahe Beispiele dafür, wie sich verschiedene Sinnquellen im Alltag realisieren lassen.

INFO 20 Sinnkompass
Diese Anleitung für Therapeut:innen stellt eine Übung dar, mit der Patient:innen überprüfen können, welche Prioritäten sie angesichts unterschiedlicher Lebensbereiche setzen wollen – und inwieweit ihr Einsatz von Zeit und Energie zu diesen Prioritäten passt.

INFO 21 Im Spiegelkabinett des Sinns
In der Auseinandersetzung mit Fragen der Orientierung können unterschiedliche Selbstbilder berücksichtigt werden: Das Bin-Ich, das Soll-Ich, das Befürchtete Ich und das Wunsch-Ich. Mit dieser ausführlichen Anleitung für Therapeut:innen werden Hintergründe und Durchführung einer Imaginationsübung erklärt, die dazu dient, diese vier Selbstbilder kennenzulernen und daraus Schlüsse für Orientierungsfragen zu ziehen. Als Metapher dient der Besuch in einem Spiegelkabinett. Das alternative Vorstellungsbild »Am Bahnsteig des Sinns« wird dargestellt, und die Nachbesprechung und Auswertung der Imaginationsübung werden erläutert.

AB 10 Auswertung »Im Spiegelkabinett« / »Am Bahnsteig des Sinns«
Dieses Arbeitsblatt kann Patient:innen und Therapeut:innen dazu dienen, die Eindrücke aus der Imaginationsübung in **INFO 24** »Im Spiegelkabinett des Sinns« festzuhalten.

AB 11 Exploration fremder Sinnvorgaben
Mit diesem Arbeitsblatt können Patient:innen fremde Sinnvorgaben aus verschiedenen Quellen identifizieren, auf Widersprüche untersuchen und neu bewerten.

INFO 22 Exploration Sinnressourcen
Therapeut:innen werden verschiedene Möglichkeiten vorgestellt, Sinnressourcen ihrer Patient:innen zu explorieren.

INFO 23 Sinn ausprobieren
Dieses Infoblatt für Therapeut:innen erklärt, wie man Patient:innen dabei unterstützen kann, verschiedene Sinnquellen auszuprobieren. Es lässt sich gut kombinieren mit **INFO 19** »Sinn in Aktion«.

INFO 24 Die Pfeil-aufwärts-Technik: Sinnquellen aus Verhalten schließen
Mit einer besonderen Fragetechnik lässt sich aus Handlungen von Patient:innen auf Sinnquellen schließen. Diese Möglichkeit wird hier für Therapeut:innen erläutert.

INFO 25 Die goldene Mitte
Manche Sinnquellen können schädlich werden, wenn sie einseitig und in übertriebener Weise verfolgt werden. Die Übung »Die goldene Mitte« kann dabei helfen, Balance herzustellen, sie kann auf dem Papier oder als Aufstellübung im Raum durchgeführt werden. Dieses Informationsblatt für Therapeut:innen gibt eine Anleitung zur Durchführung und dient der Vorbereitung für den Einsatz von **AB 12** »Die goldene Mitte«.

AB 12 Die goldene Mitte
Dieses Arbeitsblatt können Patient:innen nutzen, um Balance wiederherzustellen, wenn einzelne Sinnquellen in übertriebener Weise verfolgt werden.

INFO 26 Orientierung aus Reue schöpfen
Reue und Bedauern über vergangene Entscheidungen können Rückschlüsse auf Werte, Ziele und Sinnquellen liefern. Therapeut:innen finden hier eine Anleitung zum Umgang mit Reue – sowohl im Rückblick auf die Vergangenheit als auch im Hinblick auf zukünftige Entscheidungen.

AB 13 Übersicht: Orientierung
Zusammenfassend könnten Patient:innen sich hier einen Überblick über ihre wichtigen Sinnquellen, Ziele und Werte schaffen – und wie sie realisiert werden können.

Sinnerfüllt oder glücklich? Oder beides?

Bei der Suche nach Orientierung im Leben kann man zwei große Bereiche unterscheiden:
- ▶ Menschen können sich daran orientieren, was sie glücklich macht.
- ▶ Menschen können sich an höheren Zwecken orientieren.

Die Orientierung an Lebensfreude nennt man Hedonismus, die Ausrichtung auf höhere Zwecke Eudämonie.

Glück oder Sinn?

Manche Lebensinhalte erfüllen beides zugleich, aber gerade in den extremen Ausprägungen können sich Lebensfreude und Sinnorientierung auch widersprechen: Ein extremes Beispiel sind Freiheitskämpfer:innen, die ihr Leben einem höheren Zweck verschreiben und auf der Flucht vor dem Regime, gegen das sie kämpfen, unter erbärmlichen Lebensbedingungen im Wald Unterschlupf suchen.

Beide Ausrichtungen bringen Risiken mit sich: Verschreiben sich Menschen allein Spaß und Freude, so mag ihnen das Leben flach und oberflächlich vorkommen. Die Suche nach dem nächsten Glückskick kann selbst zu einer frustrierenden Aufgabe werden. Richten sich Menschen hingegen allein auf höhere Ziele aus, besteht die Gefahr, dass sie sich für den höheren Zweck verausgaben, ausbrennen und andere wichtige Bedürfnisse und Lebensbereiche vernachlässigen.

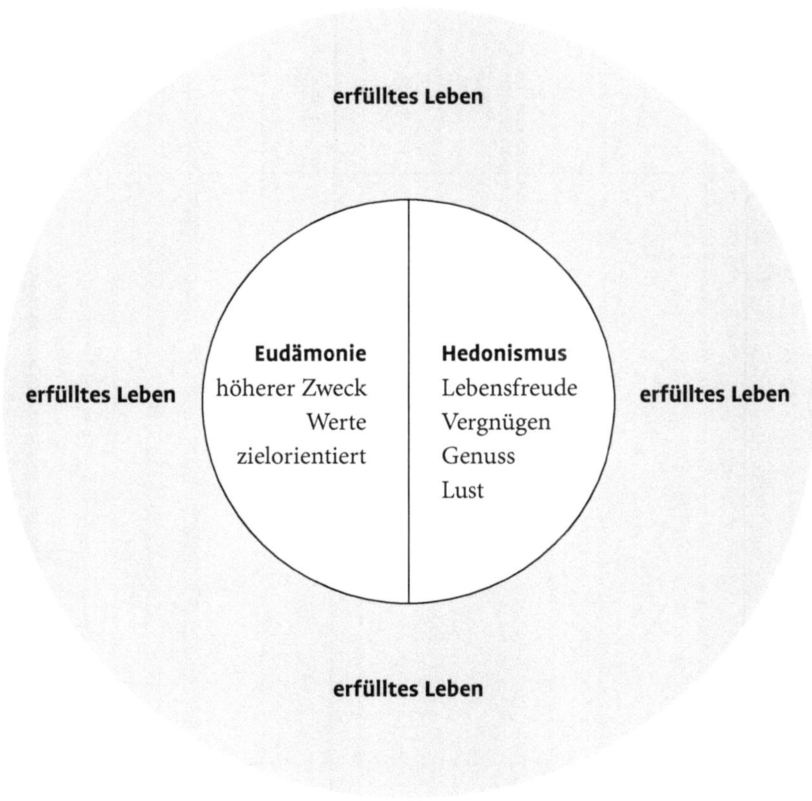

Abbildung Erfülltes Leben

Sinnerfüllt oder glücklich? Oder beides?

Einseitigkeit scheint sich in beiden Fällen schädlich auszuwirken – und deshalb ist der sicherste Weg zu einem erfüllten Leben, die richtige Mischung aus Lebensfreude und Zielorientierung zu finden.

Bitte denken Sie unter dieser Perspektive über Ihr eigenes Leben nach:

Wie würden Sie Lebensinhalte, Ziele, Werte und Sinnquellen, die Sie aktuell verfolgen, in diese beiden Kategorien sortieren?

Gibt es neue Lebensinhalte, Ziele, Werte und Sinnquellen, denen Sie gerne mehr Bedeutung zukommen lassen würden? In welche Kategorien fallen sie?

	eher auf höhere Ziele ausgerichtet	**eher auf Lebensfreude ausgerichtet**
Bereits vorhanden: Lebensinhalte, Ziele, Werte und Sinnquellen		
Geplant: Lebensinhalte, Ziele, Werte und Sinnquellen		

INFO 17 • T

Der Quellen-des-Sinns-Test (QuEST)

Der Quellen-des-Sinns-Test (QueST) bietet Patient:innen 34 mögliche Sinnquellen an. Sie sind grob und nicht trennscharf auf einem Kontinuum von Hedonismus (oben) und Eudämonie (unten) angeordnet. Anhand dieses Tests können Patient:innen angeben, wie wichtig ihnen einzelne Sinnquellen grundsätzlich sind – und inwieweit sie aktuell im Leben tatsächlich realisiert werden.

Einstellungs-Verhaltens-Lücke

Der Begriff »Einstellungs-Verhaltens-Lücke« verweist darauf, dass Menschen ihre Einstellungen nicht immer passend in Verhalten umsetzen – beispielsweise könnte jemand Fleisch essen, obwohl ihm Tierwohl am Herzen liegt. In Bezug auf Sinn könnte eine Lücke zwischen Einstellung und Verhalten darin bestehen, dass Menschen ihre Sinnquellen nicht in Verhalten umsetzen.

Chancen. Dieser Test ist vor allem als Instrument zu einer Neuausrichtung (bei verlorenem Sinn) oder erstmaligen Ausrichtung (bei chronischer Sinnleere) auf Sinnquellen geeignet. Gleichzeitig kann der Test bestehende oder wiederherstellbare Sinnressourcen mehr in die Aufmerksamkeit rücken. Mit dem Test lässt sich auch herausfinden, ob eine Person sich an riskanten Sinnquellen wie Macht, Reichtum, Ruhm und Status orientiert oder zu viel Energie auf die falschen Sinnquellen lenkt.
Durchführung. Der Test kann gemeinsam als Interview oder auch als therapeutische Hausaufgabe ausgefüllt werden.
Auswertung. Finden Sie im gemeinsamen Gespräch mit den Patient:innen heraus, welche Schlüsse Sie aus den Ergebnissen ziehen können. Wichtige Leitfragen lauten:

- Welche Sinnquellen sind der Patientin wichtig?
- Sind durch den Fragebogen neue Optionen aufgetaucht?
- Wie genau könnte der Patient die wichtigen Sinnquellen in seinem Leben verfolgen?
- Wie lassen sich die abstrakteren Kategorien konkret mit Leben füllen? An welche konkreten Aktivitäten hat der:die Patient:in bspw. bei den jeweiligen Items gedacht?
- Besteht eine Ausgewogenheit zwischen Hedonismus und Eudämonie? Ist eine Schieflage erkennbar?
- Sind Risiken und Nebenwirkungen einzelner Sinnquellen zu befürchten (vgl. **INFO 18**)?
- Wo bestehen Diskrepanzen zwischen grundsätzlicher Wichtigkeit und tatsächlichem Engagement für eine Sinnquelle?
  - Geringe Wichtigkeit, aber hohes Engagement: Offenbar verwendet die Person viel Zeit und Energie auf einen Bereich, der ihr eigentlich gar nicht wichtig ist. Vielleicht war der Bereich früher mal wichtig, und das Engagement wurde nie daran angepasst, dass sich Werthaltungen geändert haben. Vielleicht scheinen die Umstände der Person das hohe Engagement abzuverlangen (»Ich arbeite bis zur Erschöpfung, obwohl beruflicher Erfolg für mich keine große Bedeutung hat«). Diese Situation passt zum Sinnproblem »Der fremde / falsche Sinn«. Wünschenswert ist hier ein Umlenken des Engagements, damit mehr Energie in die Realisierung der subjektiv wichtigen Sinnquellen fließt.
  - Hohe Wichtigkeit, aber wenig Engagement: Die Person verwendet offenbar wenig Zeit und Energie für die Realisierung ihrer wichtigen Sinnquellen. Dieser Zustand passt zum Sinnproblem »Der nicht ausgeübte Sinn«. Wünschenswert ist hier, dass die Person Zeit und Energie darauf verwenden kann, die wichtigen Sinnquellen tatsächlich in Verhalten auszudrücken.

Der Quellen-des-Sinns-Test (QuEST)

Anhand des Quellen-des-Sinns-Tests können Sie einschätzen, wie wichtig Ihnen unterschiedliche Sinnquellen sind. Nicht immer gelingt es uns, die Inhalte, die uns grundsätzlich wichtig erscheinen, auch wirklich in unserem Leben umzusetzen. Bitte markieren Sie deshalb in der zweiten Spalte auch, inwieweit Sie die verschiedenen Sinnquellen aktuell verwirklichen.

Wenn Sie Sinnquellen entdecken, die Ihnen sehr wichtig sind, die Sie aber im Alltag bislang kaum verfolgen, könnte sich hier ein Weg zu mehr Sinnerfüllung eröffnen: Probieren Sie, sich mehr für das zu engagieren, was Ihnen wichtig ist.

Sinnquelle	Inhalt	Wie wichtig ist Ihnen diese Sinnquelle grundsätzlich?	Wie sehr verwirkliche ich diese Sinnquelle aktuell?
(1) Bewusster Genuss	Das Leben genießen und schöne Momente auskosten	1 – 2 – 3 – 4 – 5	1 – 2 – 3 – 4 – 5
(2) Lebensfreude	Spaß und Vergnügen erleben	1 – 2 – 3 – 4 – 5	1 – 2 – 3 – 4 – 5
(3) Spiel	Zeit für spielerische Aktivitäten nehmen	1 – 2 – 3 – 4 – 5	1 – 2 – 3 – 4 – 5
(4) Entspannung/Muße	Nicht-zielgerichtete Dinge wertschätzen, die einen Gegenpol Leistung darstellen	1 – 2 – 3 – 4 – 5	1 – 2 – 3 – 4 – 5
(5) Humor	Lachen und/oder andere zum Lachen bringen	1 – 2 – 3 – 4 – 5	1 – 2 – 3 – 4 – 5
(6) Ästhetik	Schönes in der Welt (Natur, Kunstwerke z. B.) wahrnehmen und wertschätzen	1 – 2 – 3 – 4 – 5	1 – 2 – 3 – 4 – 5
(7) Flow	Momente erleben, in denen ich ganz in einer Beschäftigung versinke	1 – 2 – 3 – 4 – 5	1 – 2 – 3 – 4 – 5
(8) Kreative Betätigung	Künstlerisch aktiv sein	1 – 2 – 3 – 4 – 5	1 – 2 – 3 – 4 – 5
(9) Achtsamkeit	Erlebnisse und Handlungen bewusst wahrnehmen, erleben und ausführen	1 – 2 – 3 – 4 – 5	1 – 2 – 3 – 4 – 5
(10) Naturverbundenheit	Mich als Teil der Natur fühlen	1 – 2 – 3 – 4 – 5	1 – 2 – 3 – 4 – 5
(11) Selbsterfahrung	Mich selbst kennenlernen und Bescheid wissen, über welche Eigenschaften und Fähigkeiten ich verfüge	1 – 2 – 3 – 4 – 5	1 – 2 – 3 – 4 – 5
(12) Lebenserfahrung	Das Leben in allen Facetten, Höhen und Tiefen erleben	1 – 2 – 3 – 4 – 5	1 – 2 – 3 – 4 – 5

Der Quellen-des-Sinns-Test (QuEST)

Sinnquelle	Inhalt	Wie wichtig ist Ihnen diese Sinnquelle grundsätzlich?	Wie sehr verwirkliche ich diese Sinnquelle aktuell?
(13) Zeit mit anderen	Zeit mit lieben Menschen verbringen, ihre Freundschaft und Liebe spüren	1 – 2 – 3 – 4 – 5	1 – 2 – 3 – 4 – 5
(14) Fürsorge	Mich um mir nahe Menschen (Angehörige, Freunde …) kümmern	1 – 2 – 3 – 4 – 5	1 – 2 – 3 – 4 – 5
(15) Intimität	Romantik und Intimität genießen	1 – 2 – 3 – 4 – 5	1 – 2 – 3 – 4 – 5
(16) Psychische Gesundheit	Meine psychische Gesundheit erhalten oder verbessern	1 – 2 – 3 – 4 – 5	1 – 2 – 3 – 4 – 5
(17) Körperliche Gesundheit	Meine körperliche Gesundheit erhalten oder fördern (Ernährung, Bewegung, Sport …)	1 – 2 – 3 – 4 – 5	1 – 2 – 3 – 4 – 5
(18) Wissen	Die Menschen und die Welt besser verstehen	1 – 2 – 3 – 4 – 5	1 – 2 – 3 – 4 – 5
(19) Talente ausleben	Meine Fähigkeiten ausbauen, anwenden und perfektionieren	1 – 2 – 3 – 4 – 5	1 – 2 – 3 – 4 – 5
(20) Werk	Ein bedeutsames Werk schaffen	1 – 2 – 3 – 4 – 5	1 – 2 – 3 – 4 – 5
(21) Leistung	Hohe Leistungen erbringen	1 – 2 – 3 – 4 – 5	1 – 2 – 3 – 4 – 5
(22) Zielstrebigkeit	Immer wieder neue Ziele setzen und versuchen, sie zu erreichen	1 – 2 – 3 – 4 – 5	1 – 2 – 3 – 4 – 5
(23) Erfolg und Karriere*	Beruflich erfolgreich sein	1 – 2 – 3 – 4 – 5	1 – 2 – 3 – 4 – 5
(24) Besitz*	Besitz und Reichtum erlangen	1 – 2 – 3 – 4 – 5	1 – 2 – 3 – 4 – 5
(25) Ruhm und Status*	Berühmt werden, hohen Status erlangen	1 – 2 – 3 – 4 – 5	1 – 2 – 3 – 4 – 5
(26) Selbstbestimmung	Frei meinen eigenen Weg gehen	1 – 2 – 3 – 4 – 5	1 – 2 – 3 – 4 – 5
(27) Macht*	Macht über andere ausüben, über andere bestimmen können	1 – 2 – 3 – 4 – 5	1 – 2 – 3 – 4 – 5
(28) Generativität	Etwas tun, das zukünftigen Generationen zugutekommt; die Welt als einen besseren Ort hinterlassen	1 – 2 – 3 – 4 – 5	1 – 2 – 3 – 4 – 5
(29) Tradition	wertvolle Traditionen und Moralvorstellungen hochhalten	1 – 2 – 3 – 4 – 5	1 – 2 – 3 – 4 – 5

Der Quellen-des-Sinns-Test (QuEST)

Sinnquelle	Inhalt	Wie wichtig ist Ihnen diese Sinnquelle grundsätzlich?	Wie sehr verwirkliche ich diese Sinnquelle aktuell?
(30) Soziales Engagement	Sich für fremde Menschen engagieren, denen es weniger gut geht	1 – 2 – 3 – 4 – 5	1 – 2 – 3 – 4 – 5
(31) Gesellschaftlich-politisches Engagement	Sich für eine Verbesserung der gesellschaftlichen / politischen Verhältnisse einsetzen	1 – 2 – 3 – 4 – 5	1 – 2 – 3 – 4 – 5
(32) Natur / Umweltschutz	Die Umwelt / Natur / Tiere schützen	1 – 2 – 3 – 4 – 5	1 – 2 – 3 – 4 – 5
(33) Haltung	Eine wohlwollende Haltung gegenüber der Menschheit einnehmen	1 – 2 – 3 – 4 – 5	1 – 2 – 3 – 4 – 5
(34) Glaube, Religion, Spiritualität	Glaube / Religion / Spiritualität als wichtigen Teil des Lebens verstehen	1 – 2 – 3 – 4 – 5	1 – 2 – 3 – 4 – 5
Ggf. weitere / eigene:			
		1 – 2 – 3 – 4 – 5	1 – 2 – 3 – 4 – 5
		1 – 2 – 3 – 4 – 5	1 – 2 – 3 – 4 – 5
		1 – 2 – 3 – 4 – 5	1 – 2 – 3 – 4 – 5

* Diese Sinnquellen sind riskanter als andere in Bezug auf schädliche Nebenwirkungen.

Risiken und Nebenwirkungen verschiedener Sinnquellen

Viele Sinnquellen tragen Risiken und Nebenwirkungen in sich. Wenn wir Patient:innen dabei unterstützen, sich im Rahmen der Beantwortung von Sinnfragen neu auszurichten, gilt es, auch die Risiken zu betrachten und Patient:innen ggf. auf Gefahren, ethische Probleme und Konflikte zwischen verschiedenen Sinnquellen hinzuweisen. Die meisten Gefahren bestehen, wenn eine Sinnquelle einseitig/übermäßig verfolgt wird, sodass andere Bereiche vernachlässigt werden. Aber auch die konkrete Ausgestaltung abstrakter Sinnquellen kann ungesund und gefährlich sein.

Hedonismus, Sinn durch Genuss. Eine einseitige Ausrichtung auf hedonistische Ziele kann dazu führen, dass sich kurz- und langfristiger Hedonismus entgegenstehen: Das Problem daran, jeden Tag so zu leben, als wäre er der letzte, besteht darin, dass es für gewöhnlich nicht der letzte ist. Wenn ich also heute nur an Spaß denke, fehlen mir vielleicht morgen die Mittel, um neuen Spaß zu ermöglichen. Eine rein hedonistische Ausrichtung kann auch dazu führen, dass sich das eigene Leben leer und oberflächlich anfühlt. Hedonistische Ziele scheinen sich zudem abzunutzen: Um die gleichen Glücksgefühle zu erreichen, braucht es mit der Zeit eine Dosissteigerung. So mögen Menschen in eine verzweifelte Suche nach dem nächsten Kick geraten und die Zeit dazwischen als leer erleben. Eine einseitige Ausrichtung auf persönliches Glücksempfinden kann möglicherweise auch Beziehungen belasten und einsam machen.

Sinn durch Liebe Beziehungen. Eine Ausrichtung an Liebe und Beziehungen enthält Werte wie Altruismus, Generativität, Fürsorge, soziales Engagement – Inhalte, die ethisch über jeden Zweifel erhaben sein dürften und nachgewiesenermaßen zuverlässig zu Sinnerleben führen. Wenn sie nicht ausbalanciert sind, besteht jedoch das Risiko der Selbstaufgabe, der Aufopferung und des Ausbrennens. Liebe und Fürsorge sollten durch Selbstliebe und Selbstfürsorge ausbalanciert sein: »Deine Bedürfnisse sind mir wichtig – meine aber auch.«

Sinn durch Hingabe an einen Zweck oder ein Projekt. Das Verfolgen eines »höheren Zwecks« außerhalb der eigenen Person kann eine starke Sinnquelle darstellen. Jedoch braucht es auch hier ein Ausbalancieren, um das Ausbrennen zu verhindern – sonst wird aus Hingabe ein Sich-Hergeben. Ein aktuelles Forschungsthema stellt der Burn-out von Aktivist:innen dar, die sich aus tiefer Überzeugung so sehr für einen Zweck engagieren, dass sie in Zustände totaler Erschöpfung geraten, weil sie andere Bedürfnisse, Pausen und Erholungsmöglichkeiten vernachlässigen. Doch auch der Zweck selbst, für den Menschen sich engagieren, kann problematisch sein: Attentäter:innen und Terrorist:innen streben durch ihre Taten häufig auch nach Sinn. Dabei sind ihre Handlungen ethisch strikt abzulehnen.

Sinn durch Erfolg, Ruhm und Reichtum. Ziele wie gesellschaftliches Ansehen und Wohlstand sind für viele Menschen wichtige Triebfedern. Ohne den Wunsch nach Ruhm und öffentlicher Aufmerksamkeit hätten wir wohl auf viele bedeutende Künstler:innen, Musiker:innen und Schauspieler:innen verzichten müssen. Therapeutisch sollten wir diese Wünsche also nicht voreilig als schädlich markieren. Das Gleiche gilt für den Wunsch nach Reichtum: Studien zeigen, dass Armut psychische Störungen begünstigt, dass Menschen, die in Armut leben, zusätzliche 1.000 Dollar pro Monat besser helfen als eine Psychotherapie (Haushofer et al., 2020). Wie auch bei anderen riskanten Sinnquellen macht hier wieder die Dosis das Gift: Schädlich werden diese Sinnquellen vor allem dann, wenn sie im Übermaß und auf Kosten anderer Ziele und Bedürfnisse verfolgt werden.

Sinn durch Macht. Machtausübung kann von Menschen als Form von Bedeutsamkeit erlebt werden: »Andere Menschen tun, was ich sage. Ich habe die Kontrolle über ihr Verhalten. Das gibt mir hohen Einfluss, hohe Wirksamkeit – hohe Bedeutsamkeit.« Über diese Brücke wundert es nicht, dass Macht als Sinnquelle erlebt werden kann. Diese Sinnquelle wirkt jedoch in direkter Weise auf Kosten der Freiheit und Selbstbestimmung anderer Menschen. So kann sie schnell schädlich werden, auf Kosten des Umfelds,

Risiken und Nebenwirkungen verschiedener Sinnquellen

das unterdrückt wird, aber auch auf Kosten der sinnsuchenden Person, weil vermutlich schnell negative soziale Konsequenzen entstehen – Konflikte, Menschen wenden sich ab, die Person wird einsam.

Sinn durch Haltung. Sinn kann auch in der Haltung gefunden werden, die man gegenüber anderen Menschen und der Welt einnimmt. Wieder populär geworden ist eine stoische Haltung, geschult an den Philosophen der Antike, die sich darin üben, alle Ereignisse unerschüttert anzunehmen, ohne in Angst oder Aufregung zu verfallen. Eine solche Haltung radikaler Akzeptanz ist oft hilfreich, jedoch birgt sie auch das Risiko, dass Menschen Missstände ungerührt hinnehmen und Akzeptanz wählen, wo Veränderung möglich wäre – und langfristig zu einem besseren Kosten- / Nutzenverhältnis führen könnte.

Glaube, Religion und Spiritualität. Die Annahme oder subjektive Erfahrung, dass es in der Welt noch etwas Größeres, Übergeordnetes gibt – eine natürliche Ordnung, einen Plan, einen Gott oder Gottheiten, eine übergeordnete Weisheit, die das Universum durchdringt – kann zu vielen positiven Effekten führen. Das Universum wirkt nicht mehr wie ein chaotischer, sinnloser Ort, wenn wir darauf vertrauen, dass es einen größeren Plan dahinter gibt. Menschen können Bedeutsamkeit erleben, wenn sie sich als aktiven Teil eines übergeordneten Plans erleben. Glaubensgemeinschaften und religiöse Gemeinden bieten oft Zusammenhalt und Zugehörigkeit; in der gemeinsamen Ausübung religiöser oder esoterischer Rituale können Menschen sich mit anderen eng verbunden fühlen.

Religiöse Antworten auf Yaloms Ultimate Concerns

Irwin Yalom geht in seiner existenziellen Psychotherapie davon aus, dass alle Menschen einen Umgang finden müssen mit vier Merkmalen der Existenz, die uns alle unbedingt angehen. Als diese »Ultimate Concerns« führt er auf: Existenzielle Isolation, Sinnlosigkeit, Tod, Freiheit (und der sich daraus ergebenden Verantwortung). Religionen sind sehr gut darin, diese vier Punkte abzufedern und zu beantworten:

Existenzielle Isolation: Ich bin nicht allein. Gott ist immer da und erreicht auch die tiefsten Punkte in meinem Innern.

Freiheit (und Verantwortung): Solange ich die Regeln meiner Religion erfülle, kann ich sicher sein, dass ich meine Freiheit an den richtigen Stellen beschränke, so kann ich gut die Verantwortung für meine Handlungen übernehmen, denn meine Religion sagt mir, was zu tun ist und was verboten.

Tod und Sterblichkeit: Der Tod ist nur ein Übergang, denn es gibt ein ewiges Leben.

Sinnlosigkeit: Wir können darauf vertrauen, dass es seinen Sinn gibt, auch wenn er uns nie – oder erst nach unserem Tod – enthüllt wird.

Neben den großen Vorteilen von Religiosität und Spiritualität müssen auch gewichtige Risiken betrachtet werden; eine allgemeine Empfehlung, sich mehr dem Religiösen zu widmen, wäre übereilt. Allgemeine Aussagen über die große Fülle an Religionen und spirituellen oder esoterischen Weltanschauungen können natürlich nur vergröbernd sein.

Wertekonflikte. Die meisten Religionen sind lange vor der Zeit der Aufklärung entstanden. Die heutzutage zumeist als gesellschaftlich gültig betrachteten Werte sind aber gerade die Werte der Aufklärung: Freiheit, Gleichheit, Toleranz und Vernunft.

Für die Menschen kann deshalb eine Reibung zwischen religiösen Überzeugungen und gesellschaftlichen Werten entstehen und zu schwerwiegenden inneren Konflikten führen. Ein viel diskutiertes Beispiel ist die Haltung der christlichen Kirchen zu Homosexualität oder die Rolle der Frau in der katholischen Kirche sowie die Spannung von Glaubensfragen und Wissenschaftlichkeit.

Sinn in Aktion

Sinnerleben entsteht vor allem durch das aktive Verwirklichen persönlicher Sinnquellen. Wenn Sie bereits entschieden haben, welche Sinnquellen eine größere Rolle in Ihrem Leben spielen sollen, können Sie die folgende Liste als Ideengeber nutzen: Wie lassen sich die verschiedenen Sinnquellen in die Tat umsetzen? Die Vorschläge dienen als Inspiration – offen für Ihre persönlichen Ergänzungen und kreative Ideen.

Sinnquelle	Beschreibung – Was mache ich bei diesen Aktivitäten?	Beispiele
Bewusster Genuss	Ich genieße schöne Momente mit allen Sinnen.	eine Mahlzeit oder ein Getränk langsam und bewusst genießen, ein Stück Schokolade auf der Zunge zergehen lassen, angenehme Düfte bewusst erleben, einen Sonnenuntergang beobachten, in Ruhe kochen, in einem Restaurant essen gehen, eine tägliche oder wöchentliche »Genussroutine« etablieren (z. B. morgens den Kaffee genießen / sonntags gibt es Croissants)
Lebensfreude	Ich erlebe Spaß und Vergnügen.	feiern, tanzen, Musik hören, (Kurz-)Urlaube
Spiel	Ich nehme mir Zeit für spielerische Aktivitäten.	Spiele mit Freunden oder mit der Familie spielen, Computer / Konsole / Handy spielen, mit Kindern spielen, eine eigene Spielrunde organisieren, Pen-&-Paper-Rollenspiele spielen, einen Escape-Room besuchen, eine Schnitzeljagd für (Enkel)Kinder gestalten, Lasertag spielen
Entspannung / Muße	Ich schätze nicht-zielgerichtete Dinge wert, die einen Gegenpol zu Leistung darstellen.	ein Bad nehmen, lesen, Tagträume zulassen, Spaziergänge ohne Ziel unternehmen, in der Stadt bummeln, aus dem Fenster schauen und Gedanken schweifen lassen, im Café sitzen und dem Treiben der Leute zusehen, auf einer Wiese liegen, Wolken beobachten, kreative, absichtslose Tätigkeiten: z. B. Kritzeleien ohne künstlerischen Anspruch, Entspannungstechnik (z. B. Progressive Muskelentspannung, Autogenes Training) ausüben oder lernen, Filme und Serien schauen
Humor	Ich finde Dinge witzig, lache oder bringe andere zum Lachen.	lustige Videos, Memes oder Cartoons anschauen, mit Freunden oder Familie über alte, lustige Erlebnisse lachen, ein humorvolles Buch lesen, eine Komödie oder eine lustige Serie schauen, witzige Podcasts hören, zu einer Comedy-Show gehen

Sinn in Aktion

Sinnquelle	Beschreibung – Was mache ich bei diesen Aktivitäten?	Beispiele
Ästhetik	Ich nehme Schönes in der Welt (Natur, Kunstwerke z. B.) wahr und schätze es wert.	Kunstausstellungen oder Museen besuchen, Spaziergänge an ästhetisch ansprechenden Orten (z. B. Gärten, historische Städte, Naturpanoramen), Wohnraum verschönern (z. B. frische Blumen, stimmige Dekoration, Lichtgestaltung), Kleidung und Accessoires geschmackvoll auswählen und kombinieren, schöne Musik bewusst hören, Filme oder Bücher mit besonderer sprachlicher, visueller oder atmosphärischer Qualität genießen, ästhetisch ansprechende Mahlzeiten zubereiten und anrichten, schöne Momente oder Eindrücke fotografisch festhalten
Flow	Ich erlebe Momente, in denen ich ganz in einer Beschäftigung versinke.	eine kreative Tätigkeit ausüben (z. B. Zeichnen, Basteln), auf einem Musikinstrument improvisieren, Rätsel oder Logikaufgaben lösen (z. B. Kreuzworträtsel, Sudoku, Escape-Room-Spiele), Schachspielen, Computerspiele, in einer Musikgruppe, einem Chor oder einem Ensemble mitwirken, Bewegung mit Fokus und Hingabe (z. B. Tanzen, Klettern), Yoga
Kreative Betätigung	Ich drücke mich kreativ aus.	ein Bild ausmalen oder frei zeichnen, Kritzeleien oder Doodles machen, ein Mandala ausmalen, ein DIY-Projekt umsetzen, Gedichte schreiben, etwas basteln, fotografieren, ein Fotoalbum kreativ gestalten, ein Koch- oder Backrezept kreativ abwandeln, musizieren, Musikinstrument lernen oder musikalische Fähigkeiten ausbauen, selbst Kunstwerke erschaffen (z. B. Malen, Zeichnen, Bildhauerei), Bastel- oder Kunstprojekt (z. B. Modellbau), eine Kurzgeschichte schreiben, Handarbeiten (z. B. Stricken, Häkeln, Nähen), einen Podcast aufnehmen oder planen, einen Song / Lied komponieren oder eigene Texte vertonen, an einem Malkurs, Schreibworkshop oder Kreativseminar teilnehmen
Achtsamkeit	Ich nehme Erlebnisse und Handlungen bewusst wahr und führe sie achtsam aus.	Atem bewusst beobachten, alltägliche Aktivitäten wie Zähneputzen, Duschen oder Hausarbeit bewusst erleben, einen Spaziergang ohne Handy machen, Body-Scan (die Aufmerksamkeit nacheinander durch Körperteile wandern lassen), die Umgebung bewusst wahrnehmen

Sinn in Aktion

Sinnquelle	Beschreibung – Was mache ich bei diesen Aktivitäten?	Beispiele
Naturverbundenheit	Ich fühle mich als Teil der Natur.	Spaziergang durch die Natur, Tiere beobachten, Beschäftigung mit Haustieren, Zimmerpflanzen pflegen, sich um Vorgarten / Garten / Balkonpflanzen kümmern, Naturbeobachtungen, Naturdokumentationen schauen, Regionale und saisonale Lebensmittel kaufen, Picknick im Freien, sich in Naturschutzprojekten engagieren, Waldbaden, Wildnistraining, Zeit in der Natur verbringen
Selbsterfahrung	Ich lerne mich selbst besser kennen und weiß besser, über meine Eigenschaften, Gefühle, Bedürfnisse und Fähigkeiten Bescheid.	Tagebuch führen, Reflexionsfragen beantworten (z. B. »Was motiviert mich?«, »Was macht mich glücklich?«), Bücher oder Artikel zu Persönlichkeitsentwicklung lesen, Feedback einholen von anderen (Familie, Freunde), Meditation
Lebenserfahrung	Ich übe Aktivitäten, aus, bei denen ich mich kraftvoll, als lebendiges Wesen fühle.	bewusstes Atmen, bewusstes Essen und Trinken (z. B. mit allen Sinnen genießen), kalt duschen, barfuß laufen (z. B. auf Gras, Sand, Waldboden), lachen, singen, tanzen, mit Kindern toben oder Fangenspielen, Krafttraining, Bewegung im Freien, Achterbahn fahren, (Extrem-)Sport
Zeit mit anderen	Aktivitäten, bei denen ich eine tiefe Bindung zu anderen Personen spüre	mit Freund:innen telefonieren / Handynachrichten schreiben, Freund:innen oder Bekannte treffen, jemanden ins Kino, zum Essen oder Spaziergang einladen, Zeit mit Kindern oder Enkeln verbringen, über geliebte Menschen nachdenken, einem nahestehenden Menschen ein Kompliment machen, sich bedanken, Wertschätzung zeigen, bewusst Zeit mit anderen verbringen
Fürsorge	Ich kümmere mich um mir nahestehende Personen (z. B. Partner, Freunde, Kinder, Enkelkinder)	Sich um Kinder kümmern, Kranke oder Pflegebedürftige versorgen, sich um Haustiere kümmern, Nahestehende nach dem Befinden fragen, kleine Gefälligkeiten übernehmen (Einkäufe erledigen, Pakete abholen, etwas mitbringen), zuhören: sich Zeit nehmen, wenn jemand Sorgen oder Gedanken teilt, andere trösten, kleine Überraschungen machen, an wichtige Daten denken (Geburtstage, Jubiläen, Jahrestage), finanzielle Unterstützung, Verantwortung für Kinder übernehmen (z. B. als Elternteil, Pate, Tante / Onkel oder enger Freund)

Sinn in Aktion

Sinnquelle	Beschreibung – Was mache ich bei diesen Aktivitäten?	Beispiele
Intimität	Ich genieße Romantik und Intimität.	kuscheln, Umarmungen, liebevolle Berührungen, Intimität und Sex, Händchen halten, über intime Themen sprechen, Geheimnisse teilen
Psychische Gesundheit	Ich kümmere mich um mein psychisches Wohlergehen.	Stress reduzieren, regelmäßige Pausen im Alltag einlegen, gesunde Schlafgewohnheiten etablieren (z. B. feste Schlafenszeiten, Abendroutinen, Schlafhygiene), eigene Bedürfnisse bewusst wahrnehmen, eine schwierige Situation analysieren, Selbstmitgefühl, ein Stimmungstagebuch führen, Digital Detox (Bildschirmzeit reduzieren, Soziale Medien reduzieren), Belastungsfaktoren abbauen, eine Psychotherapie in Anspruch nehmen
Körperliche Gesundheit	Ich übe Aktivitäten aus, die meine körperliche Gesundheit erhalten oder fördern	Bewegung in den Alltag integrieren, Sport, Yoga, ausreichend Wasser trinken, gesunde Ernährung, Bildschirmzeit reduzieren, notwendige Arztbesuche und Vorsorgeuntersuchungen vereinbaren
Wissen	Ich übe Aktivitäten aus, bei denen ich neues Wissen erwerbe.	Sachbücher / Fachbücher / Fachzeitschriften lesen, Nachrichten, Dokumentationen oder Wissensformate anschauen, Wissenspodcast hören, einen informativen Artikel, Blogbeitrag oder Fachtext lesen, mit Freunden über ihre Fachgebiete sprechen eine Bibliothek oder Buchhandlung besuchen, ein Wissens-Quiz machen, ein Museum oder eine Ausstellung besuchen eine neue Sprache erlernen, etwas recherchieren
Talente ausleben	Ich baue meine Fähigkeiten aus, wende sie an, perfektioniere sie.	malen, zeichnen, singen, eine Geschichte schreiben, Musik komponieren, musizieren, backen, basteln, Handarbeit, ein neues Gericht kochen, Sport / Artistik
Werk	Ich erschaffe etwas von bleibendem Wert.	ein Buch schreiben, eine Homepage erstellen, ein Kunstwerk erschaffen (Skulptur, Gemälde, Fotoreihe), ein Lied schreiben oder aufnehmen, ein handwerkliches Werk fertigen, einen Baum pflanzen, einen bedeutsamen Brief schreiben für Angehörige / Freunde, den sie erst in der Zukunft öffnen sollen, ein Tagebuch beginnen

Sinn in Aktion

Sinnquelle	Beschreibung – Was mache ich bei diesen Aktivitäten?	Beispiele
Leistung	Ich erbringe (hohe) Leistungen.	berufliche und persönliche Ziele verfolgen, eine Ausbildung aufnehmen oder fortführen, an einem Wettbewerb, Test oder Kurs teilnehmen, eine Prüfung meistern, ein schwieriges Gespräch führen (z. B. um Gehaltserhöhung bitten), sich selbst messbare (z. B. sportliche) Ziele setzen und erreichen
Zielstrebigkeit	Ich übe Handlungen aus, die auf die Erfüllung eines selbst gesetzten Ziels ausgerichtet sind.	Realistische Tages- oder Wochenziele setzen und abhaken, einen Wochenplan oder eine To-do-Liste strukturieren und umsetzen, ein schwieriges Musikstück üben, einen Sportplan einhalten, einen bestimmten Abschnitt für eine Prüfung lernen, aufgeschobene Aufgaben angehen (z. B. Steuererklärung), langfristige Ziele in Etappen planen und verfolgen (z. B. beruflicher Wechsel, sportlicher Wettkampf), eine umfangreiche Weiterbildung / Zertifizierung absolvieren, Teilnahme an einem Wettbewerb oder einer Leistungsprüfung (z. B. Musik, Kunst, Sport, Beruf), ein berufliches Projekt erfolgreich umsetzen, ein langfristiges Sparziel erreichen (z. B. für eine Reise oder Anschaffung)
Selbstbestimmung	Ich gestalte mein eigenes Leben bewusst und eigenverantwortlich.	sich mit eigenen Werten und Zielen bewusst auseinandersetzen, kleine Entscheidungen des Tages bewusst selbst treffen und notieren (z. B. »Ich entscheide, dass ich…«), eine eigene Meinung zu einem Thema formulieren: »Was denke ich wirklich – unabhängig von anderen?«, Lieblingskleidung selbstbestimmt auswählen und tragen, ein Tages- oder Wochenziel setzen (»Heute möchte ich …«) und umsetzen, in einem Gespräch die eigene Meinung vertreten, selbstgewählte Pausenzeit einplanen und einhalten, sich bei Anforderungen abgrenzen / nein sagen, eine eigene kleine neue Routine etablieren, Wünsche äußern, Zeit allein verbringen und nach den eigenen Wünschen gestalten
Generativität	Ich engagiere mich für zukünftige Generationen.	Freiwilligenarbeit, gemeinnütziges Engagement, Spenden an gemeinnützige Organisationen, sich für Nachhaltigkeit einsetzen, Erinnerungen bewahren für Nachkommen (z. B. Fotoalbum), sich um Enkelkinder kümmern, ein Sparbuch anlegen für Nachkommen, soziales / ökologisches Engagement

Sinn in Aktion

Sinnquelle	Beschreibung – Was mache ich bei diesen Aktivitäten?	Beispiele
Tradition	Ich halte wertvolle Traditionen und Moralvorstellungen hoch.	einem alten Brauch nachgehen, eine Mahlzeit nach Familienrezept zubereiten, bewusste Pflege alter Umgangsformen (z. B. Tür aufhalten, Knigge-Regeln), Feiertag bewusst nach alter Tradition gestalten (z. B. mit Ritualen, Speisen, Liedern), Gräber / Geburtsorte von Vorfahren besuchen, von Hand schreiben, Brauchtumspflege, einen alten Handwerksprozess lernen oder wieder praktizieren (z. B. Filzen, Brot backen), traditionelle Kleidung nähen oder tragen, alte Gegenstände restaurieren (z. B. Möbelstück), einen Wert notieren, der mir wichtig ist (z. B. Ehrlichkeit, Gerechtigkeit) und beschreiben, warum er mir wichtig ist
Soziales Engagement	Ich setze mich für Menschen außerhalb meiner Familie ein.	Nachbarschaftshilfe (z. B. Einkäufe erledigen, kleinere Reparaturen, Zeit mit älteren Nachbar:innen verbringen), Mitarbeit bei gemeinnützigen Vereinen, Spenden von Geld an gemeinnützige Organisation, Sachspenden, Blut spenden, eine Patenschaft für ein Kind oder ein Tier übernehmen, Teilnahme an lokalen Gemeinschaftsprojekten
Gesellschaftlich-politisches Engagement	Ich beziehe bewusst Stellung zu gesellschaftlichen oder politischen Themen und übernehme durch mein Handeln Verantwortung.	sich gezielt über gesellschaftliche oder politische Themen informieren, sich eine eigene Meinung zu einem aktuellen Thema bilden, mit anderen über gesellschaftliche oder politische Themen sprechen, eine Online-Petition unterzeichnen, eine gemeinnützige Organisation oder politische Partei mit einer Spende unterstützen, bei einer Kampagne mitmachen, bewusste Konsumentscheidungen treffen, politische Dokumentationen anschauen, in der Lokalpolitik mitwirken, einer Partei beitreten, eine eigene gesellschaftspolitische Position in einem Gespräch vertreten, an einer Demonstration teilnehmen, in einer Bürgerinitiative oder NGO mitarbeiten (z. B. Umwelt, Soziales, Tierschutz), mit Politiker:innen ins Gespräch gehen

Sinn in Aktion

Sinnquelle	Beschreibung – Was mache ich bei diesen Aktivitäten?	Beispiele
Natur/ Umweltschutz	Ich schütze Umwelt / Natur / Tiere.	Plastikverpackungen vermeiden beim Einkaufen, vegetarisch oder vegan ernähren, Energie sparen, eine Petition zu einem Umwelt- / Tierthema unterschreiben, tierfreundliche Produkte kaufen (z. B. tierversuchsfrei, Bio), beim Spazierengehen Müll aufsammeln, ein Vogelhaus oder Insektenhotel aufstellen, den Garten naturnah / insektenfreundliche gestalten, Fahrrad statt Auto fahren, sich in einer Umwelt- oder Tierschutzorganisation engagieren, eigenes Konsumverhalten langfristig umstellen, Lebensmittel selbst anbauen oder im solidarischen Landwirtschaftsprojekt mitmachen, ein Tier aus dem Tierheim adoptieren, erneuerbare Energien nutzen
Haltung	Ich nehme eine wohlwollende Haltung ein – mir, anderen und dem Leben gegenüber.	Menschen freundlich begegnen, Vertrauensvorschuss gewähren, bei anderen freundliche Motive für ihr Verhalten annehmen, Lob annehmen, sich selbst mit Mitgefühl begegnen, freundliche Selbstgespräche führen, ohne Zynismus oder Verbitterung auf die Welt schauen, eine aktive Rolle dem eigenen Leben gegenüber einnehmen, Handlungsspielräume verantwortungsvoll wahrnehmen und nutzen, Empathie für andere Perspektiven entwickeln, Toleranz gegenüber Andersdenkenden üben
Glaube, Religion und Spiritualität	Ich übe Aktivitäten aus, bei denen ich mit einer jenseitigen Welt verbunden fühle	Meditation oder Gebet, inspirierende Texte lesen (Heilige Schriften, spirituelle Bücher), Dankbarkeitspraxis, spirituelle Musik hören, Besuch von heiligen / sakralen Orten, Teilnahme an Gottesdiensten und religiösen Festen, (Schweige-)Retreat, Pilgerreisen, Fasten, Engagement in religiösen Kontexten (z. B. Gemeindearbeit), Suche nach mystischen Erfahrungen

Sinnkompass

Neben der Orientierung an Zielen, Werten, Sinnquellen und der Erfüllung existenzieller Bedürfnisse können wir auch untersuchen, wie Zeit und Energie auf unterschiedliche Lebensbereiche verteilt werden. Dazu gehört auch der Blick darauf, inwieweit die aktuelle Lebenspraxis zu den inneren Prioritäten und Werthaltungen passt.

Die Übung »Sinnkompass« bietet sich für Menschen an, denen es schwerfällt, Prioritäten im Leben entsprechend ihrer Werthaltungen zu setzen:

- Vielleicht hat die Person bislang nie bewusst reflektiert, welche Lebensbereiche ihr die wichtigsten sind.
- Vielleicht folgt sie »versehentlich« eine fremden Prioritätensetzung, die gar nicht ihrer eigenen Werthaltung entspricht.
- Vielleicht setzt die Person alles auf eine Karte und vernachlässigt andere wichtige Lebensbereiche.

Zur Vorbereitung beschriften oder bedrucken Sie bitte einige Blätter Papier mit folgenden Begriffen:

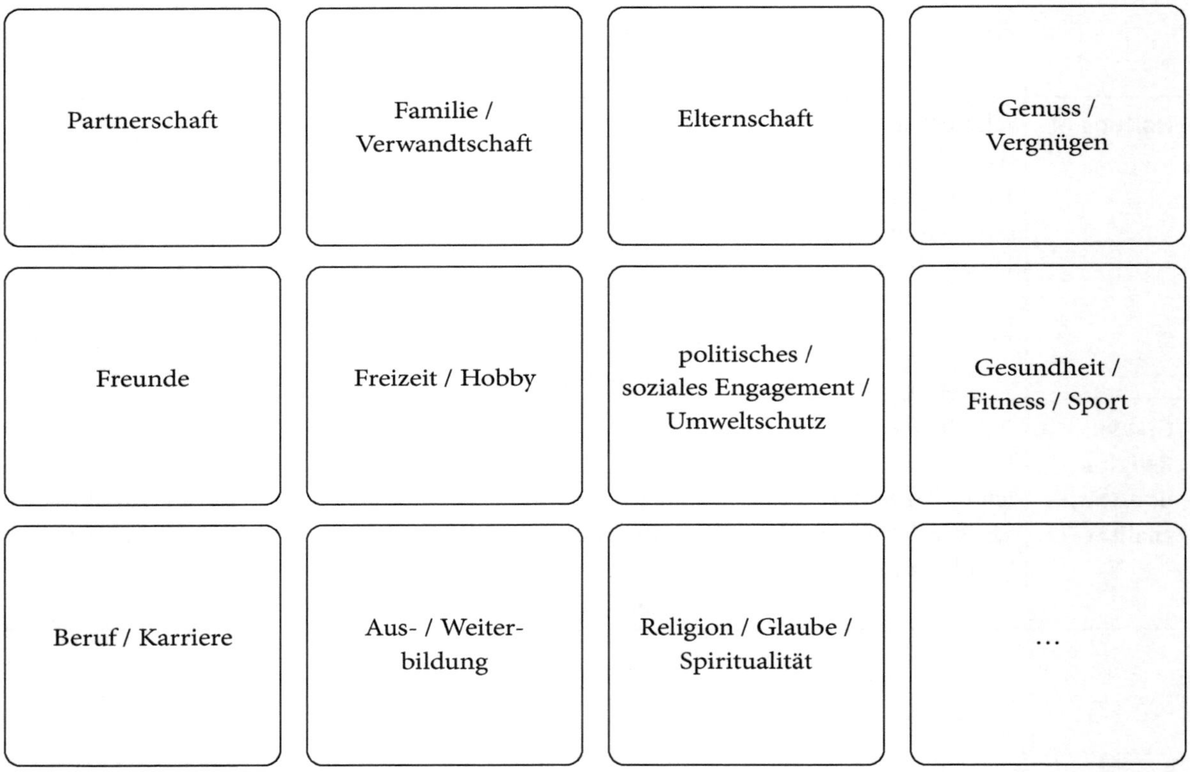

Abbildung Die Kategorien des Sinnkompasses

Natürlich können Sie auch weitere Begriffe hinzufügen, die sich aus den individuellen Themen im Einzelfall ergeben. Fertigen Sie von allen Seiten eine Kopie an, ggf. auf farbigem Papier, sodass am Ende zwei inhaltlich gleiche Papierstapel vorliegen.

Die Blätter des einen Stapels sollen nun von dem / der Patient:in auf dem Fußboden ausgelegt werden, wobei der jeweilige Abstand zwischen Patient:in und Zettel verdeutlicht, welche Wichtigkeit dem Punkt auf dem Blatt in der persönlichen Werthaltung zukommt.

Sinnkompass

Instruktion

»Ich habe hier einige Blätter mit unterschiedlichen Lebensinhalten vorbereitet. Bitte schauen Sie sich die mal an, und dann legen Sie die Blätter vor sich aus. Bitte legen Sie solche Inhalte, die Ihnen sehr wichtig sind, nah an sich heran, und solche, die ihnen weniger wichtig sind, legen Sie weiter von Ihnen entfernt ab. Sie können das gern immer wieder korrigieren, bis es sich stimmig anfühlt. Vielleicht können Sie dabei ein bisschen ›laut denken‹, damit ich mitbekomme, was in Ihrem Kopf vorgeht.«

Die entstandene Konfiguration der Blätter wird eine Sortierung unterschiedlicher Lebensbereiche nach Wichtigkeit darstellen; eine Prioritätenliste, die den Werthaltungen der Person entspricht.

Im nächsten Schritt bitten Sie darum, den zweiten Stapel auszulegen nach der Maßgabe, welche Bedeutung die einzelnen Inhalte tatsächlich in der aktuellen Lebensführung innehaben:

Instruktion

»Bitte treten Sie einen Schritt zur Seite, und jetzt legen Sie nun diese Seiten vor sich aus … sie enthalten die gleichen Begriffe wie der erste Stapel. Diesmal zeigen Sie aber bitte durch den Abstand nicht an, wie wichtig Ihnen diese Inhalte sind, sondern wie sehr sie zurzeit in ihrem Leben tatsächlich vorkommen – wieviel Zeit und Energie ihnen zuteil wird im Vergleich zu den anderen Bereichen.«

Ist auch der zweite Stapel ausgelegt, können Sie gemeinsam die beiden Anordnungen betrachten – auf der einen Seite die Wichtigkeit der einzelnen Lebensbereiche im Wertesystem der Person, auf der anderen Seite die Wichtigkeit, die diese Bereiche im Rahmen der aktuellen Lebensführung tatsächlich genießen.

Die Person kann in der Anordnung sowohl Übereinstimmungen als auch Diskrepanzen feststellen. Solche Diskrepanzen weisen auf einen Mangel an Nachvollziehbarkeit und Echtheit hin: Hier passt das Verhalten (unter den gegebenen Lebensumständen) nicht zu ihren Werthaltungen.

Instruktion

»Bitte schauen Sie sich die beiden Anordnungen jetzt einmal an … was fällt Ihnen auf? Wo passt es zusammen? Und wo passt es gerade nicht zusammen? Wie erklären Sie sich das? Wie geht es Ihnen, wenn Sie diese Diskrepanz betrachten?«

Anschließend können mögliche Änderungsoptionen besprochen werden – und bestenfalls konkrete Veränderungsmöglichkeiten, mit denen man schon in der nächsten Woche beginnen kann. Hilfreiche Reflexionsfragen können sein:

»Wenn Sie das so vor sich sehen – gibt es etwas, das sie gerne ändern würden?

Wie könnte das funktionieren?

Was wäre vielleicht ein allererster Schritt in diese Richtung?«

Im Spiegelkabinett des Sinns

In der Auseinandersetzung mit Sinnfragen ist Patient:innen möglicherweise unklar…

- welche Ziele, Werte und Sinnquellen sie aktuell verfolgen,
- welche übernommenen Regeln in ihnen wirken hinsichtlich dessen, was ein sinnvolles Leben ausmache,
- welche Ziele, Werte und Sinnquellen sie gern verfolgen würden.

Insbesondere wollen wir Patient:innen davor schützen, sich an einem »fremden / falschen Sinn« zu orientieren, der in Wirklichkeit nicht ihren eigenen Zielen und Werten entspricht.

John Carpenters Sonnenbrille

Im Film »Sie Leben« (1988) von John Carpenter findet der Protagonist eine besondere Sonnenbrille. Durch ihre Gläser erkennt er geheime Botschaften auf Plakaten, Werbetafeln, in Zeitschriften und im Fernsehprogramm. So tauchen vor ihm Befehle auf wie »GEHORCHE«, »KAUFE«, »SCHLAF WEITER«, »SIEH FERN«, »HEIRATE UND VERMEHRE DICH«. Er erkennt, dass Aliens die Menschheit mithilfe solcher Botschaften in einem Zustand passiver Konsum- und Arbeitsbereitschaft halten.

Vermutlich haben wir es im echten Leben nicht mit einer versteckten Alien-Invasion zu tun, doch wir sind trotzdem ununterbrochen Botschaften mit Erwartungen und Werthaltungen ausgesetzt. Diese Botschaften können wir im Elternhaus empfangen, in der Schule, am Arbeitsplatz, in den Medien, den sozialen Medien und in religiösen Schriften und Gemeinschaften. Nicht immer sind diese Botschaften dazu gedacht, uns zu unterdrücken, häufig sind es gut gemeinte Ratschläge darüber, was im Leben wichtig ist: »Das wichtigste im Leben ist, eine Partnerschaft zu haben«; »Ein richtiger Mann muss erfolgreich sein«; »Frauen werden zum Muttersein geboren«; »Wann immer man kann, muss man anderen helfen«; »Du musst immer du selbst sein«.

Das Fließbandbaby

Wie gesellschaftliche Botschaften das Individuum be- und erdrücken können, stellte die Krautrockband Floh de Cologne 1969 in ihrem Song »Sei ruhig, Fließbandbaby« dar:
»Ich will aber nicht immer nur gehorchen! – Sei ruhig, Fließbandbaby, heiraten!
Ich will aber nicht immer das Gleiche tun! – Sei ruhig, Fließbandbaby, Familie gründen!
Ich will aber nicht immer arbeiten gehen und Haushalt machen. – Sei ruhig, Fließbandbaby, Auto kaufen!
Ich will aber nicht immer nur Kinder kriegen, arbeiten und Haushalt machen! – Sei ruhig, Fließbandbaby, Haus bauen!«

Wenn Menschen von außen betrachtet ein erfülltes Leben haben, in dem sie sich für viele Lebensbereiche engagieren, und trotzdem keine Sinnerfüllung erleben, dann liegt nahe, dass sie dem falschen Sinn folgen – einem Sinn, den sie bspw. von den Eltern oder aus »der Gesellschaft« übernommen haben, der aber zu ihren wirklichen Werthaltungen und Bedürfnissen nicht passt.

Im Spiegelkabinett des Sinns

Wenn wir Menschen bei einer Neuausrichtung auf Sinnquellen unterstützen, müssen wir ebenfalls das Risiko berücksichtigen, dass sie sich bei der Neuausrichtung an neuen, falschen Sinnquellen orientieren (z. B. an gesellschaftlichen Normen).

Was falsch oder fremd ist, unterliegt dabei nicht unserer Werthaltung als Therapeut:innen; vielmehr gilt es herauszufinden, ob der angestrebte Sinn wirklich den »eigenen« Sinn unserer Patient:innen darstellt.

Dazu können wir eine Intervention einsetzen, die wir ursprünglich zur Diagnostik und Behandlung von Selbstwertproblemen erarbeitet haben; die Intervention und ihre Hintergründe sind an anderer Stelle detailliert dargestellt (Chmielewski & Hanning, 2018; 2021).

Die Intervention basiert auf der Selbstdiskranztheorie von Higgins (1987). Higgins geht in seiner Theorie davon aus, dass Menschen über mehrere miteinander in Beziehung stehende Selbstbilder verfügen. Er nennt sie das *Actual Self*, das *Ought Self* und das *Ideal Self*. Diese Selbstbilder können miteinander in Konflikt geraten, sie können mehr oder weniger weit voneinander entfernt sein. In unseren früheren Behandlungsvorschlägen benennen wir diese Instanzen um in »Bin-Ich«, »Soll-Ich« und »Wunsch-Ich«.

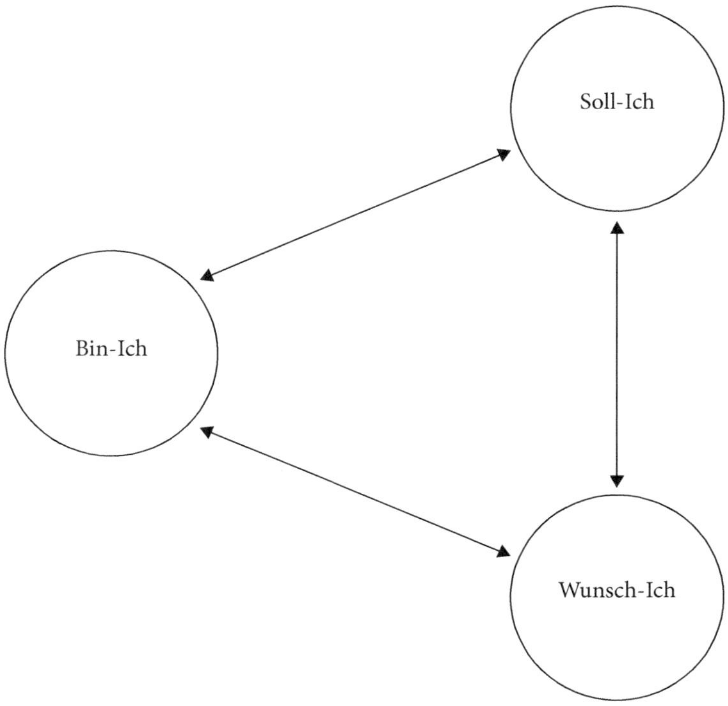

Abbildung 1 Selbstdiskrepanz

Bin-Ich, Soll-Ich, Wunsch-Ich.

- Das Bin-Ich stellt das aktuelle Selbstkonzept dar, das eine Repräsentation unserer Eigenschaften und Fähigkeiten enthält (»Wie bin ich?«),
- das Soll-Ich bildet übernommene Anforderungen und Aufträge ab (»Wie soll ich sein?«),
- das Wunsch-Ich stellt eine sehnsuchtsvolle Vorstellung davon dar, wie ich mir mich selbst und mein Leben wünsche (»Wie wäre ich gern?«).

Im Spiegelkabinett des Sinns

Das Befürchtete Ich. Für die Auseinandersetzung mit Sinnfragen wird ein weiteres Selbstbild betrachtet, das abbildet, wie die Person gerade nicht werden will; es bildet die Befürchtung einer – aus Sicht der Person – negativen Entwicklung ab, die es zu verhindern gilt.

> **Beispiel**
>
> Eine Patientin beschreibt: »In diesem Spiegel sehe ich mich als verbitterte alte Frau. Sie hat alle Freunde verprellt. Das Wichtigste in ihrem Leben ist die Frage, wann die Mülltonnen abgeholt werden. Sie achtet genau darauf, ob die Nachbarn die Mülltonnen an den richtigen Tagen rausstellen. Es ist eine schreckliche Vorstellung, dass ich so werden könnte.«

Das »Feared Self« wurde als Ergänzung zu den drei Selbstbildern der Selbstdiskrepanztheorie entwickelt (Carver et al., 1999). Forschungsbefunde belegen eine wichtige Rolle bei Sozialen Phobien (»Ich will nicht inkompetent wirken«; Cox, 2017) und Zwangsstörungen (»Ich will kein unmoralischer Mensch sein«; Aardema et al., 2019). Carver et al. (1999) beschreiben das »Feared Self« so: »Ihr gefürchtetes Selbst ist die Art von Person, von der Sie befürchten so zu sein oder sich Sorgen darum machen, so zu werden. Es ist durch Persönlichkeitseigenschaften definiert, von denen sie denken, dass Sie sie in Zukunft entwickeln könnten, die Sie aber lieber nicht haben wollen. Es ist nicht notwendig, dass Sie diese Eigenschaften haben, nur, dass Sie verhindern wollen, sie zu haben (S. 786, Übersetzung d. d. Autoren)«.

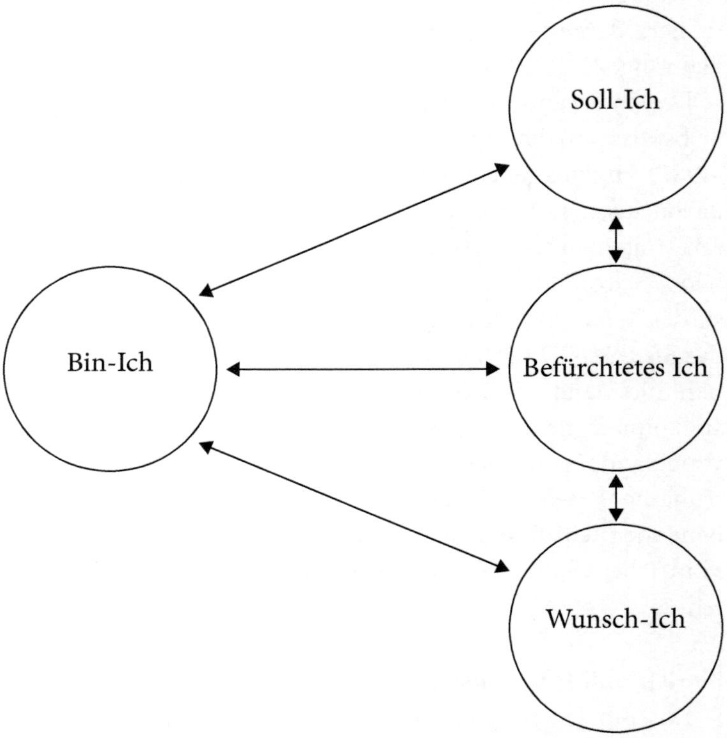

Abbildung 2 Selbstdiskrepanz und das befürchtete Ich

> **Der Schatten**
>
> C. G. Jung, der Begründer der Analytischen Psychologie, beschrieb den »Schatten« als Teil der Persönlichkeit. Er steht für die verborgenen, oft verdrängten Aspekte unserer Persönlichkeit, die wir nicht mit unserem bewussten Selbstbild in Einklang bringen können oder wollen. Diese »Schattenseiten« umfassen alles, was wir an uns ablehnen, fürchten oder nicht wahrhaben wollen – Schwächen, Ängste, verborgene Wünsche, unsympathische Züge oder Impulse. Laut Jung ist die Integration des Schattens ein zentraler Schritt auf dem Weg zur Selbstwerdung, den er sich als Ganz-werdung vorstellt (Jung, 2010).

Im Spiegelkabinett des Sinns

Innere Ratgeber. Soll-Ich und Wunsch-Ich können wir uns als innere Ratgeber vorstellen – das Soll-Ich geht mit uns um wie ein strenger, drohender und strafender Ratgeber, während das Wunsch-Ich uns mit der Aussicht auf schöne Erfahrungen und Belohnungen motiviert: »Du musst das schaffen, sonst passiert etwas Schlimmes« vs. »Versuch doch mal, das könnte toll werden; wenn es nicht klappt, ist es auch nicht so schlimm.« Auch das Befürchtete Ich kann eine Ratgeberfunktion erfüllen, indem es Risiken einer unerwünschten Entwicklung aufzeigt: »Wenn du so weiter machst, wird es schlecht mit dir enden!«

Annäherungs- und Vermeidungsziele. Im Soll-Ich sind Vermeidungsziele repräsentiert; sie werden angestrebt, um etwas Schlechtes zu verhindern (»Ich muss das schaffen, sonst werde ich bestraft / abgewertet / ausgestoßen.«). Das Wunsch-Ich hingegen besteht aus Annäherungszielen; sie werden angestrebt, um etwas Gutes, Angenehmes zu erreichen (»Das will ich schaffen, weil es dann toll / angenehm wird.«). Das Soll-Ich fokussiert also auf die An- und Abwesenheit von Bedrohungen, das Wunsch-Ich auf die An- und Abwesenheit von Belohnungen. Aus diesen unterschiedlichen Motivationen ergeben sich differentielle emotionale Reaktionen: Das Soll-Ich löst eher Gefühle wie Druck, Angst und Schuldgefühle aus, während das Wunsch-Ich im besten Fall Sehnsucht auslöst (»Das wäre so schön, so zu sein / zu leben!«), im schlechteren Fall Traurigkeit (»Es ist so schade, dass ich nicht so sein kann.«). Je größer die Diskrepanzen zum Bin-Ich, umso intensiver die Gefühle. Das Befürchtete ich löst dieselben unangenehmen Gefühle aus wie das Soll-Ich, allerdings mit umgekehrten Vorzeichen: Je ähnlicher das Bin-Ich dem Befürchteten ich (je geringer die Diskrepanz), desto stärker die negativen Gefühle.

Selbstdiskrepanz und das »Wahre Ich«

Diese vereinfachte Form der Selbstdiskrepanztheorie erweist sich als kompatibel mit Vorstellungen humanistischer, (existenziell-)philosophischer und existenziell-psychotherapeutisch-orientierter Autor:inn, die ein »Wahres« von einem »Falschen Selbst« abgrenzen – ein authentisches von einem weniger authentischen: Martin Heidegger (1979) unterscheidet zwischen einem »eigentlichen« und einem »uneigentlichen« Modus des Daseins. Im uneigentlichen Modus lebt das Dasein im Modus des »Man«, indem es sich in gesellschaftlichen Konventionen verliert und seine existenzielle Freiheit nicht wahrnimmt. Sartre spricht von »*Unaufrichtigkeit*« (*mauvaise foi*) (Suhr, 2007), C.G. Jung von der »Persona«, der Maske für die Außenwelt, mit der wir uns zu sehr identifizieren können, die Menschen von einem authentischen Dasein abhalte (Jacobi, 1979). Der Psychoanalytiker Donald Winnicott (1965) sprach von einem »falschen« und einem »wahren« Selbst. Aus therapeutischer Sicht ist es gar nicht so wichtig, ob es eine Entität wie das »Wahre Selbst« gibt, vielleicht handelt es sich hierbei nur um eine Illusion der Authentizität (Kim et al., 2020). Das Gefühl, diesem »Wahren« Selbst näher zu sein, das von vielen Autor:innen mit der Authentizität, der Echtheit, gleichgesetzt wird, führt jedenfalls zu mehr Sinnerleben (Rivera et al., 2019; Sutton, 2020; Schlegel et al., 2009). Ein »Promotion Focus«, der von Annäherungsmotivation geprägt ist, also in Bezug auf das »Wunsch-Ich« vorliegt, scheint stärker mit subjektiv wahrgenommener Authentizität zusammenzuhängen als ein mit Vermeidungsmotivation assoziierter »Prevention Focus« (Kim, Chen et al., 2019), der mit dem »Soll-Ich« stärker in Verbindung steht.

Im Spiegelkabinett des Sinns

Im Spiegelkabinett des Sinns
Die Übung »Im Spiegelkabinett des Sinns« stellt einen Weg dar, diese unterschiedlichen Selbstbilder auf imaginativem Weg kennenzulernen.

Im Folgenden beschreiben wir eine Variante dieser Übung, die auf die Behandlung von Sinnfragen geschärft ist. Der Fokus liegt hier auf den Zielen, Werten und Sinnquellen, die in den vier Selbstbildern repräsentiert sind:

- **Bin-Ich:** Welche Ziele, Werte und Sinnquellen verfolge ich aktuell? Wonach richte ich zurzeit mein Leben aus?
- **Soll-Ich:** Welche Ziele, Werte und Sinnquellen sollte ich verfolgen? Welche Forderungen arbeiten in mir darüber, wonach ich mein Leben ausrichten müsste?
- **Befürchtetes Ich:** Welche Ziele, Werte und Sinnquellen verkörpern eine Entwicklung, vor der ich mich fürchte? Was wäre eine Lebensweise, die ich unbedingt vermeiden möchte? Welche Vorstellungen davon, »wie ich werden könnte«, empfinde ich als abschreckend oder fremd?
- **Wunsch-Ich:** Welche Ziele, Werte und Sinnquellen würde ich gern verfolgen, wenn ich ganz frei entscheiden könnte? Wonach möchte ich mein Leben ausrichten?

Vorbemerkungen. Imaginative Verfahren haben den besonderen Charme, dass Inhalte »am Verstand vorbei« erlebbar gemacht werden, dadurch kommt es zu weniger Selbstzensur und einer höheren emotionalen Aktivierung als im »vernünftigen Gespräch«. Dieser große Vorteil kommt allerdings auch mit einigen Voraussetzungen, die gegeben sein müssen:

- Grundlegende emotionale Stabilität (Kontraindikation: sehr schwere depressive Zustände, akute Suizidalität).
- Intakte Realitätswahrnehmung (Kontraindikation: wahnhaftes Erleben, psychotische oder manische Phasen, stark einschießende Intrusionen oder Flashbacks, hohe Neigung zu Dissoziation).
- Vertrauensvolle therapeutische Beziehung: ermöglicht Patient:innen, sich emotional zu öffnen, einen Teil der Kontrolle abzugeben, sich mit geschlossenen Augen zu entspannen und auf die Instruktion einzulassen. Insbesondere für Menschen mit traumatischen Erfahrungen kann diese Situation bedrohlich wirken.
- Transparenz: Informieren Sie Ihre Patient:innen vor der Übung über den Ablauf, klären Sie offene Fragen.
- Es kann passieren, dass Menschen, denen es sehr schwerfällt, sich emotional zu öffnen und die eine starke Emotionsvermeidung zeigen, sich nicht auf die Übung einlassen können. Dies muss keinen therapeutischen Misserfolg darstellen, sondern liefert eine weitere diagnostische Erkenntnis, mit der weitergearbeitet werden kann.

Aufbau der Übung

Die Übung beginnt mit einer kurzen Entspannungsinstruktion, um den Zugang zu inneren Bildern zu erleichtern. Im entspannten Zustand werden die Patient:innen zur Imagination eines Spiegelkabinetts angeleitet, in dem sie vier verschiedene Spiegelbilder betrachten: Der erste Spiegel zeigt sie so, wie sie tatsächlich sind (Bin-Ich); der zweite so, wie sie sein sollen (Soll-Ich); der dritte so, wie sie auf keinen Fall werden wollen (Befürchtetes Ich) und der vierte so, wie sie gerne wären (Wunsch-Ich).

Im Spiegelkabinett des Sinns

Bei jedem Selbstbild wird der Fokus auf Ziele, Werte und Sinnquellen gelegt.

Bei jedem Spiegelbild wird die Aufmerksamkeit auch auf emotionale Reaktionen und körperliche Begleiterscheinungen gelenkt, zum einen um eine Gefühlsaktivierung zu gewährleisten, zum anderen um die unterschiedlichen Gefühle, die durch die verschiedenen Selbstkonzeptanteile und ihre Diskrepanzen ausgelöst werden, zu eruieren.

Nach der Betrachtung der einzelnen Spiegel werden die Patient:innen im Sinne einer Metaperspektive gebeten, alle vier Spiegelbilder auf sich wirken zu lassen und miteinander zu vergleichen.

Je nachdem, ob die Teilnehmenden während der Imagination reden möchten oder nicht, können die erlebten Inhalte mitgeteilt oder nach der Übung zusammengetragen werden.

Vorbereitung. Bei der Durchführung der Übung sollten Patient:innen bequem sitzen, um die Entspannung zu erleichtern. Die Imaginationsübung soll in einen entspannten, tagträumerischen Zustand versetzen, in dem der Zugang zu inneren Bildern erleichtert ist. Dazu müssen sie sich emotional öffnen, einen Teil ihrer bewussten Kontrolle aufgeben und sich auf die Instruktion einlassen. Während Patient:innen sich so besonders verwundbar machen, kommt Therapeut:innen besondere Verantwortung zu. Die Übung sollte so gestaltet werden, dass die Teilnehmenden möglichst wenig Angst vor Kontrollverlust haben müssen. Dazu sollte das Vorgehen transparent vorbesprochen werden, Patient:innen sollen die Möglichkeit bekommen, offene Fragen vorher zu stellen. Es sollte angekündigt werden, dass die Übung auf Wunsch jederzeit abgebrochen werden kann.

Tipp

Viele Menschen sind mit Imaginationsübungen in erster Linie aus Entspannungskontexten vertraut (z. B. Fantasiereisen). Bitte weisen sie auf jeden Fall darauf hin, dass es sich bei der bevorstehenden Übung nicht um eine Entspannungsübung handelt, sondern um einen Weg, mehr über sich selbst herauszufinden. Kündigen Sie an, dass dabei auch unangenehme Bilder und Gefühle auftreten können.

Die Ankündigung der Übung kann wie folgt lauten:
»Menschen verfügen über mehrere Selbstbilder, die sich mehr oder weniger ähnlich sein können. Zu diesen Selbstbildern können auch unterschiedliche Ideen über ein sinnvolles Leben gehören. Ich würde mit Ihnen heute gerne eine kurze Vorstellungsübung ausprobieren, um diese Selbstbilder kennenzulernen und herauszufinden, welche Ideen Sie darüber vertreten, was im Leben wichtig ist. Einverstanden? Möchten Sie dazu noch etwas fragen, bevor wir beginnen?«

Offene Fragen sollten an dieser Stelle geklärt werden. Danach wird weiter auf die Durchführung vorbereitet:
»Innere Bilder können sich besser entfalten, wenn man entspannt ist. Vielleicht kennen Sie das vom Tagträumen. Ich werde deshalb mit einer kurzen Entspannungsinstruktion beginnen.

Im Spiegelkabinett des Sinns

Danach werde ich Sie in ein Vorstellungsbild begleiten, in dem Sie die vier Selbstbilder kennenlernen können, und danach werde ich Sie wieder zurückbegleiten. Ich werde Sie zwischendurch fragen, ob Sie mir direkt von Ihrer Vorstellung erzählen wollen. Es kann auch gut sein, dass Sie während der Übung nicht sprechen wollen, dann werden wir Ihre Eindrücke nach der Übung zusammentragen.

Es ist wichtig, dass Sie wissen, dass während der Übung auch unangenehme Bilder und Gefühle auftreten können. Es handelt sich nicht um eine Entspannungsübung, sondern um einen Weg, mehr über sich selbst herauszufinden. Wenn es Ihnen zu unangenehm wird, können Sie die Übung aber jederzeit beenden. Dazu müssen Sie nur etwas sagen oder die Hand heben. Natürlich können Sie auch jederzeit die Augen öffnen. Sie werden während der ganzen Übung die Kontrolle behalten. Sollen wir beginnen?«

Die dargestellte Entspannungsinstruktion stellt nur ein Beispiel dar. Wenn Patient:innen Vorerfahrungen mit einer bestimmten Form von Entspannungsinstruktion mitbringen, kann diese Anleitung bevorzugt werden; ebenso können Sie hier Ihrem persönlichen Stil folgen und die Instruktion verwenden, die Ihnen am nächsten liegt.

Bei der Imagination des ersten Spiegelbilds wird gefragt, ob Patient:innen direkt von ihren Vorstellungen berichten wollen. Ist das der Fall, können die mitgeteilten Eindrücke direkt notiert werden; ansonsten trägt man die Eindrücke später gemeinsam zusammen. Von hier an muss die Instruktion variiert werden, je nachdem, ob sie unmittelbar mitteilen, was sie erleben oder die Eindrücke erst später mitteilen wollen.

Wichtig

Bitte beachten Sie: Für manche Menschen ist die Vorstellung, in einen Spiegel zu schauen, mit sehr negativen Assoziationen verbunden. Das ist vor allem dann der Fall, wenn die Person sehr mit ihrer äußeren Erscheinung beschäftigt ist, beispielsweise im Rahmen von Essstörungen oder körperdysmorphen Störungen. Für diese Fälle haben wir eine alternative Instruktion entwickelt, die ohne das Spiegelmotiv auskommt: die Übung »Am Bahnsteig des Sinns« (s. u.).

Instruktion

»Bitte machen Sie es sich bequem. Am besten kann man sich auf innere Bilder einlassen, wenn man die Augen schließt. Falls Ihnen das unangenehm ist, suchen Sie bitte einen Punkt im Raum, auf dem Sie die Augen ausruhen können, ohne abgelenkt zu werden …

Erlauben Sie sich, mit Ihrer Aufmerksamkeit nach innen zu gehen … Wahrscheinlich gehen Ihnen ganz viele Gedanken durch den Kopf, das ist ganz in Ordnung, die werden vermutlich im Lauf der Übung immer weiter in den Hintergrund treten … Wahrscheinlich werden Sie auch Geräusche hören, im Raum oder von draußen … das ist auch in Ordnung, die werden wahrscheinlich auch im Laufe der Übung immer unwichtiger erscheinen … Sollten Sie doch einmal einem Gedanken oder einem Geräusch folgen, lenken Sie Ihre Aufmerksamkeit einfach behutsam wieder zurück zur Übung …

Bitte spüren Sie, wo Ihre Füße den Boden berühren … wo Ihr Körper Kontakt zu Ihrem Stuhl hat … spüren Sie auch, wo der Kontakt wieder aufhört … Bitte spüren Sie, dass Ihr Körper atmet und dass er dabei Bewegungen macht … spüren Sie, dass sich Ihr Brustkorb sanft hebt … und senkt, wenn Sie atmen … spüren Sie, wie die Luft an den Nasenflügeln vorbeiströmt … und erlauben Sie sich mit jedem Ausatmen ein bisschen mehr zu Ruhe zu kommen … mit jedem Ausatmen etwas ruhiger zu werden … so als könnten Sie Stress und Alltagsgedanken einfach ausatmen …«

Im Spiegelkabinett des Sinns

Vorstellungsbild

»Bitte lassen Sie in Ihrer Vorstellung das Bild eines Jahrmarkts entstehen … mit Attraktionen, Orgelmusik und dem Geruch von gebrannten Mandeln und Zuckerwatte in der Luft … Sie laufen über diesen Jahrmarkt und betreten schließlich ein großes Zelt. Sie befinden sich in einem Spiegelkabinett … Sie gehen vorbei an verschiedenen Zerrspiegeln, schließlich stehen Sie vor vier Spiegeln. Einer zeigt Sie so, wie Sie sind … einer zeigt Sie so, wie Sie sein sollten … einer zeigt Sie so, wie Sie keinesfalls werden wollen … einer zeigt Sie so, wie Sie gerne wären …

Bitte schauen Sie in den ersten Spiegel. Dieser Spiegel zeigt Sie so, wie Sie tatsächlich sind. Bitte lassen Sie sich Zeit, damit ein Bild entstehen kann … Vertrauen Sie darauf, dass Bilder ganz von allein entstehen … ohne Anstrengung … und dann lassen Sie dieses Bild auf sich wirken. Wenn Sie möchten, dann beschreiben Sie mir bitte, was Sie sehen … Wenn Sie gerade lieber nicht sprechen wollen, merken Sie sich alles, was Sie sehen, damit wir später darüber sprechen können … Bitte schauen Sie: Was ist das für eine Person, die Sie da im Spiegel sehen? Was macht sie aus? Was ist dieser Person wichtig im Leben? Welche langfristigen Ziele verfolgt sie? Was liegt ihr wirklich am Herzen? … Wofür will sie sich engagieren? … Wonach richtet sie ihr Leben aus? … Bitte achten Sie auch darauf, wie Sie sich fühlen, wenn Sie in diesen Spiegel schauen … vielleicht können Sie auch etwas im Körper spüren …

Bitte lösen Sie sich jetzt vom ersten Spiegelbild und schauen in den zweiten Spiegel. Dieser Spiegel zeigt Sie so, wie Sie sein sollen. Bitte lassen Sie sich auch hier Zeit, damit ein Bild entstehen kann … Vertrauen Sie darauf, dass Bilder ganz von allein entstehen … ohne Anstrengung … und dann lassen Sie dieses Bild auf sich wirken. … Was ist das für eine Person, die Sie da sehen? Was macht sie aus? Was ist dieser Person wichtig im Leben? Welche langfristigen Ziele verfolgt sie? Was liegt ihr wirklich am Herzen? … Wofür will sie sich engagieren? … … Wonach richtet sie ihr Leben aus? … Bitte achten Sie auch darauf, wie Sie sich fühlen, wenn Sie in diesen Spiegel schauen … vielleicht können Sie auch etwas im Körper spüren …

Bitte lösen Sie sich jetzt vom zweiten Spiegelbild und blicken Sie in den dritten Spiegel. Dieser Spiegel zeigt Sie so, wie Sie nicht werden wollen – wie Sie befürchten, vielleicht zu werden … Bitte lassen Sie sich auch hier Zeit, damit ein Bild entstehen kann … Vertrauen Sie darauf, dass Bilder ganz von allein entstehen … ohne Anstrengung … und dann lassen Sie dieses Bild auf sich wirken. Was ist das für eine Person? … Was macht sie aus? Was ist dieser Person wichtig im Leben? Welche langfristigen Ziele verfolgt sie? Was liegt ihr am Herzen? … Wofür will sie sich engagieren? … Wonach richtet sie ihr Leben aus? … Bitte achten Sie auch darauf, wie Sie sich fühlen, wenn Sie in diesen Spiegel schauen … vielleicht können Sie auch etwas im Körper spüren …

Bitte lösen Sie sich jetzt vom dritten Spiegelbild und blicken Sie in den vierten Spiegel. Dieser Spiegel zeigt Sie so, wie Sie gerne wären, wie Sie sich zu sein wünschen … Bitte lassen Sie sich auch hier Zeit, damit ein Bild entstehen kann … Vertrauen Sie darauf, dass Bilder ganz von allein entstehen … ohne Anstrengung … und dann lassen Sie dieses Bild auf sich wirken. Was ist das für eine Person? … Was macht sie aus? Was ist dieser Person wichtig im Leben? Welche langfristigen Ziele verfolgt sie? Was liegt ihr wirklich am Herzen? … Wofür will sie sich engagieren? … Wonach richtet sie ihr Leben aus? … Bitte achten Sie auch darauf, wie Sie sich fühlen, wenn Sie in diesen Spiegel schauen … vielleicht können Sie auch etwas im Körper spüren …

Jetzt lösen Sie bitte die Aufmerksamkeit vom vierten Spiegel und treten in Ihrer Vorstellung ein paar Schritte zurück. Jetzt können Sie alle vier Spiegel sehen. Sie können vom einen zum anderen blicken … Wenn Sie wollen, können Sie Vergleiche anstellen … und bitte achten Sie auch darauf, wie sich Ihr Gefühl ändert, wenn Sie von einem Spiegel zum anderen blicken.

Im Spiegelkabinett des Sinns

Lösen Sie bitte dann die Aufmerksamkeit von den Spiegeln, verlassen Sie das Zelt und treten Sie wieder hinaus auf den Jahrmarkt ins Sonnenlicht.

Jetzt schließen Sie bitte langsam wieder die Bilder in Ihrer Vorstellung ... mit jedem Einatmen können Sie wieder etwas wacher und aufmerksamer werden ... spüren Sie wieder den Stuhl unter Ihrem Körper ... hören Sie wieder die Geräusche im Raum oder von draußen ... stellen Sie sich schon einmal vor, was Sie gleich sehen werden, wenn Sie die Augen öffnen ... dann lassen Sie sich noch Zeit für ein paar ruhige Atemzüge und kommen Sie gleich zu Ihrem eigenen Zeitpunkt mit Ihrer Aufmerksamkeit zurück hier in den Raum.«

Alternatives Vorstellungsbild: Am Bahnsteig des Sinns

Wie oben erwähnt, ist für manche Menschen die Vorstellung, in einen Spiegel zu schauen, mit sehr negativen Assoziationen verbunden. Für diese Fälle haben wir diese alternative Instruktion zur Übung »Im Spiegelkabinett« entwickelt. Auch diese Variante der Übung können wir auf Sinnfragen schärfen.

Bitte berücksichtigen Sie die Vorbemerkungen und die Hinweise zur Vorbereitung der Übung oben. Auch diese Übung beginnt mit einer Entspannungsübung (wie oben), nur das Vorstellungbild wird wie folgt variiert:

Vorstellungsbild

»Bitte stellen Sie sich vor, dass Sie am Bahnsteig auf einen Zug warten ... Beim Warten werden Sie angesprochen von jemandem, der Ihnen sehr ähnlich ist ... Bitte beschreiben Sie diese Person: Was macht sie aus? Zwischen Ihnen und dieser Person kann ein kurzes Gespräch stattfinden. Sie können diese Person alles fragen, was Sie über sie wissen wollen. Was ist dieser Person wichtig im Leben? ... Welche langfristigen Ziele verfolgt sie? ... Was liegt ihr wirklich am Herzen? ... Wofür will sie sich engagieren? ... Wonach richtet sie ihr Leben aus? ... Bitte achten Sie auch darauf, wie Sie sich während dieser Begegnung fühlen ... vielleicht können Sie auch etwas im Körper spüren ... Schließlich beendet diese Person das Gespräch mit Ihnen, weil ihr Zug gleich abfährt.

Eine andere Person spricht Sie an. Diese Person ist genauso, wie Sie selbst eigentlich sein sollen ... Bitte beschreiben Sie diese Person: Was macht sie aus? ... Führen Sie auch mit ihr ein kurzes Gespräch ... Sie können diese Person alles fragen, was Sie über sie wissen wollen ... Was ist dieser Person wichtig im Leben? Welche langfristigen Ziele verfolgt sie? Was liegt ihr wirklich am Herzen? Wofür will sie sich engagieren? ... Wonach richtet sie ihr Leben aus? ... Bitte achten Sie auch darauf, wie Sie sich während dieser Begegnung fühlen ... vielleicht können Sie auch etwas im Körper spüren ... Auch diese Person verlässt den Bahnsteig wieder.

Bald darauf werden Sie von einer dritten Person angesprochen. Diese Person ist so, wie Sie keinesfalls werden wollen, aber vielleicht befürchten zu werden ... Bitte beschreiben Sie auch diese Person: Was macht sie aus? ... Führen Sie auch mit ihr ein kurzes Gespräch ... Fragen Sie diese Person alles, was Sie über sie wissen wollen ... Was ist dieser Person wichtig im Leben? Welche langfristigen Ziele verfolgt sie? Was liegt ihr am Herzen? Wofür will sie sich engagieren? ... Wonach richtet sie ihr Leben aus? ... Bitte achten Sie auch darauf, wie Sie sich während dieser Begegnung fühlen ... vielleicht können Sie auch etwas im Körper spüren ... Schließlich fährt Ihr Zug ein, Sie verabschieden sich und machen sich auf die Reise.

Im Spiegelkabinett des Sinns

Bald darauf werden Sie von einer vierten Person angesprochen. Diese Person ist genauso, wie Sie gerne wären, wie Sie es sich wünschen würden. Bitte beschreiben Sie auch diese Person: Was macht sie aus? … Führen Sie auch mit ihr ein kurzes Gespräch. Fragen Sie diese Person alles, was Sie über sie wissen wollen … Was ist dieser Person wichtig im Leben? Welche langfristigen Ziele verfolgt sie? Was liegt ihr wirklich am Herzen? Wofür will sie sich engagieren? … Wonach richtet sie ihr Leben aus? … Bitte achten Sie auch darauf, wie Sie sich während dieser Begegnung fühlen … vielleicht können Sie auch etwas im Körper spüren … Schließlich fährt Ihr Zug ein, Sie verabschieden sich und machen sich auf die Reise.

Wenn Sie möchten, können Sie die vier Begegnungen noch einmal Revue passieren lassen … Sie können Vergleiche zwischen den vier Personen vornehmen … und bitte achten Sie auch darauf, wie sich Ihr Gefühl ändert, wenn Sie in der Vorstellung von der einen Person zur anderen wechseln …

Jetzt schließen Sie bitte langsam wieder die Bilder in Ihrer Vorstellung … mit jedem Einatmen können Sie wieder etwas wacher und aufmerksamer werden … spüren Sie wieder den Stuhl unter Ihrem Körper … hören Sie wieder auf die Geräusche im Raum und von draußen … stellen Sie sich schon einmal vor, was Sie gleich sehen werden, wenn Sie die Augen öffnen … dann lassen Sie sich noch Zeit für ein paar ruhige Atemzüge und kommen Sie gleich zu Ihrem eigenen Zeitpunkt mit Ihrer Aufmerksamkeit zurück hier in den Raum.«

Auswertung

Nach der Durchführung der Imaginationsübung tragen Sie die Eindrücke gemeinsam zusammen. Nutzen Sie dazu **AB 10** »Auswertung »Im Spiegelkabinett / Am Bahnsteig des Sinns«. Hat die Person schon während der Übung« von ihren Erlebnissen erzählt, haben Sie schon während der Imagination Notizen gemacht, die Sie jetzt gemeinsam besprechen können.

Zur Eröffnung der Nachbesprechung empfehlen wir eine offene Frage wie »Was haben Sie erlebt?«. Das gibt die Gelegenheit, auf alle Aspekte der Übung einzugehen und auch solche Inhalte zurückzumelden, die über die Beschreibung der vier Selbstbilder hinausgehen.

Offenheit. Seien Sie offen auch für ungewöhnliche Äußerungen und Erlebnisse. Die Imaginationsübungen führen bisweilen zu überraschenden Ergebnissen. Nehmen Sie alle Eindrücke aufmerksam auf – mit diesen Erfahrungen lässt sich gut weiterarbeiten.

Typische Konstellationen. Zu Beginn der Therapie wird das Bin-Ich häufig negativ verzerrt gesehen, eingeengt auf bestimmte funktionale Lebensthemen oder Rollen (»Ich funktioniere nur, bin einfach nur Mutter«), wenig erfüllende Inhalte werden genannt.

Das Soll-Ich vermittelt oft strenge, normierte Vorstellungen davon, was ein sinnvolles, »richtiges« Leben angeblich ausmache – bei genauer Betrachtung wirken diese Ansprüche jedoch häufig fremd und unauthentisch (»Das sind gar nicht meine eigenen Werte!«).

Das Befürchtete Ich stellt eine abschreckende Vision einer negativen Entwicklung dar. Diese Vorstellung kann wie ein »umgepolter Kompass« wichtige Werte anzeigen: Wenn ich so nicht werden will, was sagt das darüber, wie ich sein möchte, woran ich mich orientieren will? Das Befürchtete Ich kann auch wünschenswerte Anteile enthalten, die aktuell noch durch das Soll-Ich verboten sind.

Das Wunsch-Ich ist manchmal nur undeutlich ausgeprägt – es fehlt dann ein inneres Bild davon, wie ein Leben aussehen könnte, das sich wirklich sinnvoll anfühlt. Es kann aber auch klar ausgestaltet sein, erscheint aber aufgrund äußerer und innerer Hürden schwer erreichbar.

Im Spiegelkabinett des Sinns

Überschneidung von Soll-Ich und Wunsch-Ich. Manchmal beschreiben Patient:innen, dass zwischen Soll- und Wunsch-Ich keine Diskrepanz erkennbar ist. Das kann zwei Schlüsse zulassen:

(a) Soll und Wunsch sind deckungsgleich. Die Person kann sich glücklich schätzen, denn die Ansprüche, die an sie gestellt werden, decken sich genau damit, wie sie gerne leben möchte.

(b) Die Person hat keinen Zugang zu einer echten Wunsch-Ich-Vorstellung, möglicherweise hat sie nie einen eigenen Entwurf davon angelegt, wie sie sein möchte. Stattdessen sind die Soll-Ich-Regeln so stark internalisiert, dass sie ich-synton erscheinen und das echte Wunsch-Ich überlagern. Das sollte sich in den Gefühlen abbilden: Wenn auch die Wunsch-Ich-Vorstellung eher Gefühle von Druck und Angst erzeugt, handelt es sich vermutlich um ein »verkleidetes Soll-Ich«.

Mehrere Soll-Ichs. Manchmal berichten Patient:innen davon, dass sie mehrere Soll-Ich-Bilder gesehen haben: »Ich habe erst gesehen, wie ich im Beruf sein muss, dann habe ich gesehen, wie ich als Partner:in oder Elternteil sein soll.«

Es ist gut möglich, dass verschiedene Quellen (Eltern, Gleichaltrige, Medien ...) Menschen verschiedene Soll-Ich-Bilder vermittelt haben. Therapeutisch lässt sich dieser Eindruck also aufnehmen und nachvollziehen. Es ist dann möglich, die Soll-Ich-Bilder in der Nachbesprechung voneinander zu trennen oder auch die Imagination erneut durchzuführen und diesmal in der Vorstellung mehrere Soll-Ich-Spiegel bereitzustellen.

Das Vorhandensein mehrerer Soll-Ich-Instanzen kann Menschen die Ursache für die enorme Belastung aufzeigen, die sie aufgrund hoher Anforderungen in vielen Lebensbereichen verspüren. Zum anderen können diese Soll-Ich-Bilder einander auch widersprechen: »Einerseits soll ich möglichst viel arbeiten, Karriere machen und viel Geld verdienen, andererseits soll ich immer für meine Familie da sein.« Patient:innen können dann feststellen: Es ist unmöglich, diese widersprüchlichen Forderungen alle gleichzeitig zu erfüllen – eine innere Zerrissenheit kann die Folge sein: Erfülle ich die Forderungen des einen Soll-Ichs, enttäusche ich das andere Soll-Ich.

Auswertung »Im Spiegelkabinett« / »Am Bahnsteig des Sinns«

Bin-Ich	Soll-Ich	Wunsch-Ich	Befürchtetes Ich
Bitte notieren Sie zu jedem »Ich«: Was macht diese Person aus? Was ist ihr wichtig im Leben? Welche langfristigen Ziele verfolgt sie? Was liegt ihr wirklich am Herzen? Wofür will sie sich engagieren? Wonach richtet sie ihr Leben aus?			
Bitte notieren Sie zu jedem »Ich«: Wie fühlen Sie sich, wenn Sie diese Person ansehen?			

Exploration fremder Sinnvorgaben

In vielen Bereichen unseres Lebens empfangen wir Botschaften darüber, was im Leben wichtig sein soll und was als erstrebenswert angesehen wird.

Solche Botschaften können wir mehr oder weniger offen im Elternhaus erfahren, in Schule, Ausbildung und Beruf, im Freundeskreis, in den Medien, den sozialen Medien oder in philosophischen Ratgebern, religiösen Schriften und Gemeinschaften.

Welche fremden Botschaften wirken vielleicht in Ihnen? Versuchen Sie, aufzuschreiben:

Botschaften meiner Eltern:
Du sollst …

……………………………………………………………………………………………………

Das Wichtigste im Leben ist …

……………………………………………………………………………………………………

Botschaften aus »der Gesellschaft« / den Medien / den sozialen Medien:
Du sollst …

……………………………………………………………………………………………………

Das Wichtigste im Leben ist …

……………………………………………………………………………………………………

Botschaften meiner Freund:innen in der Jugend:
Du sollst …

……………………………………………………………………………………………………

Das Wichtigste im Leben ist …

……………………………………………………………………………………………………

Botschaften meiner heutigen Freund:innen:
Du sollst …

……………………………………………………………………………………………………

Das Wichtigste im Leben ist …

……………………………………………………………………………………………………

Exploration fremder Sinnvorgaben

Botschaften aus meinem Glaubenssystem:
Du sollst …

…………………………………………………………………………………………

Das Wichtigste im Leben ist …

…………………………………………………………………………………………

Botschaften von ………………………………………………………………………:
Du sollst …

…………………………………………………………………………………………

Das Wichtigste im Leben ist …

…………………………………………………………………………………………

Botschaften von ………………………………………………………………………:
Du sollst …

…………………………………………………………………………………………

Das Wichtigste im Leben ist …

…………………………………………………………………………………………

Gibt es Widersprüche zwischen den Botschaften?

…………………………………………………………………………………………

…………………………………………………………………………………………

Was denken Sie heute über diese Botschaften? Finden Sie sie fair und angemessen? Fühlen Sie sich authentisch oder fremd an?

…………………………………………………………………………………………

…………………………………………………………………………………………

Exploration Sinnressourcen

Impliziter Sinn

Viele Patient:innen verfügen über einen impliziten Sinn – Ziele oder Werte, die ihr Verhalten steuern und motivieren. Sie können diesen Sinn vielleicht nicht explizit formulieren – vielleicht verwerfen sie ihn auch als Antwortmöglichkeit, weil er angesichts hoher Ansprüche an Sinnquellen »banal« wirkt.

Hier lässt sich manchmal auch feststellen, dass sie sich aktuell nach den falschen Zielen und Sinnquellen ausrichten oder nicht nach ihren Werthaltungen leben.

Vielleicht können Sie anhand der folgenden Fragen diesen Sinn explorieren und vom impliziten Sinn zum expliziten Sinn kommen. Sie müssen nicht alle Fragen verwenden, wählen Sie die aus, die im Einzelfall passen.

- Worüber denken Sie als erstes nach, wenn Sie morgens aufwachen?
- Worüber denken Sie nach, wenn Sie abends ins Bett gehen?
- Wovon träumen Sie?
- Wovon handeln Ihre Tagträume?
- Um welche Themen kreisen Ihre Grübeleien?
- Welche Aspekte der Zukunft beschäftigen Sie besonders?
- Wofür engagieren Sie sich?
- Wofür investieren Sie Energie, Zeit und Geld? Für was am meisten? Für was am liebsten?
- Wofür brennen Sie?
- Womit erschöpfen Sie sich?
- Wenn man Ihnen alles nehmen würde, was würden Sie am dringendsten zurückhaben wollen? Wofür steht das, was ist das Wichtige daran?

Zusammenfassend: Was sind die wichtigsten Themen? Gibt es ein Thema, das die anderen überstrahlt? Könnte uns das einen Hinweis auf mögliche Sinnquellen geben, die Sie bereits verfolgen? Fühlt sich das stimmig an? Warum? Warum nicht?

Das Gegenteil von sinnlos

Was erleben Sie zurzeit als besonders sinnlos? Warum?
Und was wäre eigentlich das Gegenteil davon? Das Gegenteil von sinnlos?

Sinn in der Vergangenheit

Gab es früher Zeiten, in denen Sie Ihr Leben als sinnvoll / bedeutsam erlebt haben? Was war da anders als heute? Was können wir daraus für die Gegenwart ableiten?

Sinn in der Gegenwart

Gab es in der letzten Woche Dinge, die Sie als sinnvoll empfunden haben?

Sinn in der Zukunft

Wenn Menschen über Sie eine Rede an Ihrem 80. Geburtstag halten, was sollen sie sagen? Und was auf keinen Fall?

Exploration Sinnressourcen

Sinn und Tod
Forschungsbefunde belegen, dass Menschen ihre Werte klarer werden, wenn sie sich Ihrer Sterblichkeit bewusst sind: »Im Angesicht des Todes wird mir klar, was im Leben wirklich zählt.« Wir können diesen Umstand auf mehreren Wegen therapeutisch nutzen:

- »Wenn Sie wüssten, dass Sie nur noch einen Monat zu leben haben – was würden Sie dann tun? Warum?«
- »Stellen Sie sich vor, Ihr Leben ist zu Ende – was soll auf Ihrem Grabstein stehen?«
- »Stellen Sie sich Ihre eigene Beerdigung vor … jemand hält eine Rede über Sie, über Ihr Leben … was soll über Sie gesagt werden?«

Wir können auch den Kontrast hervorheben zwischen den zu erwartenden Ergebnissen des aktuellen Lebenswegs und des erwünschten:

- »Wenn Sie so weitermachen wie bisher … was würde dann nach Ihrem Tod auf Ihrem Grabstein stehen? Wie gefällt Ihnen das? Und was möchten Sie gern auf Ihrem Grabstein lesen? Was müssten Sie dafür ändern?«

Der Geist der zukünftigen Weihnacht

Auch die Hauptfigur in der Weihnachtsgeschichte von Charles Dickens wird vom Geist der zukünftigen Weihnacht damit konfrontiert, wie nach seinem Tod über ihn geredet wird – der Schrecken darüber stellt für Ebenezer Scrooge eine entscheidende Motivation dar, seine Werthaltungen zu ändern, Geiz und Bereicherung auf Kosten anderer abzuschwören und sich stattdessen menschenfreundlich zu verhalten.

In der Praxis zeigt sich, dass Patient:innen die Imagination ihres eigenen Todes oft als unangenehm und erschütternd wahrnehmen. Der Schrecken des Todes mag in der Imagination den positiven Effekt der Klarheit überlagern (Chmielewski at al., 2023).

Sinn bei anderen
Gibt es Menschen, deren Leben Sie als sinnvoll erachten würden? Was genau machen sie?
Gibt es Menschen, von denen Sie denken, dass sie ihr eigenes Leben als sinnvoll erleben? Was machen sie?

Sinn in der Fiktion
Was müsste sich ändern, damit Sie Ihr Leben als sinnvoll erleben konnten? Oder damit Sie weniger leiden in der Auseinandersetzung mit der Sinnfrage?

Sinn ausprobieren

Bei der Auseinandersetzung mit Sinnfragen können wir »Top-down« oder »Bottom-up« arbeiten – also eher theoriegeleitet oder eher erfahrungsgeleitet:

Top-down. In dieser Suchrichtung versuchen wir, von den übergeordneten Kategorien – Sinnquellen, Werte, übergeordnete Ziele – zu konkretem Verhalten zu kommen: Wenn das Ihr Sinn ist, was ist der erste Schritt auf dem Weg dahin?

Bottom-up. In manchen Fällen können wir aber auch »unten anfangen« und mit Verhalten experimentieren. Menschen können so erproben, wie es sich auswirkt, wenn sie sich einer bestimmten Sinnquelle zeitweise widmen – wie es ihr Leben im Konkreten verändert, welche Erfahrungen sich daraus ergeben, wie es sich anfühlt, welche Konsequenzen entstehen. Diese Suchrichtung lohnt sich vor allem bei Menschen, bei denen das Nachdenken im Abstrakten nicht voranführt, oder die im Nachdenken verharren, ohne Verhalten anzustoßen.

Instruktion

Probieren Sie einmal für eine begrenzte Zeit, z. B. für eine Woche, aus, sich besonders an einer Sinnquelle zu orientieren. Welche kommt am ehesten in Frage?

Nehmen wir an, Sie verschreiben sich einer Woche der Quelle [z. B. Generativität]. Wie würde das im Alltag aussehen?

Probieren Sie es doch bis zur nächsten Sitzung einmal aus. Sie können verschiedene Sinnquellen anprobieren, wie man verschiedene Kleider anprobiert. Wenn Sie dann merken, dass es nicht passt, dass es Ihnen nicht gefällt, dass Ihnen die Konsequenzen nicht gefallen, dann können Sie sich wieder neu orientieren.

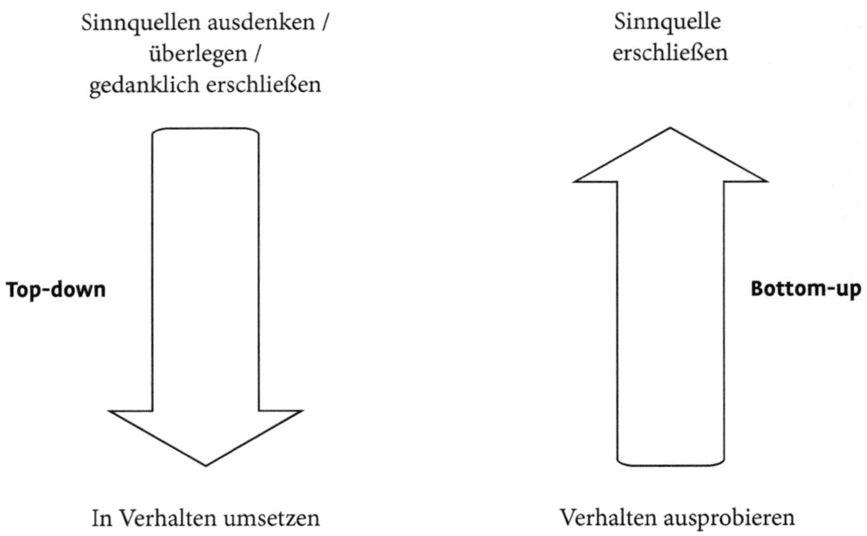

Abbildung Top-down und Bottom-up

Die Pfeil-aufwärts-Technik: Sinnquellen aus Verhalten schließen

Auf der Suche nach möglichen Sinnquellen und bereits bestehenden Sinnressourcen unserer Patient:innen können wir versuchen, Sinn aus dem Verhalten zu erschließen.

Ausgangspunkt können Aktivitäten sein, von denen Patient:innen berichten – am besten solche, die ihnen wichtig erscheinen und / oder auf die sie viel Zeit und Energie verwenden.

Die folgenden Fragen eignen sich, um Ausgangspunkte zu identifizieren:
- Wofür haben Sie sich in den letzten Tagen engagiert?
- Womit haben Sie Ihre Zeit verbracht?
- Wofür haben Sie Kraft investiert?

Pfeil-abwärts-Technik. Die Pfeil-abwärts-Technik (»Vertical Arrow Technique«) ist eine bekannte Intervention aus der kognitiven Therapie, um von automatischen Gedanken auf Grundannahmen zu schließen. Hier wird immer wieder die gleiche Frage gestellt: »Nehmen wir an, das wäre tatsächlich so – was wäre das Schlimme daran?«

Das Ziel ist, mit jeder Frage »eine Ebene tiefer« zu kommen auf dem Weg von automatischen Gedanken zu Grundannahmen. Die Grundannahme ist erreicht, wenn Patient:innen eine deutliche emotionale Veränderung zeigen (z. B. zu weinen anfangen) oder sich gedanklich im Kreis drehen: »Das wäre schlimm, einfach weil es schlimm ist.«

Pfeil-aufwärts-Technik

Auf der Suche nach Sinnquellen schlagen wir statt der Pfeil-abwärts-Technik eine Pfeil-aufwärts-Technik vor. Ausgehend vom konkreten Verhalten stellen wir immer wieder die gleichen Fragen: »Wozu war das gut? Was ist Ihnen daran wichtig?« – um mit jeder Frage »eine Ebene höher« zu kommen auf dem Weg vom konkreten Verhalten zur übergeordneten Sinnquelle.

Die Pfeil-aufwärts-Technik: Sinnquellen aus Verhalten schließen

Beispiel

T: Sie haben erzählt, dass Sie am Wochenende mit den Kindern im Zoo waren, obwohl Sie ziemlich erschöpft waren; und dass das zugleich schön und anstrengend war. Was war Ihnen eigentlich wichtig daran, mit den Kindern in den Zoo zu gehen?

P: Wie meinen Sie das?

T: Wozu war es gut, in den Zoo zu gehen mit den Kindern?

P: Ich wollte, dass wir etwas Schönes als Familie machen. Und dass die Kinder rauskommen und sich austoben können, was anderes sehen.

T: Und warum ist Ihnen das wichtig?

P: Damit es uns als Familie gut geht. Und damit es den Kindern gut geht.

T: Das sind zwei Dinge auf einmal: Es soll der Familie gut gehen, und es soll den Kindern gut gehen.

P: Genau.

T: Wozu ist es gut, wenn es der Familie gut geht?

P: Das finde ich wichtig, damit schöne Stimmung zu Hause herrscht. Dass es auch Highlights gibt. Damit die Familie so ein sicherer Hafen ist für die Kinder.

T: Der Familie soll es gut gehen, damit es den Kindern gut geht?

P: Eigentlich ja.

T: Und wozu soll es den Kindern gut gehen?

P: Wozu es den Kindern gut gehen soll? Das finde ich einfach wichtig. Das finde ich, ist auch unsere Aufgabe als Eltern, dafür zu sorgen, dass es den Kindern gut geht.

T: Und wozu ist das wichtig?

P: Einfach, damit es den Kindern gut geht. Damit sie glückliche Menschen werden. Das finde ich einfach wichtig.

T: Können Sie erkennen, welche Sinnquelle da auftaucht?

P: Mich um meine Kinder kümmern, damit es ihnen gut geht. Fürsorge vielleicht?

Die goldene Mitte

Manche Sinnquellen können schädlich werden, wenn sie einseitig und in übertriebener Weise verfolgt werden (»übermächtiger / einseitiger Sinn«). Das Ziel besteht dann darin, eine Ausgewogenheit wiederherzustellen.

Wenn Menschen feststellen, dass sie einem »falschen / fremden Sinn« folgen, gilt es, die Orientierung von dieser falschen Sinnquelle zu lösen. Häufig besteht die Lösung weder darin, die Sinnquelle ganz aufzugeben, noch das Gegenteil davon zu tun – sondern eine neue Ausgewogenheit herzustellen, eine funktionierende Kompromisslösung.

Dazu können Sie verschiedene Wege anbieten:

Auf dem Papier

Schreiben Sie auf, oder nutzen Sie das **AB 12** »Die goldene Mitte«:

- ▶ Wie genau heißt die Sinnquelle?
- ▶ Welches Sinnproblem besteht: Ist es ein fremder / falscher Sinn? Ist es ein übermächtiger / einseitiger Sinn?
- ▶ Notieren Sie dann in der Tabelle: Was wäre das Gegenteil der Sinnquelle?
- ▶ Überlegen Sie jetzt gemeinsam, was ein guter Punkt zwischen den beiden Extremen wäre.

Beispiel

	Problematische Sinnquelle	**Mittelweg**	**Gegenteil von Spalte 1**
Name / Beschreibung:	Beruflicher Erfolg	Arbeit und Freizeit im Gleichgewicht	Leistungsverweigerung
Was tue / würde ich tun, um diese Sinnquelle zu verwirklichen?	Sehr viel arbeiten, Überstunden	Nur so viel wie nötig arbeiten, pünktlich Feierabend, keine Arbeit am Wochenende	Kündigen, von Bürgergeld leben
Was sind / wären die Konsequenzen?	Erschöpfung, wenig Zeit mit Familie / Kindern, Freunden, Hobbys	Gehalt weiterhin in Ordnung, mehr Zeit für schöne Seiten des Lebens, weniger erschöpft	Viel Zeit – kein Geld

Die goldene Mitte

Als Aufstellübung

- Bilden Sie ein Kontinuum im Raum, markieren Sie die Endpunkte ggf. durch Stühle, Karteikarten o. Ä.
- Bitten Sie die Patientin, auf dem einen Pol die problematische Sinnquelle darzustellen, am besten in Form einer Du-Botschaft, z. B. »Du musst so viel arbeiten, wie du kannst.«
- Bitten Sie sie jetzt, am anderen Pol das Gegenteil darzustellen, z. B. »Du solltest kündigen und immer frei haben.«
- Bitten Sie nun darum, einzuschätzen, wo sie auf dem entstandenen Kontinuum zurzeit steht. Markieren Sie den Punkt für später.
- Prüfen Sie gemeinsam die Versprechungen der beiden Extrempositionen: »Bitte nehmen Sie noch einmal diese Position ein. Was könnte diese Seite sagen, um Sie mehr auf ihre Seite zu locken? Was hat sie anzubieten? Jetzt gehen Sie zur anderen Seite: Was könnte diese Seite anbieten, um Sie mehr auf ihre Seite zu ziehen?«
- Klären Sie den Wunsch der Person: »Wo würden Sie sich langfristig gern hin entwickeln auf diesem Kontinuum?«
- Überlegen Sie gemeinsam: Was wäre der erste Schritt von der aktuellen Position zur Zielposition?

Beweggründe anerkennen

Natürlich handelt es sich hier nur um einen Entwurf in der Fantasie; die praktische Umsetzung kann sich schwierig gestalten. Es kann gewichtige Gründe dafür geben, dass Ihr / Ihre Patient:in sich das Leben so eingerichtet hat, wie es aktuell gestaltet ist. Diese Gründe gilt es anzuerkennen.

Die goldene Mitte

Manche Sinnquellen können schädlich werden, wenn sie einseitig und in übertriebener Weise verfolgt werden (»übermächtiger / einseitiger Sinn«). Das Ziel besteht dann darin, eine Ausgewogenheit wiederherzustellen.

Wie heißt die problematische Sinnquelle?

....

Handelt es sich um einen ☐ fremden / falschen Sinn? ☐ übermächtigen / einseitigen Sinn?

Bitte notieren Sie in die erste Spalte der Tabelle:

Wie heißt die Sinnquelle? Wie zeigt sie sich in Ihrem Verhalten?

Jetzt notieren Sie in der dritten Spalte das Gegenteil dieser Sinnquelle und das genaue Gegenteil des Verhaltens.

Bitte entwerfen Sie schließlich den gesunden Mittelweg zwischen den beiden extremen Positionen. Dieser Weg muss nicht genau in der Mitte liegen, er kann auch näher an Position 1 oder 2 liegen; entscheidend ist die Frage: Welche Position würde Ihnen helfen, Ihr Leben mehr so zu leben, wie Sie es leben möchten?

	Problematische Sinnquelle	**Mittelweg**	**Gegenteil von Spalte 1**
Name / Beschreibung:			
Was tue / würde ich tun, um diese Sinnquelle zu verwirklichen?			
Was sind / wären die Konsequenzen?			

INFO 26 • T

Orientierung aus Reue schöpfen

Sammeln Sie Reuepunkte?
Reue stellt ein belastendes Gefühl dar im Angesicht negativer Konsequenzen vergangener Entscheidungen: »Hätte ich das doch bloß anders gemacht, dann würde es mir heute besser gehen!« Reue können wir vergangenheitsorientiert und zukunftsgerichtet nutzen, um Werte und Sinnquellen zu identifizieren:

Vergangenheitsorientiert
Dieser Weg bietet sich vor allem dann an, wenn Patient:innen von sich aus Reue über vergangene Entscheidungen mitteilen.

Beispiel

»Ich bin damals für meinen Beruf aus meiner Heimatstadt weggezogen, obwohl ich zu Hause meine Freundin hatte und meine Band. Das ist alles kaputt gegangen, weil ich weggezogen bin. Die Fernbeziehung hat nicht funktioniert, und die Band hat sich irgendwann einen neuen Schlagzeuger gesucht, weil ich gar nicht so oft nach Hause fahren konnte, wie die proben wollten.«

Rückblickend bereute Entscheidungen können ein Schlaglicht auf zentrale Werte werfen und als Lehrstück für die Zukunft dienen:

Beispiel

T: Was würden Sie rückblickend sagen – zwischen welchen wichtigen Lebensbereichen haben Sie sich damals entschieden?

P: Tja … Beruf auf der einen Seite … Beziehung, Liebe auf der anderen Seite … Band und Freundschaft auf der anderen Seite. Damals habe ich gedacht, Beruf geht vor. Das war ein Fehler.

T: Was bedeutet das für die Zukunft, für zukünftige Entscheidungen?

P: Ich würde nicht nochmal den Beruf in den Vordergrund stellen. Ich würde da bleiben, wo die Liebe ist, wo die Freunde sind. Und mir lieber da einen schlechteren Job suchen.

Zukunftsorientiert
In Anlehnung an einen Vorschlag von Yalom (2009) können wir fragen:

- Wenn wir uns in fünf Jahren wiedertreffen, und Sie teilen mir mit, dass Sie nichts bereut haben in dieser Zeit – wie haben Sie dann diese Zeit verbracht?
- Wie können Sie die nächsten fünf Jahre so gestalten, dass Sie möglichst wenig bereuen?

Übersicht: Orientierung

Was sind wichtige Sinnquellen für Ihr Leben?	**Wie können Sie diese Sinnquellen in die Tat umsetzen?**
Was sind wichtige Ziele?	**Wie können Sie sich diesen Zielen annähern, was ist der erste Schritt?**
Was sind wichtige Werte?	**Wie realisieren Sie diese Werte?**

5 Zugehörigkeit stärken

Teil eines größeren Ganzen. Das Bedürfnis nach Zugehörigkeit beschreibt den menschlichen Wunsch, Teil eines größeren Ganzen zu sein. Dabei kann es sich um soziale Beziehungen handeln (»Ich bin Teil einer Familie, Teil eines Freundeskreises«) oder um abstraktere Gruppen (»Ich bin Teil einer Bewegung, einer Community, ich bin Weltbürger«). Wenn wir uns zugehörig fühlen, sind wir nicht allein, wir gehören irgendwo hin, irgendwo dazu, und treiben nicht abgetrennt durch ein leeres Universum.

Interpersonelle Bindung vs. Existenzielle Zugehörigkeit. Das Bindungsbedürfnis stellt vermutlich das wichtigste und stärkste psychische Grundbedürfnis von Menschen dar; wir wollen gute Beziehungen zu anderen Menschen herstellen, wir brauchen andere Menschen, um zu überleben und Kinder zu haben. Anhaltende Einsamkeit ist für die meisten Menschen belastend und wirkt sich negativ aus auf die psychische Gesundheit, die körperliche Gesundheit und das Wohlbefinden (Park et al., 2020).

Existenzielle Zugehörigkeit beschreibt ein Erleben auf einer anderen Ebene als soziale Bindung: Wenn ich existenzielle Zugehörigkeit erlebe, spüre ich eine Verbundenheit mit der Welt und der Menschheit, mit größeren abstrakteren Gruppen als die Menschen in meinem Umfeld. Ich könnte mich als Teil der Menschheit zugehörig fühlen oder sogar als Teil der Gemeinschaft fühlender Lebewesen.

Einsamkeit vs. Existenzielle Isolation. Verlieren Menschen Bindung, so droht ihnen interpersonelle oder soziale Einsamkeit: Ich stehe allein ohne andere Menschen da, einsam, ausgestoßen ohne tragfähige Kontakte. Wird das Bedürfnis nach existenzieller Zugehörigkeit nicht erfüllt, erleben Menschen sich als existenziell einsam oder isoliert: nicht nur zwischenmenschlich einsam, sondern allein und verlassen, abgetrennt von allem anderen – ohne existenzielle Heimat. Als Teil existenzieller Isolation gilt das Erschrecken darüber, dass meine ganz persönliche Erfahrung und Sicht der Welt niemals jemandem anderem zugänglich sein wird; so wie ich das Erleben eines anderen Menschen nie vollständig erfahren kann.

Existenzielle Isolation

Yalom (2005, S. 421) erklärt: »Existenzielle Isolation bezeichnet einen unüberbrückbaren Abgrund zwischen sich selbst und anderen Lebewesen. Sie bezeichnet auch eine noch grundlegendere Isolation – eine Trennung zwischen dem Menschen und der Welt.«

Yalom unterscheidet »interpersonale Isolation« – ein unbefriedigtes Bindungsbedürfnis – von »intrapersonaler Isolation«, bei der wir uns abgespalten von Anteilen unserer eigenen Persönlichkeit fühlen, und »existenzieller Isolation«. Hiermit ist das Wissen gemeint, letztlich alleine dazustehen, die letzte Kluft zu anderen, selbst nahen Menschen zu spüren. Auf einer grundlegenden Ebene ist jeder Mensch eine Insel, er ist »auf unerbittliche Weise allein« (Yalom, 2005; S. 419).

Autoren wie Yalom (2005) und Fromm (1941/2021) halten allerdings die Beseitigung von interpersonaler Isolation für einen unbedingt wichtigen Schritt, um die existenzielle Isolation auszuhalten, diese werde »durch zwischenmenschliche Bande in erträglichen Grenzen gehalten« (Yalom, 2005, S. 421).

McKenna-Plumley et al. (2023) haben Menschen nach ihren Erfahrungen mit sozialer und existenzieller Einsamkeit befragt und konnten feststellen, dass 83 % der Befragten existenzielle Einsamkeit erlebt hatten, selbst wenn ihnen der Begriff vor der Befragung nicht bekannt gewesen war. Die meisten dieser Menschen kannten auch soziale Einsamkeit – ein kleiner Anteil jedoch nicht (7 %), was verdeutlicht, dass man sich existenziell isoliert fühlen kann, obwohl man sozial eingebunden ist.

Eine der befragten Personen beschreibt: »Ich fühlte mich getrennt von der Gesellschaft und anderen Menschen. Es war erschreckend zu erkennen, dass andere Menschen niemals in der Lage sein würden, meine Erfahrungen und meine Wahrnehmung nachzuvollziehen oder zu verstehen.«

Eine andere Person erklärt: »Existenzielle Einsamkeit fühlt sich an, als wäre ich allein in einer Leere, die nur ich sehen kann, die für andere nicht existiert oder keine Rolle spielt. Nicht-existenzielle Einsamkeit hingegen macht mich einfach nur traurig« (S. 8).

Häufig werden die beiden Bedürfnisse gemeinsam erfüllt oder frustriert. Wer gute Beziehungen hat, wird sich auch eher existenziell zugehörig fühlen, und wer interpersonell einsam ist, wird sich auch eher existenziell einsam fühlen. Dennoch können die beiden Bedürfnisse auch unabhängig voneinander erfüllt oder frustriert werden: Ein Mensch mit guten Beziehungen kann sich in der Weite des Universums und im letzten Winkel seines Inneren einsam fühlen. Ein Mensch, der einsam und zurückgezogen lebt, kann sich beispielsweise durch seine Religionszugehörigkeit als Teil eines größeren Ganzen fühlen.

Während es in der Wissenschaft wichtig sein kann, interpersonelle Bindung und existenzielle Zugehörigkeit voneinander zu unterscheiden (Gil Álvarez et al., 2023), müssen wir die beiden Bedürfnisse im therapeutischen Kontext nicht trennscharf betrachten: Wenn wir im Bemühen, existenzielle Zugehörigkeit zu fördern, »aus Versehen« auch interpersonelle Bindung verbessern, wird das nur ein Vorteil und kein Nachteil sein.

Die dunkle Seite von Zugehörigkeit

Das menschliche Bedürfnis nach Zugehörigkeit kann leicht zu unethischen Zwecken missbraucht werden. Das finden wir immer dann, wenn Zugehörigkeit zu einer In-Group angeboten wird, die dann andere Out-Groups in feindlicher Weise abwertet. Zugehörigkeit kann dann seinen Ausdruck finden in »Wir schließen uns zusammen, um gegen die anderen zu kämpfen« – so wird das Bedürfnis nach Liebe und Bindung für Hass und Aggression instrumentalisiert.

Unter ethischen Gesichtspunkten ist es wünschenswert, dass Menschen sich mit möglichst großen Gruppen identifizieren, ohne dabei fremde Gruppen abzuwerten: Wenn ich mich als Deutscher identifiziere, kann ich mich von Menschen anderer Nationen abgrenzen und sie abwerten; identifiziere ich mich als Europäer, wird die Gruppe an Nationen, von denen ich mich aggressiv abgrenzen kann, schon kleiner; identifiziere ich mich als Weltbürger, gibt es bezüglich der Nationalität keine Out-Group mehr. Identifiziere ich mich als Mensch, kann ich mich über die Tiere stellen – finde ich hingegen Zugehörigkeit in der Gruppe der »fühlenden Lebewesen«, schrumpft auch hier die Out-Group.

Therapeutische Ansatzpunkte

Um das Erleben von Zugehörigkeit zu erhöhen, können wir

- ressourcenorientiert prüfen, zu welchen Bereichen Patient:innen sich bereits zugehörig fühlen; vielleicht kann man diese Bereiche stärker in den Blick nehmen oder die Zugehörigkeit hier sogar noch ausbauen.
- neue Gruppen / Sphären der Zugehörigkeit erschließen.
- Momente der Zugehörigkeit im Alltag entdecken und ausbauen.

Arbeits- und Informationsblätter

AB 14 Sphären der Zugehörigkeit

Dieses Arbeitsblatt bietet Patient:innen die Möglichkeit, ihr Erleben von Zugehörigkeit auf unterschiedlichen Ebenen einzuschätzen.

AB 15 Kreise des Lebens
Mit diesem Arbeitsblatt können Patient:innen ihre Zugehörigkeit zu konkreten sozialen Gruppen und zu abstrakteren Zusammenhängen reflektieren und darstellen.

INFO 27 Imaginationsübung: Ringe der Zugehörigkeit
Die Übung »Ringe der Zugehörigkeit« dient dazu, die Erfahrung von Zugehörigkeit auf verschiedenen Ebenen über einen imaginativen Zustand emotional spürbar zu machen. Therapeut:innen finden hier eine ausführliche Anleitung zur Durchführung.

AB 16 Aktivitätenaufbau: Zugehörigkeit
Mithilfe dieses Arbeitsblattes können Patient:innen reflektieren und festhalten, welches konkrete Verhalten ihnen dabei helfen kann, Zugehörigkeit zu erleben.

Sphären der Zugehörigkeit

Das Erleben von Zugehörigkeit schützt uns vor dem Gefühl, abgetrennt, einsam und verloren im Universum zu sein. Verbunden fühlen können wir uns in vielen Zusammenhängen, von nah und konkret bis fern und abstrakt.

Bitte schätzen Sie ein:

Ich fühle mich …	**Mit wem? / Beispiel**	**Wie sehr?**
… verbunden mit mir selbst		1 – 2 – 3 – 4 – 5
… als Teil einer Liebesbeziehung		1 – 2 – 3 – 4 – 5
… als Teil einer Kernfamilie		1 – 2 – 3 – 4 – 5
… als Teil einer Verwandtschaft		1 – 2 – 3 – 4 – 5
… als Teil eines Freundeskreises / mehrerer Freundeskreise		1 – 2 – 3 – 4 – 5
… als Teil eines Bekanntenkreises		1 – 2 – 3 – 4 – 5
… verbunden mit Arbeitskolleg:innen		1 – 2 – 3 – 4 – 5
… als Teil eines Unternehmens		1 – 2 – 3 – 4 – 5
… verbunden mit Fremden		1 – 2 – 3 – 4 – 5
… als Teil der Gesellschaft		1 – 2 – 3 – 4 – 5
… als Teil von Interessensverbänden, politischen Gruppen, Gewerkschaften, Vereinen		1 – 2 – 3 – 4 – 5
… als Teil einer Berufsgruppe		1 – 2 – 3 – 4 – 5
… als Teil einer Szene oder Community		1 – 2 – 3 – 4 – 5

Sphären der Zugehörigkeit

Ich fühle mich …	Mit wem? / Beispiel	Wie sehr?
… als Teil einer Glaubensgemeinschaft		1 – 2 – 3 – 4 – 5
… zugehörig zu einer Stadt		1 – 2 – 3 – 4 – 5
… zugehörig zu einem Landstrich / einer Region		1 – 2 – 3 – 4 – 5
… zugehörig zu einem Bundesland		1 – 2 – 3 – 4 – 5
… zugehörig zu einem Land / einer Nation		1 – 2 – 3 – 4 – 5
… als Europäer:in		1 – 2 – 3 – 4 – 5
… als Weltbürger:in		1 – 2 – 3 – 4 – 5
… als Mensch, als Teil der Menschheit		1 – 2 – 3 – 4 – 5
… als Teil der Gemeinschaft fühlender Wesen		1 – 2 – 3 – 4 – 5
… als Teil der Gemeinschaft aller Lebewesen		1 – 2 – 3 – 4 – 5
… als Teil der Natur		1 – 2 – 3 – 4 – 5
… als Teil der Erde		1 – 2 – 3 – 4 – 5
… als Teil des Universums		1 – 2 – 3 – 4 – 5
… verbunden mit Gott / in Religion, Glaube oder Spiritualität verbunden / als Teil eines Weltgeistes		1 – 2 – 3 – 4 – 5

AB 15 • P

Kreise des Lebens

Zugehörigkeit fördert das Sinnempfinden – Menschen, die sich als Teil eines größeren Ganzen erleben, werden ihr Leben eher als sinnerfüllt erleben.

Bitte machen Sie sich Gedanken darüber, zu welchen Gruppen und sozialen Zusammenhängen Sie sich zugehörig fühlen (könnten): Wo gehören Sie dazu? Fühlen Sie sich einer Familie, einem Freundeskreis, einem Kollegium, einem Verein, einer Hobbygruppe, einer Szene, einer Partei, einer weltanschaulichen Gruppe, einer Religionsgemeinschaft zugehörig?

Bitte zeichnen Sie für jede Gruppe, der Sie sich zugehörig fühlen, einen Kreis. Bitte zeigen Sie durch die Kreislinie, wie sehr Sie sich dieser Gruppe zugehörig fühlen: losen Zusammenhang zeigen Sie durch eine gestrichelte Linie, starken Zusammenhang durch eine dicke, durchgezogene Linie. Durch die Größe des Kreises können Sie die Größe der Gruppe anzeigen (s. Beispiel). Sie können auch unterschiedliche Farben verwenden.

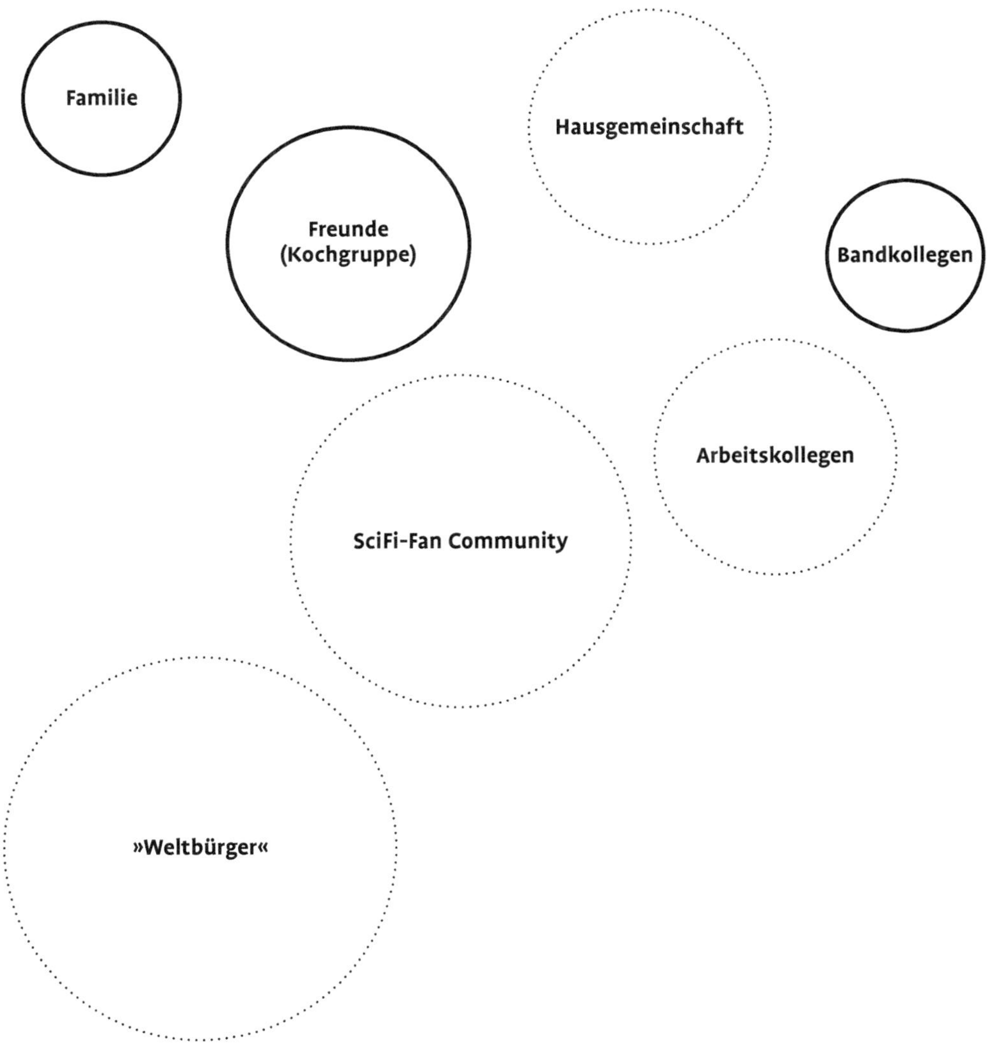

Abbildung Kreise des Lebens – Beispiel

Imaginationsübung: Ringe der Zugehörigkeit

Diese Übung dient dazu, die Erfahrung von Zugehörigkeit auf verschiedenen Ebenen über einen imaginativen Zustand emotional spürbar zu machen.

Vorbemerkungen

Imaginative Verfahren können stärker emotionsaktivierend wirken als ein »vernünftiges Gespräch«. Dieser große Vorteil kommt allerdings auch mit einigen Risiken, sodass einige Voraussetzungen erfüllt sein müssen:

- **Grundlegende emotionale Stabilität:** Liegen sehr schwere depressive Zustände und/oder akute Suizidalität vor, ist die Übung nicht geeignet.
- **Intakte Realitätswahrnehmung:** Ist die Wahrnehmung der Realität eingeschränkt, z. B. durch wahnhaftes Erleben, psychotische oder manische Phasen, stark einschießende Intrusionen / Flashbacks oder eine hohe Neigung zu Dissoziation, ist dies eine Kontraindikation für die Übung.
- **Vertrauensvolle therapeutische Beziehung:** Diese ist von großer Bedeutung, da sie Patient:innen ermöglicht, sich emotional zu öffnen, einen Teil der Kontrolle abzugeben, sich mit geschlossenen Augen zu entspannen und auf die Instruktion einzulassen. Insbesondere für Menschen mit traumatischen Erfahrungen kann diese Situation bedrohlich wirken.
- **Transparenz:** Informieren Sie vor der Übung über deren Ablauf und klären Sie offene Fragen.

Einführung

»Ich möchte mit Ihnen gern eine Vorstellungsübung ausprobieren, in der wir schauen können, welche Menschen – vielleicht auch Tiere – und welche anderen Zusammenhänge in Ihnen vielleicht ein Gefühl der Zugehörigkeit auslösen. Ich werde Ihnen verschiedene Möglichkeiten anbieten, und Sie schauen, wie sich das anfühlt. Wir beginnen mit einer Entspannungsübung, denn man kann sich besser auf innere Bilder einlassen und ein bisschen tagträumen, wenn man entspannt ist. Danach begleite ich Sie in ein Vorstellungsbild und dann aus diesem Bild wieder heraus. Insgesamt dauert die Übung etwa zehn Minuten. Anschließend können wir besprechen, was Sie erlebt haben. Haben Sie noch Fragen?«

Entspannungsinstruktion (beispielhaft)

»Bitte machen Sie es sich bequem. Am besten kann man sich auf innere Bilder einlassen, wenn man die Augen schließt. Falls Ihnen das unangenehm ist, suchen Sie bitte einen Punkt im Raum, auf dem Sie die Augen ausruhen können, ohne abgelenkt zu werden …

Erlauben Sie sich, mit Ihrer Aufmerksamkeit nach innen zu gehen … Wahrscheinlich gehen Ihnen ganz viele Gedanken durch den Kopf, das ist ganz in Ordnung, die werden vermutlich im Lauf der Übung immer weiter in den Hintergrund treten … Wahrscheinlich werden Sie auch Geräusche hören, im Raum oder von draußen … das ist auch in Ordnung, die werden wahrscheinlich auch im Laufe der Übung immer unwichtiger erscheinen … Sollten Sie doch einmal einem Gedanken oder einem Geräusch folgen, lenken Sie Ihre Aufmerksamkeit einfach behutsam wieder zurück zur Übung …

Bitte spüren Sie, wo Ihre Füße den Boden berühren … wo Ihr Körper Kontakt zu Ihrem Stuhl hat … spüren Sie auch, wo der Kontakt wieder aufhört … Bitte spüren Sie, dass Ihr Körper atmet und dass er dabei Bewegungen macht … spüren Sie, dass sich Ihr Brustkorb sanft hebt … und senkt, wenn Sie atmen … spüren Sie, wie die Luft an den Nasenflügeln vorbeiströmt … und erlauben Sie sich mit jedem Ausatmen ein bisschen mehr zu Ruhe zu kommen … mit jedem Ausatmen etwas ruhiger zu werden … so als könnten Sie Stress und Alltagsgedanken einfach ausatmen …«

Imaginationsübung: Ringe der Zugehörigkeit

Vorstellungsbild

Bitte lassen Sie in Ihrer Vorstellung einen weitläufigen Ort entstehen … einen Ort, der sich für Sie wohltuend und sicher anfühlt – dies kann zum Beispiel eine Wiese, ein Strand, eine Waldlichtung oder ein großer Platz sein, was immer Ihnen passend erscheint. Gestalten Sie diesen Ort so, dass er Ihnen gefällt …

Bitte betreten Sie selbst diesen Ort und finden Sie einen Platz, an dem Sie sich wohlfühlen … dort können Sie sich hinstellen oder hinsetzen …

Was sehen Sie? … Was können Sie hören? … Welche Gerüche liegen in der Luft? … Was spüren Sie unter Ihren Füßen?

Nehmen Sie nun wahr, ob Sie eine Verbundenheit zu diesem Ort empfinden, zur Natur … zur Umgebung … Achten Sie auf die Gefühle, die dabei entstehen …

Lassen Sie nun um sich herum in einem Ring … die Menschen (und Tiere) erscheinen, mit denen Sie sich momentan besonders verbunden fühlen – das können Partner:innen, Kinder, Freund:innen (oder Haustiere) sein … Welche Menschen erscheinen hier? … Es ist auch vollkommen in Ordnung, wenn in diesem Moment keine konkreten Personen oder Bilder auftauchen … Bitte spüren Sie in sich hinein und nehmen Sie wahr, welche Gefühle diese Vorstellung auslöst …

Bitte lassen Sie in Ihrer Vorstellung einen weiteren Ring aus Menschen auftauchen … einen größeren Ring, der den ersten umgibt … Lassen Sie in diesem Ring Menschen erscheinen, zu denen Sie ebenfalls eine Verbindung spüren … vielleicht etwas weniger eng – das könnten Bekannte sein … Nachbarn oder Kolleg:innen … Wer erscheint hier? … Nehmen Sie auch die Gefühle wahr, die sich bei dieser Vorstellung einstellen …

Wenn es für Sie stimmig ist, können Sie einen dritten Ring auftauchen lassen, der die anderen umgibt. Hier können Menschen erscheinen, die Sie nicht persönlich kennen, mit denen Sie sich aber über gemeinsame Werte, Interessen oder Erfahrungen verbunden fühlen … Wer erscheint hier? … Welche Gefühle verspüren Sie bei dieser Vorstellung?

Wenn Sie möchten und es sich für Sie stimmig anfühlt, können Sie Ihre Verbundenheit noch weiter ausdehnen – so weit, wie es sich für Sie richtig anfühlt. Vielleicht spüren Sie eine Verbindung mit Ihnen unbekannten Menschen auf der ganzen Erde … mit dem Himmel … den Sternen … dem Universum … oder sogar mit etwas noch Größerem. Achten Sie auch auf die Gefühle, die dabei entstehen.

Ende der Vorstellungsübung

Jetzt schließen Sie bitte langsam wieder die Bilder in Ihrer Vorstellung … mit jedem Einatmen können Sie wieder etwas wacher und aufmerksamer werden … spüren Sie wieder den Stuhl unter Ihrem Körper … hören Sie wieder die Geräusche, die von draußen kommen … stellen Sie sich schon einmal vor, was Sie gleich sehen werden, wenn Sie die Augen öffnen … dann lassen Sie sich noch Zeit für ein paar ruhige Atemzüge und kommen Sie gleich zu Ihrem eigenen Zeitpunkt mit Ihrer Aufmerksamkeit zurück hier in den Raum.«

Nachbesprechung

Nach der Übung ist es wichtig, die Erfahrung in der Übung zu reflektieren. Falls Patient:innen es als Misserfolg erleben, dass sie bei manchen Angeboten keine Zugehörigkeit erleben konnten, betonen Sie, dass es darum geht, herauszufinden, wo Zugehörigkeit spürbar ist; es ist nicht die Aufgabe, sich mit allem verbunden zu fühlen.

Imaginationsübung: Ringe der Zugehörigkeit

Richten Sie gemeinsam das Augenmerk auf die Ressourcen, die zutage getreten sind: Wo war Zugehörigkeit zu spüren? Wie hat dem Patienten das gefallen, wie hat sich das angefühlt? Gibt es Bereiche, in denen die Patientin einen Anflug von Zugehörigkeit gespürt hat, den sie gern ausbauen würde? Würde es sich lohnen, die Übung häufiger durchzuführen? Wünscht der Patient eine Veränderung der Instruktion, z. B. echte Personen mit Namen einfügen, oder manche Bereiche auslassen? Was lässt sich aus der Übung für Leben und Alltag ableiten?

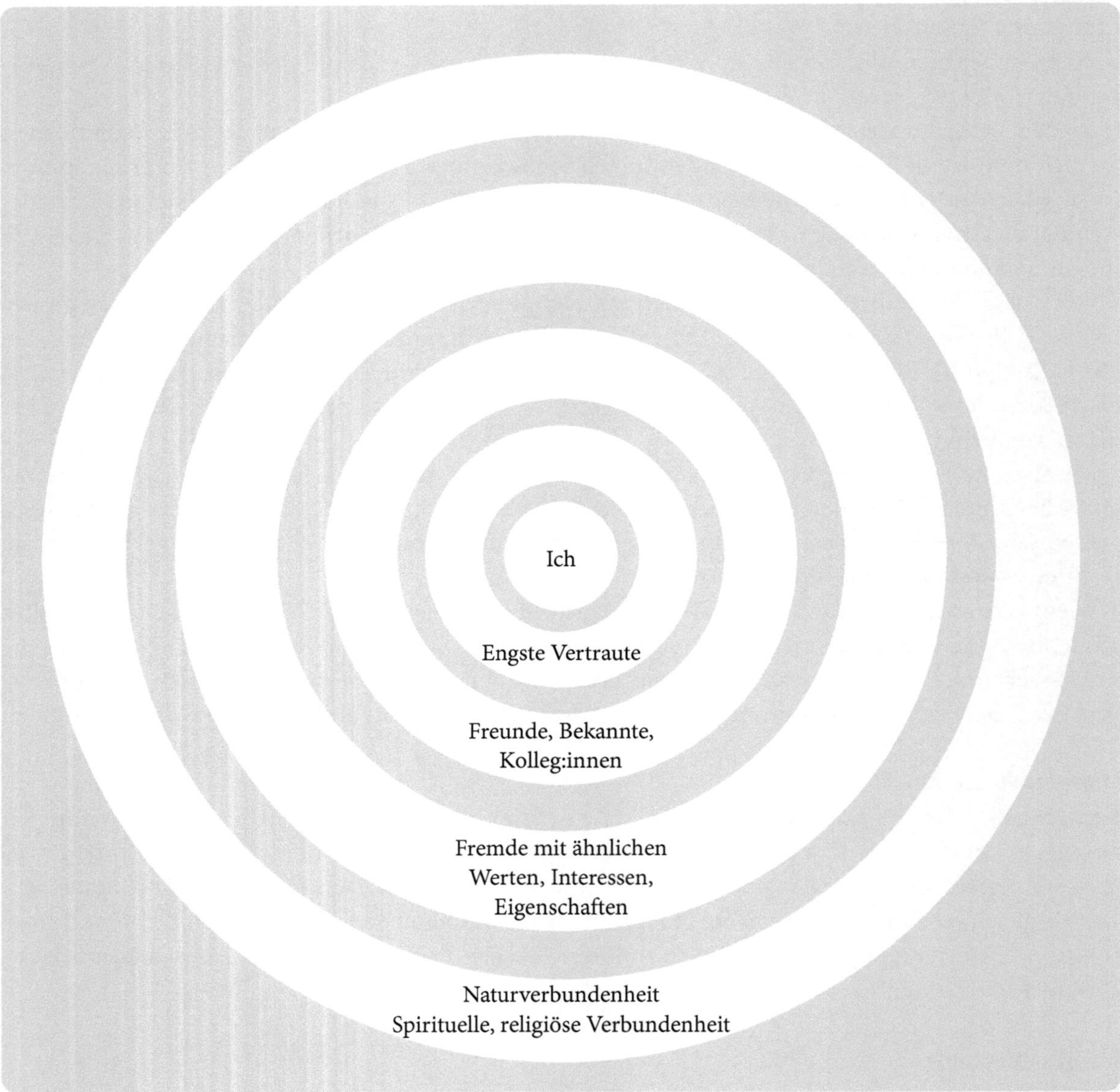
Ich
Engste Vertraute
Freunde, Bekannte, Kolleg:innen
Fremde mit ähnlichen Werten, Interessen, Eigenschaften
Naturverbundenheit
Spirituelle, religiöse Verbundenheit

Abbildung Ringe der Zugehörigkeit

AB 16 • P

Aktivitätenaufbau: Zugehörigkeit

In welchen Bereichen / mit welchen Gruppen erleben Sie zurzeit Zugehörigkeit?	**Könnten Sie das ausbauen?**
Gab es in der Vergangenheit Bereiche, in denen Sie ein Gefühl von Zugehörigkeit erlebt haben?	**Könnten Sie etwas davon wieder aufnehmen?**
Haben Sie eine neue Idee für einen Bereich, in dem Sie Zugehörigkeit erleben könnten?	**Möchten Sie diese Idee in die Tat umsetzen? Was wäre der erste Schritt?**

6 Bedeutsamkeit erhöhen

Es unterstützt das Gefühl von Sinnerfüllung, wenn Menschen sich als bedeutsam erleben. Dazu wollen sie einen Abdruck in der Welt hinterlassen und feststellen: Es macht einen Unterschied, dass es mich gibt. Menschen streben nach dem Gefühl, etwas auf dieser Welt zu bewirken, einen Unterschied zu machen. Dieses Bedürfnis können wir aus mehreren Richtungen verstehen:

Ursache und Wirkung. Menschen denken in Zusammenhängen von Ursache und Wirkung, und diese Art des Denkens hat sich evolutionär an vielen Stellen bewährt. Wird diese Denkschablone auf das eigene Leben angewendet, folgt daraus: »Mein Leben muss doch auch die Ursache für irgendeine Wirkung sein.« Das existenzielle Bedürfnis nach Bedeutsamkeit beschreibt den Wunsch des Menschen, eine Ursache für Veränderung zu sein.

Selbstwirksamkeit. Ganz ähnlich verhält es sich mit dem menschlichen Bedürfnis nach Kompetenz und Selbstwirksamkeit: Menschen möchten sehen, dass ihre Handlungen eine Konsequenz in ihrer Umwelt haben. Bedeutsamkeit können wir verstehen als eine in existenzielle Zusammenhänge gesteigerte Selbstwirksamkeit: Ich möchte nicht nur im Hier und Jetzt einen Einfluss auf meine konkrete situative Umgebung haben, sondern ich möchte auf Dauer eine Spur im Universum hinterlassen.

Symbolische Unsterblichkeit. Menschen wissen, dass sie sterben müssen – wollen als biologisches System aber alles dafür tun zu überleben. Darin sehen der Anthropologe Ernest Becker und die auf seine Ideen aufbauende Terror-Management-Theorie den zentralen Konflikt des Menschen. Um die Todesangst zu begrenzen, können Menschen symbolische Unsterblichkeit anstreben: Ich werde zwar sterben, aber das Andenken an mich und meine Werke wird überdauern. Ein Bedürfnis nach existenzieller Bedeutsamkeit können wir deshalb auch als einen Versuch verstehen, unsere Sterblichkeit zu kompensieren: Wenn ich es schaffe, einen bedeutsamen Abdruck in der Welt zu hinterlassen, werden sich kommende Generationen noch für Jahrhunderte an mich erinnern.

Frustration der Bedeutsamkeit. Das Bedürfnis nach Bedeutsamkeit wird frustriert, wenn Menschen in ihrer Existenz keinen Einfluss auf die Welt – nah oder fern – erkennen können: »Es macht keinen Unterschied, ob es mich gibt oder nicht. Wenn ich tot bin, wird es sein, als hätte es mich nie gegeben.« Die Befürchtung, nach dem Tod vergessen zu werden, geht nachweisbar mit einem verminderten Sinnerleben einher (King & Geise, 2011).

Bescheidenheit. Wenn wir realistisch auf die Bedeutsamkeit der meisten Menschen schauen, so laufen wir schnell Gefahr, frustriert zu werden: Wenige Menschen prägen dauerhaft die Weltgeschichte. Die meisten Menschen werden von ihren Partner:innen und Freund:innen erinnert, von ihren Kindern, sofern sie welche haben, und vielleicht von ihren Enkelkindern. Bis ins Gedächtnis der Urenkelgeneration vorzudringen, ist wenigen vergönnt. Die wenigsten von uns werden neben Marie Curie, Stephen Hawking und Mozart einen dauerhaften Platz im Weltgedächtnis erlangen.

Therapeutische Möglichkeiten. Um das Sinnerleben von Menschen zu fördern, können wir sie dabei unterstützen, sich als bedeutsam zu erleben. Dazu können wir die Aufmerksamkeit stärker auf den Einfluss, den sie auf ihre Umwelt haben, lenken – im Sinne einer Ressourcenperspektive also mehr auf das achten, was bereits vorhanden ist. Andererseits können wir versuchen, den Einfluss der Person zu erhöhen – tatsächlich mehr Bedeutung gewinnen für Menschen und Zwecke, die der Person am Herzen liegen. Engagiert sich eine Person in wichtiger Weise für Werte, die ihr wichtig sind, kommen hier die existenziellen Bedürfnisse nach Bedeutsamkeit und Orientierung zusammen: »Ich mache tatsächlich einen Unterschied.«

Gleichzeitig müssen wir das Streben nach Bedeutsamkeit ggf. auch beschränken: Erstens im Sinne existenzieller Bescheidenheit – wenigen ist es vergönnt, Weltruhm zu erreichen oder eine entscheidende Veränderung in der Weltgeschichte herbeizuführen. Darin kann also nicht das realistische Therapieziel bestehen. Zweitens im Sinne von Balance zu anderen Bedürfnissen: Strebe ich ständig einseitig nach Bedeutsamkeit, ohne einen Sättigungspunkt zu erreichen, laufe ich Gefahr, andere wichtige Bedürfnisse zu vernachlässigen.

Arbeits- und Inforationsblätter

AB 17 Bedeutsamkeit und existenzielle Bescheidenheit
Das Erleben von Bedeutsamkeit kann erschwert werden, wenn Erwartungen an die Auswirkungen des eigenen Handelns in Raum und Zeit überhöht sind. Mithilfe dieses Arbeitsblattes lässt sich der Anspruch an die eigene Bedeutsamkeit reflektieren.

INFO 28 Ich, Stein im Wasser: Hinweise zur Durchführung
Das Leben jedes Menschen löst Wellen aus, wie ein Stein, der ins Wasser geworfen wird. Dieses Infoblatt für Therapeut:innen erklärt, wie sich dieses Bild als Basis für eine Intervention zur Steigerung der wahrgenommenen Bedeutsamkeit nutzen lässt. Es dient der Vorbereitung für das **AB 18** »Ich, Stein im Wasser«.

AB 18 Ich, Stein im Wasser
Mithilfe dieses Arbeitsblattes können Patient:innen ihren Einfluss auf andere Menschen reflektieren, um die wahrgenommene Bedeutsamkeit zu erhöhen.

AB 19 Aktivitätenaufbau: Bedeutsamkeit
Mithilfe dieses Arbeitsblattes können Patient:innen reflektieren und festhalten, wie sie mehr Bedeutsamkeit erleben können und welches konkrete Verhalten ihnen dabei helfen kann.

Bedeutsamkeit und existenzielle Bescheidenheit

Menschen spüren mehr Sinnerfüllung im Leben, wenn sie Bedeutsamkeit erleben. Bedeutsamkeit äußert sich in Gedanken wie:

- Meine Handlungen machen einen Unterschied.
- Ich kann in der Welt etwas bewirken.
- Mein Leben macht einen Unterschied; es ist nicht egal, ob ich lebe oder nicht.
- Menschen werden sich an mich erinnern, weil ich Spuren hinterlasse.

Bedeutsamkeit kann man in sehr unterschiedlichem Ausmaß erleben: Will ich nur die Menschen in meinem direkten Umfeld positiv beeinflussen? Oder alle Menschen auf der Welt? Sollen sich meine Kinder und Enkel an mich erinnern – oder auch noch Menschen in 1.000 Jahren? Bitte prüfen Sie für sich, welche Art von Bedeutsamkeit Sie sich wünschen:

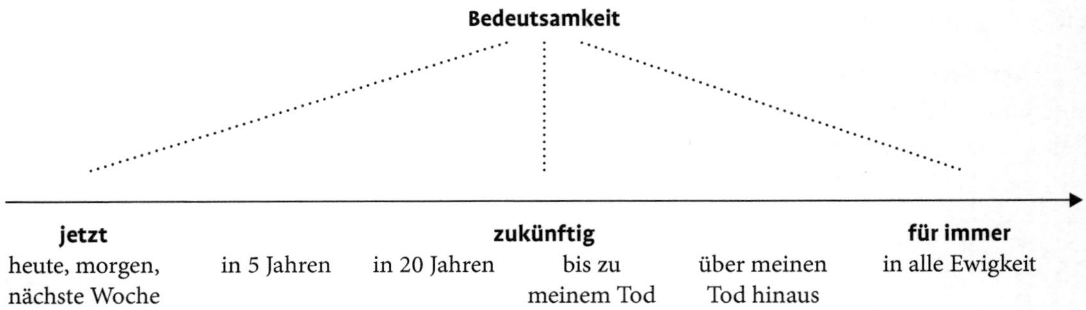

Abbildung 1 Bedeutsamkeit zeitlich

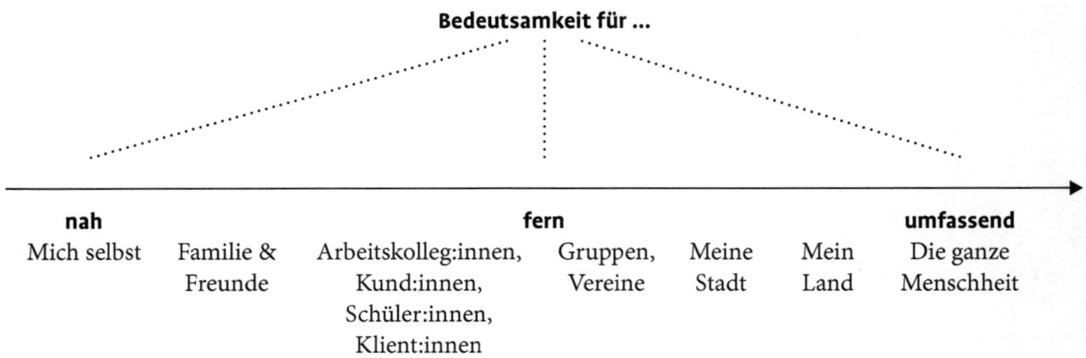

Abbildung 2 Bedeutsamkeit räumlich

Bitte überprüfen Sie im nächsten Schritt: Ist das gewünschte Ausmaß an Bedeutsamkeit realistisch erreichbar? Oder muss dieser Anspruch immer wieder zu Enttäuschung führen?

Im Sinne »existenzieller Bescheidenheit« kann es helfen, sich klarzumachen:

- Nicht jeder muss den Gang der Welt verändern.
- An wenige Menschen wird mehr als zwei Generationen gedacht; an noch weniger Menschen wird Jahrhunderte oder Jahrtausende lang gedacht.
- Wir können nicht alle historisch bedeutsame Persönlichkeiten sein, und das ist in Ordnung.

Ich, Stein im Wasser: Hinweise zur Durchführung

Um das Sinnerleben von Patient:innen zu erhöhen, können wir versuchen, ihr Bedürfnis nach existenzieller Bedeutsamkeit besser zu erfüllen.

Dazu können wir u. a. die Aufmerksamkeit stärker auf die Einflüsse lenken, die die Person bereits auf ihre (soziale) Umwelt hat.

Yalom (2009) beschreibt, dass man als Mensch gar nicht leben kann, ohne Einfluss auf andere Menschen zu haben. Er nennt das den »Welleneffekt«: Jedes menschliche Leben sei wie ein Stein, der ins Wasser geworfen wird – es verursacht ringförmige Wellen auf der Wasseroberfläche, die sich ausbreiten und die Wellen um andere Steine erreichen.

Bedeutsamkeit ist damit nicht nur herausragenden historischen Persönlichkeiten vorbehalten, wenn wir all die kleinen, alltäglichen Auswirkungen unseres Lebens auf andere Menschen in den Blick nehmen.

Beispiel

Ein Patient leidet unter der Vorstellung, dass sein Leben vergebens ist – wenn er tot ist, werde sich niemand an ihn erinnern. Er werde sterben, ohne Kinder zu hinterlassen. Was er vererben könnte, werde weggeworfen. Im Rahmen der Therapie wird in den Blick genommen, welchen Einfluss sein Leben auf andere Menschen haben mag. Der Patient arbeitet als Lehrer und stellt fest, dass er schon durch seinen Beruf einen Einfluss auf viele junge Menschen nimmt. Er kann formulieren, dass dieser Einfluss hoffentlich ein positiver sein wird, und dass er vielleicht einen begrenzten Anteil daran hat, die Weichen in vielen Biografien zu stellen, weil das Interesse für Naturwissenschaften, das er zu vermitteln versucht, die Berufswahl der Schüler:innen beeinflussen mag. Außerhalb des Berufs erkennt er in der Pflege seiner verstorbenen Eltern einen positiven Effekt sowie in seinem Engagement für Naturschutz. Im Anschluss an die Übung zeigt er sich überrascht darüber, wie groß sein Einfluss auf andere Menschen ist, und dass die erreichten Effekte sogar über seinen Tod hinaus andauern können.

Das Arbeitsblatt 18 »Ich, Stein im Wasser« macht Yaloms Idee vom »Welleneffekt« therapeutisch nutzbar. Patient:innen können dort den eigenen Namen in die Mitte des Blattes schreiben und anschließend einzeichnen, welche anderen Menschen sie durch ihr Leben berühren und beeinflussen. Dazu können sie die Art des Einflusses notieren und durch die Anordnung der Kreise die Stärke des Einflusses verdeutlichen.

Durchführung

Sie können das vorbereitet Arbeitsblatt in der Sitzung verwenden oder mit dem Muster im Kopf eine eigene Übersicht gemeinsam in der Sitzung entwerfen, dann sind Patient:innen freier darin, eine eigene stimmige Anordnung der Kreise vorzunehmen. Möglich ist auch, das Blatt als Aufgabe zwischen den Sitzungen mitzugeben, um Erkenntnisse aus der Sitzung zu reflektieren und festzuhalten.

Ich, Stein im Wasser: Hinweise zur Durchführung

Umgang mit möglichen Schwierigkeiten

Es kommt selten vor, dass Menschen gar keinen Einfluss erkennen können. In diesem Fall kann es helfen, den Fokus auf unterschiedliche soziale Rollen und Bereiche zu lenken: »Wie sieht es im Arbeitsumfeld aus? Wie ist es innerhalb der Familie?« Wenn Sie bereits eigene Ideen haben, können Sie die vorschlagen: »Sie haben schon öfter von Ihrer kleinen Nichte erzählt und wieviel Mühe Sie sich geben, wenn Sie sie babysitten. Glauben Sie, dass Sie hier einen Einfluss haben?«

Bei sehr schwer kranken Menschen mit einer langen Vorgeschichte an Hospitalisierung und sozialem Rückzug sind Konstellationen denkbar, in denen Patient:innen wirklich keinen positiven Einfluss entdecken können und uns auch therapeutischerseits keine Idee kommt. In diesen Fällen ist es hilfreicher, andere Interventionen als diese einzusetzen.

Es kann vorkommen, dass Patient:innen einen Einfluss erkennen, aber befürchten, dass sie einen negativen Einfluss hatten: »Durch die Scheidung habe ich das Leben meiner Kinder belastet.« Es kann in solchen Situationen notwendig sein, diese Selbstvorwürfe zunächst auf Stichhaltigkeit zu untersuchen (»Stimmt das überhaupt?«) – aber wahrscheinlich sind Sie zu diesem Zeitpunkt bereits mit der Geschichte der Person vertraut und haben sich mit diesen Themen schon auseinandergesetzt. Ist der Selbstvorwurf gerechtfertigt, gilt es, das Gefühl zu validieren. Schließlich können Menschen wirklich Schaden anrichten und dann sollten wir uns nicht anstrengen, alles Negative »wegzudisputieren«. Anschließend ist es gut, den Blick zu öffnen für negativen, aber auch positiven Einfluss, um zu einem ausgeglichenen Bild zu kommen.

Abschluss und Bilanzierung

Nach der Bearbeitung des Arbeitsblatts bzw. nach Anlegen einer eigenen Skizze lohnt es sich, eine Bilanz zu ziehen: »Wenn Sie sich das so ansehen, was halten Sie davon?« Von dieser Bilanz ausgehend können Patient:innen ggf. weitere Vornahmen treffen: »Ich möchte mir im Alltag häufiger klar machen, welchen Einfluss ich auf meine Schüler:innen habe«, »Ich möchte mich mehr engagieren für das, was mir wichtig ist«

Ich, Stein im Wasser

Unser Leben schlägt Wellen wie die Ringe auf der Wasseroberfläche, wenn man einen Stein ins Wasser wirft. Die Ringe breiten sich aus und erreichen andere Menschen. Bitte überlegen Sie, welche Personen oder Gegebenheiten Sie durch Ihr Leben beeinflusst haben. Welche Wellen schlägt Ihr Leben?

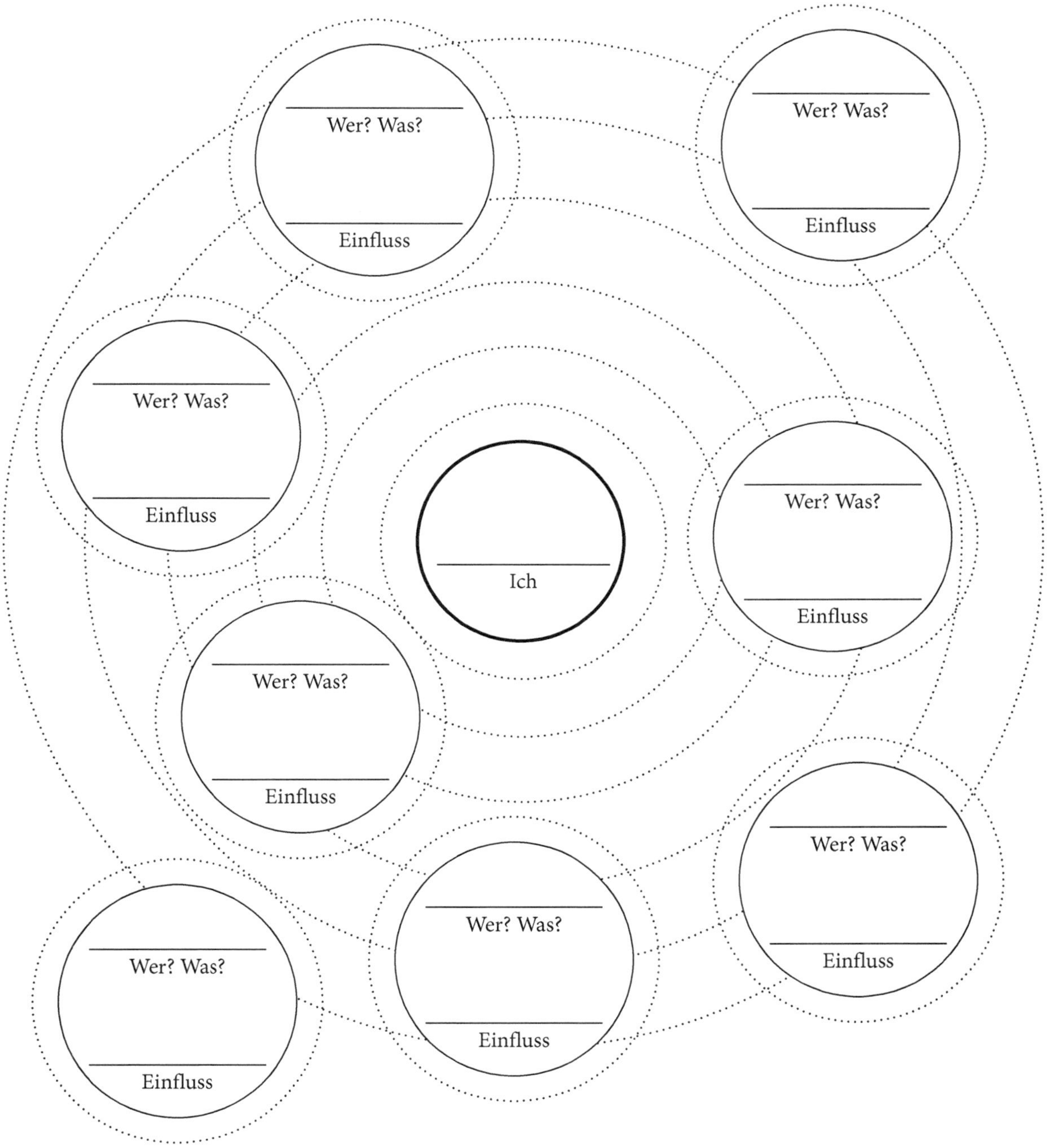

Aktivitätenaufbau: Bedeutsamkeit

Was gibt Ihnen zurzeit ein Gefühl von Bedeutsamkeit?	Könnten Sie diese Aktivität / diesen Bereich ausbauen?
Gab es in der Vergangenheit etwas, das Ihnen ein Gefühl von Bedeutsamkeit gegeben hat?	**Könnten Sie etwas davon wieder aufnehmen?**
Haben Sie eine neue Idee für etwas, das Ihnen ein Gefühl von Bedeutsamkeit geben könnte?	**Möchten Sie diese Idee in die Tat umsetzen? Was wäre der erste Schritt?**

7 Nachvollziehbarkeit fördern

Nachvollziehbarkeit. Das existenzielle Bedürfnis nach Nachvollziehbarkeit (»Kohärenz«) beschreibt, dass Menschen die Welt und ihr Leben in nachvollziehbaren Zusammenhängen sehen möchten. Wir wollen verstehen, wie Ereignisse zueinander in Beziehung stehen, was Ursache und was Wirkung ist. Diese Zusammenhänge zu erkennen (oder anzunehmen), gibt uns den Eindruck von Nachvollziehbarkeit von Vergangenem und Vorhersagbarkeit von Zukünftigem: Ereignisse stehen zueinander in Beziehung, sie geschehen nicht einfach in chaotischem Durcheinander.

Rote Fäden. Auf unser Leben und unsere Biografie bezogen ergeben sich nachvollziehbare Zusammenhänge, wenn wir rote Fäden in unserem Leben erkennen können; Ereignisse und Lebensphasen stehen in Bezug zueinander, ein Ereignis war der Anstoß für das nächste, aus der einen Lebensphase ergibt sich die nächste.

Auch in Bezug auf unser Handeln und unsere Ziele und Werte wünschen wir uns Kohärenz: Mein Verhalten passt zu meinen Zielen, meine Ziele passen zu meinen Werten – damit wird unser Handeln nachvollziehbar, und wir machen nicht einfach irgendwas.

Synonyme. Als alltagstaugliche Synonyme im Therapiealltag lässt sich Stimmigkeit, manchmal auch Ordnung verwenden.

Narrative Strukturen. Erzählstrukturen kann das menschliche Gehirn besonders gut verarbeiten. Sie helfen dabei, einen roten Faden zu erkennen – oder ggf. auch zu erschaffen. Wenn die Phasen meines Lebens inhaltlich stimmig aufeinander aufbauen, kann ich sie wie die Kapitel einer Erzählung oder die Staffeln einer Serie verstehen. Die Erzählstruktur der Heldenreise nach Campbell kann sich besonders dazu eignen, die aktuelle Lebenssituation als Punkt in einer unabgeschlossenen Geschichte zu verstehen.

Die dunkle Seite von Nachvollziehbarkeit

Das Bedürfnis nach Nachvollziehbarkeit kann ausgenutzt werden: Gerade komplexe, unübersichtliche Situationen führen zu einem großen Wunsch nach Erklärung. Hier können Menschen mit vereinfachenden und falschen Erklärungsmodellen manipuliert werden, um sie im Sinne einer Ideologie zu beeinflussen. Das Erzeugen von Feindbildern kann ein solches vereinfachtes Erklärungsmodell darstellen: »Ich habe eine einfache Antwort für euch: An allen Problemen ist diese Gruppe schuld!« Auch die zahlreichen Verschwörungsnarrative sind darauf ausgelegt, mit falschen Informationen das Bedürfnis nach Nachvollziehbarkeit zu erfüllen. Umgekehrt kann auch ein herausgestellter Mangel an Nachvollziehbarkeit dazu verwendet werden, Menschen in einen Zustand hilfloser Ohnmacht zu bringen: »Alles ist so kompliziert und unübersichtlich, man weiß gar nicht mehr, wem man glauben soll, man versteht gar nicht mehr, was richtig und was falsch ist – oder was zu tun wäre.«

Frustration des Bedürfnisses. Das Bedürfnis nach Nachvollziehbarkeit kann durch das Universum und durch uns selbst leicht frustriert werden. Die Ereignisse um uns herum lassen häufig keine übergeordneten Regeln oder Ordnungsprinzipien erkennen. Chaotische Ereignisse widersetzen sich unserem Bedürfnis nach Ordnung und Gerechtigkeit. Wir selbst verhalten uns nicht immer im Einklang mit unseren eigenen Werten, so dass auch hier die Nachvollziehbarkeit erschüttert wird.

Therapeutische Ansatzpunkte

Therapeutisch gilt es einerseits, die Erfahrung von Nachvollziehbarkeit zu fördern, z. B. indem wir biografische Zusammenhänge herausarbeiten und erkennbar machen, wie eine Lebensphase aus der anderen hervorgegangen ist. Andererseits gilt es, überhöhte Ansprüche an Nachvollziehbarkeit zu reduzieren – und gemeinsam auszuhalten, dass manchmal Chaos herrscht und guten Menschen schlechte Dinge zustoßen, ohne dass eine höhere Gerechtigkeit erkennbar wäre.

Arbeits- und Informationsblätter

INFO 29 Der gefährliche Glaube an eine gerechte Welt

Der Glaube an eine gerechte Welt kann Nachvollziehbarkeit stiften, aber auch zu einer großen Belastung werden, wenn er enttäuscht wird; Verzweiflung und Victimblaming sind die Gefahren. In ähnlicher Weise kann das Erleben von Leid und Unrecht religiösen Glauben herausfordern: »Warum lässt Gott das zu?«. Diese Info für Therapeut:innen erläutert die Zusammenhänge und zeigt therapeutische Möglichkeiten auf.

INFO 30 Leben in drei Zeiten

Menschen leben in Vergangenheit, Gegenwart und Zukunft; es erhöht die Nachvollziehbarkeit, wenn wir Verbindungen zwischen den drei Zeiten sehen können. Diese Information für Therapeut:innen erläutert ausführlich die Zusammenhänge von Sinnerleben und den unterschiedlichen Zeitabschnitten des Lebens und führt therapeutische Möglichkeiten auf, mit den drei Zeiten zu arbeiten.

INFO 31 Das Leben als Geschichte

Menschen können gut in Erzählstrukturen denken; es erhöht die Nachvollziehbarkeit, wenn man das eigene Leben als Geschichte versteht. Dieses Informationsblatt für Therapeut:innen erläutert die Hintergründe dazu.

AB 20 Mein Leben als Geschichte

Dieses Arbeitsblatt hilft Patient:innen, ihr eigenes Leben als Geschichte zu verstehen, einzelne Kapitel, Wendepunkte und Zusammenhänge zu erkennen.

INFO 32 Die Heldenreise

Der Monomythos der Heldenreise stellt eine universelle und populäre Erzählstruktur dar. Dieses Informationsblatt für Therapeut:innen erklärt die Stationen der Reise und ermutigt dazu, diese Erzählstruktur auf die eigene Lebensgeschichte und die der Patient:innen anzuwenden. Es dient als Grundlage, um Patient:innen das Konzept der Heldenreise zu erklären, das auf **AB 21** verwendet wird.

AB 21 Meine Heldenreise

Dieses Arbeitsblatt hilft Patient:innen, ihr eigenes Leben oder eine abenteuerliche Episode ihres Lebens als Heldenreise zu verstehen, um durch diese hilfreiche Erzählstruktur die Nachvollziehbarkeit in der eigenen Lebensgeschichte zu erhöhen.

AB 22 Spielfeld Heldenreise

Das Spielfeld stellt die einzelnen Stationen der Heldenreise dar und lässt sich in der Therapiesitzung nutzen, um den (Lebens-)Weg der Patient:innen abzubilden.

AB 23 Rote Fäden

Mit diesem Arbeitsblatt können Patient:innen überdauernde Themen entdecken, die sich aus der Vergangenheit durch die Gegenwart in die Zukunft ziehen, um das Erleben von Nachvollziehbarkeit in der eigenen Lebensgeschichte zu erhöhen.

AB 24 Wichtige Lebensentscheidungen

Wichtige Entscheidungen stellen Kreuzungen auf dem Lebensweg dar. Mithilfe dieses Arbeitsblattes können Patient:innen lebensverändernde Entscheidungen reflektieren, um das Erleben von Nachvollziehbarkeit in der eigenen Lebensgeschichte zu erhöhen.

AB 25 Entscheidungen im Alltag

Wie viele Entscheidungen treffen wir am Tag? Unzählige! Diese Freiheit zu entdecken und die Verantwortung für eigene Entscheidungen zu übernehmen, kann das Erleben von Nachvollziehbarkeit erhöhen. Mit diesem Arbeitsblatt können Patient:innen alltägliche Entscheidungen aufspüren und reflektieren.

INFO 33 Imagination »Glückliches Kind«

Die Rückbesinnung auf das, was Menschen als Kind glücklich gemacht hat, kann dabei helfen, rote Fäden in der eigenen Lebensgeschichte zu entdecken und vielleicht auch wieder aufzunehmen. Dieses Infoblatt für Therapeut:innen erklärt die Durchführung und Auswertung einer Imaginationsübung und das Ableiten konkreter Pläne, um sich zu »verhalten wie ein glückliches Kind«.

AB 26 Nostalgie nutzen

Das Erleben von Nostalgie kann das Sinnerleben fördern. Mithilfe dieses Arbeitsblattes können Patient:innen reflektieren, was ihnen in der Vergangenheit besonders am Herzen gelegen hat und was sich für Gegenwart und Zukunft wieder aufnehmen lassen könnte.

AB 27 Biografische Playlist

Das Erleben von Nostalgie kann das Sinnerleben fördern, und Musik kann ein wirksamer Zugang zum Erleben von Nostalgie sein. Welche Songs waren in verschiedenen Lebensphasen von Bedeutung? Was fühlen Sie, wenn Sie diese Lieder heute noch einmal hören? Mit diesem Arbeitsblatt können Patient:innen diesen Fragen nachgehen.

Der gefährliche Glaube an eine gerechte Welt

Der Glaube an eine gerechte Welt kann Nachvollziehbarkeit schaffen. Er stellt eine wohltuende, beruhigende Erzählung über eine Welt dar, in der die guten Menschen belohnt und die bösen bestraft werden.

Lerner (1980) identifizierte den Glauben an eine gerechte Welt und sah darin einerseits positive Effekte für das Wohlbefinden, betrachtete ihn aber zugleich als »grundlegenden Wahn« und Illusion.

Und tatsächlich: Der Gerechte-Welt-Glaube kann subjektiv zum psychischen Wohlbefinden beitragen (Hafer & Sutton, 2016). Seine dunkle Seite entfaltet der Gerechte-Welt-Glaube, wenn widersprüchliche Ereignisse eintreten: Unschuldige Personen werden Opfer von Krankheit, Katastrophen oder Gewalt.

Victimblaming. Aus diesem Dilemma gibt es zwei Auswege: Ich kann annehmen, dass das Opfer selbst Schuld trägt, weil es sich falsch verhalten hat oder moralisch verdorben ist. Das Victimblaming tritt häufig im Zusammenhang mit häuslicher Gewalt und sexualisierten Übergriffen auf: »Das Opfer war selbst schuld, denn es hat sich falsch gekleidet / falsch verhalten / war zur falschen Zeit am falschen Ort und hätte es besser wissen müssen. Solange ich und meine Angehörigen alles richtig machen und wir uns anständig verhalten, wird uns nichts passieren.« Das Opfer wird schuldig gesprochen, Täter:innen werden entlastet. Besonders schädlich ist Victimblaming, wenn Patient:innen selbst Opfer sind – dann führt es zu (irrationalen) Selbstvorwürfen, wie wir sie oft im Zusammenhang mit Traumafolgestörungen kennen; ein hoher Preis, um den Glauben an eine Gerechte Welt aufrechtzuerhalten.

Auf ähnliche Art können gläubige Menschen, die schwer erkranken, nach einem Fehlverhalten bei sich selbst suchen, das dieses Leid rechtfertigen soll. Auch auf globalem Maßstab kann der Gerechte-Welt-Glaube seine dunkle Seite zeigen: In einer Analyse in 27 europäischen Ländern fanden García-Sánchez et al. (2022) heraus, dass Menschen mit einem Gerechte-Welt-Glauben dazu neigen, soziale Ungerechtigkeiten auf der Welt als »gerecht« und richtig zu rechtfertigen.

Gerechte-Welt-Glaube aufgeben. Statt Opfern die Schuld zu geben, kann man den Glauben an eine gerechte Welt vollständig aufgeben: Guten Menschen kann Schreckliches zustoßen, und auch schlechten Menschen widerfährt Gutes. Was bisher Orientierung und Sicherheit versprach, muss losgelassen werden. Die Welt erscheint dadurch weniger vorhersehbar und kontrollierbar – ich weiß nicht mehr, ob ich und meine Lieben in Sicherheit sein werden, selbst wenn wir alles richtig machen. Unheil kann jederzeit und grundlos über uns hereinbrechen.

Mittelweg. Eine mittlere Lösung kann darin bestehen, den Glauben an eine gerechte Welt zu relativieren, ohne ihn ganz aufzugeben. Dabei wird anerkannt, dass das Leben nicht vollkommen fair ist – aber dass gerechtes Verhalten dennoch oft, wenn auch nicht immer, zu positiven Ergebnissen führt. Diese differenzierte Sicht bewahrt einen Teil des Sicherheitsgefühls, lässt aber Raum für Mitgefühl mit Opfern und Verständnis für die Komplexität von Unglück. Sie erlaubt es, Verantwortung zu übernehmen, ohne Schuld zuzuweisen, und Unsicherheit auszuhalten, ohne in Zynismus zu verfallen.

Der gefährliche Glaube an eine gerechte Welt

Die Theodizee-Frage

Eine wiederkehrende Frage in der Auseinandersetzung mit Leid vor religiösem Hintergrund lautet: Wie kann Gott so etwas zulassen?

Diese »Theodizee-Frage« wurde schon in der Antike gestellt und vor allem im Christentum diskutiert, denn das Bild eines allmächtigen und allgütigen Gottes scheint inkompatibel mit dem Leid in der Welt – wenn Gott allmächtig ist, ist er in der Lage, Leid zu verhindern; wenn er allgütig ist, sollte er es auch wollen. Wieso also lässt Gott das Leiden zu? Die Erfahrung von Leid kann ein religiöses Weltbild erschüttern, weil die Widersprüche von Gottesbild und erlebten Qualen dann unmittelbar vor Augen treten.

Bis heute gilt die Frage auch vielen Theolog:innen als nicht zufriedenstellend beantwortet.

Psychotherapeutische Strategien

Unabhängig von der individuellen Antwort auf die »Warum ich?«-Frage gibt es einige therapeutische Ansatzpunkte für den Umgang mit Leid und der Warum-Frage.

- Akzeptanz des Leids: Leid ist schrecklich, zugleich gehört es zu einem normalen Leben dazu. Es ist völlig in Ordnung, damit zu hadern, doch irgendwann ist es vermutlich hilfreich, trotz des Leides nach vorne zu schauen.
- Normalisieren der Frage: Wir Menschen suchen nach Erklärungen, Kontrolle – natürlich suchen wir auch nach einer solchen Erklärung und nach Möglichkeiten der Einordnung, wenn uns etwas Schreckliches zustößt.
- Helfen, die Universalität des Leidens anzuerkennen: Alle Menschen erleben Leid, Leid gehört zum Leben dazu. Niemand ist allein damit.
- Leidensgenossen suchen, z. B. Selbsthilfegruppen: »Es tut gut, zu spüren, dass ich nicht alleine bin mit meinem Leid. Die anderen in der Gruppe verstehen, wie ich mich fühle.«
- Selbstmitgefühl etablieren: sich selbst wohlwollend betrachten, sich keine Vorwürfe machen.
- Gegebenenfalls vorhandene Schuldgedanken modifizieren.
- Den Gerechte-Welt-Glauben als Illusion entlarven, realistische Kognition erarbeiten: Die Welt ist manchmal gerecht, manchmal nicht. Manchmal passieren guten Menschen gute Sachen, manchmal aber auch schlechte.
- Akzeptanz von Zufall, Sinnlosigkeit, Ungerechtigkeit, Chaos
- Hedonistisch disputieren: Hilft es mir, gegen unabänderliches Leid anzukämpfen?
- Hedonistisch disputieren: Hilft es mir, mir immer wieder dieselbe, letztlich unbeantwortbare Frage nach dem Warum zu stellen?
- Welche Einstellung zum Leid möchte ich einnehmen? Möchte ich z. B. ein Vorbild für andere sein?
- Kann ich mein Leid »nutzen«, um anderen zu helfen, die Ähnliches erleben, z. B. Selbsthilfegruppe gründen, Erfahrungsexperte werden, Genesungsbegleiter:in.
- Auch wenn es in dem Leid erst einmal keinen Sinn gibt, möchte ich diesem Leid irgendeinen Sinn geben? »Was mache ich jetzt damit?«

Leben in drei Zeiten

Unser Selbst wird von vielen Autor:innen als die Geschichte verstanden, die wir uns über uns selbst erzählen. Dieses Narrativ stellt eine kognitive Struktur dar, mit der Menschen ihre Erfahrungen ordnen. Wir ordnen und bewerten unsere Erinnerungen und entwerfen Möglichkeiten für die Zukunft. In der Gegenwart schreiben wir aktiv an unserer Geschichte.

Unsere Identität findet also in allen drei Zeiten statt: Vergangenheit, Gegenwart und Zukunft. Die verschiedenen Fragmente des Lebens können durch eine »Lebensgeschichte« zu einer kohärenten narrativen Identität verbunden werden. Tatsächlich erleben Menschen umso mehr Sinn, wenn die drei Zeiten miteinander eng verknüpft erscheinen – vermutlich, weil Menschen in solchen Verknüpfungen Nachvollziehbarkeit empfinden (King & Hicks, 2021).

Jede Zeit ist auf ihre eigene Weise wertvoll:

Vergangenheit. Die Vergangenheit stellt nach Frankl (1946/2022) die »sicherste Form von Sein überhaupt« (S. 49) dar, denn in ihr kommt es zu einem »Aufbewahrtsein« (S. 49). Nostalgieempfinden in Bezug auf vergangene Erlebnisse hängt – so zeigen es Studien – mit Sinnerleben zusammen.

Gegenwart. Sie ist der Punkt, an dem Vergangenheit und Zukunft aufeinandertreffen. Hier können Menschen bewusst gestalten, Lernerfahrungen, Werte, Hoffnungen und Befürchtungen in konkrete Handlungen übersetzen. Im Hier und Jetzt können Menschen Sinneseindrücke bewusst aufnehmen. In der Gegenwart können wir die Zukunft aktiv gestalten.

Zukunft. Diese Zeit stellt einen Entwurf des Möglichen dar: Mentale Zeitreisen in die Zukunft stellen Simulationen dar, in denen mögliche künftige Szenarien durchgespielt werden, um uns bei der Entscheidungsfindung für unser gegenwärtiges Verhalten zu unterstützen: Von den Ergebnissen dieser gedanklichen Reisen können wir uns anregen lassen, unser Verhalten so zu ändern, dass wir uns von gefürchteten Zukunftsszenarien entfernen und positiven annähern. Wir können unterschiedliche Zukünfte anprobieren und schauen, welche uns am besten gefällt. Die Zukunft unseres Selbsts kann uns auch trösten bezüglich des ebenfalls in der Zukunft liegenden physischen Todes: Reichen die Konsequenzen unseres Handelns über unseren Tod hinaus, kann uns das in Bezug auf unsere Sterblichkeit trösten: »Was wir ausstrahlen in die Welt, die Wellen, die von unserem Sein ausgehen – das ist es, was von uns bleiben wird, wenn unser Sein selbst längst dahingegangen ist« (Frankl 1946/2022, S. 49).

Eine schlüssige Verbindung der drei Zeiten kann in der Therapie dazu verhelfen, dass Patient:innen mehr Nachvollziehbarkeit erleben, sich ihrer Identität sicherer werden und aus vergangenen, auch traumatischen Ereignissen, Sinn schöpfen können (vgl. Bohlmeijer et al., 2008). Sie können überlegen, wie sie mit der Vergangenheit und zurückliegenden Ereignissen in Zukunft umgehen wollen.

Problematische Fixierungen. Wir können bei Patient:innen allerdings auch problematische Fixierungen auf eine Zeit beobachten. Die Balance der drei Zeiten kann aus dem Gleichgewicht geraten. Menschen können zu sehr eine Zeit »bevorzugen« oder »vernachlässigen«. Dieses Ungleichgewicht kann einen vielversprechenden therapeutischen Ansatzpunkt darstellen. Traumatische Ereignisse und bereute Entscheidungen können Menschen in der Gegenwart verfolgen. Muster, die in der Vergangenheit gebildet wurden, können die Wahrnehmung der Gegenwart verzerren. Wenn wir hingegen ausschließlich in der Gegenwart leben, lernen wir vielleicht nicht aus unserer Vergangenheit und berücksichtigen zu wenig die Konsequenzen, die unser Verhalten in der Zukunft haben könnte.

Menschen können auch zu sehr in der Zukunft leben: Sie können z. B. ständig mit Planungen beschäftigt sein oder Befürchtungen durchspielen.

Empfehlenswert ist, alle drei Zeiten, die unsere Identität ausmachen, wertzuschätzen.

Leben in drei Zeiten

Ebenezer Scrooge, die Hauptfigur aus Charles Dickens' Weihnachtsgeschichte, wird in einer Nacht von drei Geistern besucht, die ihn mit seiner Vergangenheit, seiner Gegenwart und seiner Zukunft konfrontieren. Er zieht Schlüsse aus der Vergangenheit und der vorausgesagten Zukunft, um in der Gegenwart seine Werthaltung und sein Verhalten zu ändern.

Am Ende der Geschichte ruft er: »Ich will in der Vergangenheit, in der Gegenwart und in der Zukunft leben. Die Geister von allen dreien sollen in mir lebendig sein. Ich will ihren Lehren mein Herz nicht verschließen« (Dickens, 1843/2013, S. 113).

Tabelle Leben in drei Zeiten

	Vergangenheit	**Gegenwart**	**Zukunft**
+	Aus wichtigen Erfahrungen und Entscheidungen lernen, Dankbarkeit für Beziehungserfahrungen, Aufbewahrung wertvoller Erinnerungen wie Schätze, Nostalgie, Wertschätzung eigener Entwicklungsprozesse	Den Moment genießen / wahrnehmen, Im Hier und Jetzt sein, Schwelgen in positiven Gefühlen / Erlebnissen, Lebendigkeit, bewusste Entscheidungen treffen	Träume, Hoffnungen; die Begrenztheit des Daseins als »Mahner« verstehen, die zu sinnvoll genutztem Leben aufruft; vorsorgen, langfristige Ziele
–	Hadern, Reue, ausschließlich wehmütig den alten Zeiten nachhängen, sich mit sich selbst in der Vergangenheit vergleichen, falsche Entscheidungen bereuen	Impulsivität, Handeln, ohne auf langfristige Konsequenzen zu achten, nicht aus vergangenen Erfahrungen lernen, Ziele in der Zukunft aus den Augen verlieren aufgrund gegenwärtiger Anforderungen	ständig über Negativ-Szenarien nachdenken, zu viel Beschäftigung mit Plänen, Zielen in der Zukunft, Vernachlässigung der Gegenwart

Hilfreiche therapeutische Fragen

- Vergangenheit:
  - »Welche Erinnerungen aus der Vergangenheit geben Ihnen Kraft oder Orientierung?«
  - »Gibt es Ereignisse, an denen Sie innerlich »festhängen«? Was hindert Sie daran, sie zu integrieren oder loszulassen?«
  - »Welche Muster aus der Vergangenheit beeinflussen heute Ihre Wahrnehmung und Entscheidungen?«
  - »Welche Erfahrungen haben Sie geprägt?«
  - »Was könnten Sie aus einer belastenden Erfahrung lernen – für Ihr gegenwärtiges oder zukünftiges Handeln?«

Leben in drei Zeiten

- Gegenwart:
  - »Wie oft sind Sie mit Ihrer Aufmerksamkeit im Hier und Jetzt – und wie fühlt sich das an? Wie bewusst nehmen Sie Ihre gegenwärtigen Sinneseindrücke, Gefühle und Beziehungen wahr?«
  - »Erleben Sie sich aktuell als Gestalter:in Ihres Lebens oder eher als Zuschauer:in?«
- Zukunft:
  - »Welche Zukunftsszenarien malen Sie sich aus – positive wie negative? Was wünschen Sie sich für die Zukunft, was befürchten Sie?«
  - »Gibt es Zukunftsbilder, die Sie lähmen oder überfordern?«
- Balance oder Ungleichgewicht:
  - »Welche Rolle spielt Ihre Vergangenheit, welche Ihre Gegenwart, welche Ihre Zukunft für Sie?«
  - »Empfinden Sie diese Gewichtung als ausbalanciert?«
  - »Wie würde sich Ihr Leben verändern, wenn Sie allen drei Zeiten Aufmerksamkeit schenken würden?«
  - »Welche konkreten Schritte könnten Sie gehen, um mehr Balance zwischen den Zeiten zu erleben?«
  - »Welche Werte begleiten Sie durch alle drei Zeiten? Wie lassen sich diese im Alltag verwirklichen?«

Das Leben als Geschichte

Narrative Strukturen

Menschen können besonders gut mit Geschichten umgehen, mit narrativen Strukturen. An vielen Stellen wird der Mensch als »self-narrator« beschrieben, als »Erzähler seiner Selbst«, ein narratives Wesen. Unsere Narrative organisieren unsere Erlebnisse.

Drei Zeiten

Unser Selbst, unsere Identität, erstreckt sich über Vergangenheit, Gegenwart und Zukunft. Diese drei Zeiten werden zu einer kohärenten Lebensgeschichte zusammengefügt. Innerhalb der unterschiedlichen Zeiten lassen sich dann jeweils verschiedene bedeutungsvolle Aspekte identifizieren. Erinnerungen an die Vergangenheit können heilsam und sinnstiftend sein: Nostalgieempfinden in Bezug auf vergangene Erlebnisse hängt mit Sinnerleben zusammen (Juhl & Routledge, 2013; King & Hicks, 2021). Die Zukunft unseres Selbst wiederum kann sogar unseren physischen Tod überdauern: »Was wir »ausstrahlen« in die Welt, die »Wellen«, die von unserem Sein ausgehen – das ist es, was von uns bleiben wird, wenn unser Sein selbst längst dahingegangen ist« (Frankl 1946/2022, S. 49).

Verknüpfungen

Menschen erleben umso mehr Sinn, wenn die drei Zeiten Gegenwart, Zukunft und Vergangenheit bei ihnen miteinander eng verknüpft erlebt werden – vermutlich, weil innerhalb solcher Verknüpfungen Kohärenz erlebt wird (King & Hicks, 2021).

Positive Bedeutungen

Durch narrative Konstruktionen können negativen Ereignissen positive Bedeutungen beigelegt werden, die verschiedenen Fragmente des Lebens können zu einer kohärenten narrativen Identität zusammenfügt werden (Wong, 2012a; McAdams & McLean, 2013). Eine Studie von Bohlmeijer et al. (2008) konnte zeigen, dass depressive Teilnehmer, die sich an einer Intervention beteiligt haben, bei der es darum ging, negative Erfahrungen in ihre Lebensgeschichte einzuordnen, hinterher mehr Sinn erlebten.

Sinn entstehe oft, indem das gegenwärtige Erleben transzendiert wird und vergangene und zukünftige Aspekte miteinander verknüpft werden – so Baumeister et al. (2020). Sie können nachweisen, dass Menschen sich umso sinnerfüllter fühlen, je mehr sie über die Vergangenheit und die Zukunft nachdenken.

Um das Sinnempfingen im Allgemeinen und das Bedürfnis von Nachvollziehbarkeit im Speziellen zu fördern, können wir Patient:innen deshalb anregen, ihr Leben wie eine Geschichte zu betrachten – die drei Zeiten Vergangenheit, Gegenwart und Zukunft miteinander zu verbinden und einzelne Erlebnisse und Ereignisse in eine narrative Struktur einzubinden.

Mein Leben als Geschichte

Das menschliche Denken und das menschliche Gedächtnis können besonders gut mit Erzählstrukturen umgehen: Was eine Geschichte ist, können wir besser erinnern als unzusammenhängende Informationen, und das Verbinden einzelner Elemente und Erfahrungen kann im Gedächtnis Ordnung schaffen und Nachvollziehbarkeit unterstützen.

Wenn Sie sich Ihr Leben als Geschichte vorstellen, können Sie vielleicht einfacher als sonst Zusammenhänge erkennen, sehen, wie eine Lebensphase aus einer anderen hervorgegangen ist, welche Rolle wichtige Entscheidungen und wichtige Personen gespielt haben.

Stellen Sie sich vor, Ihr Leben wäre eine Geschichte, ein Roman, ein Film, eine Serie …

Wie könnte der Titel lauten?

....

Was wäre das Genre?

....

An welches Buch, welchen Film, welche Serie erinnert Ihr Leben am ehesten?

....

Wie könnten die Kapitel des Buches heißen, oder die Episoden der Serie, die Teile des Films?

....

....

Gibt es eine durchlaufende Handlung? Oder stehen die einzelnen Kapitel, die verschiedenen Episoden, eher getrennt nebeneinander?

....

Welche roten Fäden gibt es?

....

....

Wie gefällt Ihnen das aktuelle Kapitel / die aktuelle Folge / Staffel im Vergleich zu den vorangegangenen?

....

Mein Leben als Geschichte

Wie würden Sie die Geschichte in einem Klappentext knapp zusammenfassen?

....

....

....

Wer sind die Hauptfiguren? Sind Sie selbst die Hauptfigur oder ein Nebencharakter?

....

....

....

Wer sind / waren die Gegenspieler? Wer sind / waren Helfer?

....

....

Was waren die wichtigsten Ereignisse?

....

....

....

Was waren entscheidende Dialoge?

....

....

....

Mein Leben als Geschichte

Was waren wichtige Entscheidungen?

....

....

....

Was waren Schlüsselmomente?

....

....

....

Was sind wesentliche Konflikte? Zwischen welchen Bedürfnissen / Werten fühlt sich die Hauptfigur hin- und hergerissen?

....

....

....

Wie soll die Geschichte weitergehen? Mehr Desselben? Eine ständige Steigerung? Ein langsames Auslaufen? Ein krönender Höhepunkt? Ein überraschender Twist?

....

....

....

Mit welchem Satzzeichen soll die Geschichte enden? Mit einem Punkt? Mit drei Punkten? Einem Ausrufezeichen? Einem Fragezeichen?

....

Die Heldenreise

Menschen können besonders gut in Erzählstrukturen denken. Kaum eine narrative Struktur ist so einprägsam und universell wie die »Heldenreise«, die der Mythologieforscher Joseph Campbell (1949/2008) in zahlreichen Mythen identifiziert hat. Er kommt zu dem Schluss, dass alle großen Erzählungen der Menschheit die gleiche Struktur haben, deshalb nennt er diese Geschichte auch den »Monomythos« – eigentlich erzähle jeder Mythos die gleiche Geschichte, nur in anderer Ausgestaltung: Die Bhagavad Gita, die Lebensgeschichte von Jesus von Nazareth, Die Erzählungen über Buddha, Der kleine Hobbit, Der Herr der Ringe, Star Wars, Harry Potter und viele andere folgen den gleichen Abläufen.

In Bezug auf moderne Erzählungen mag es einen Zirkelschluss geben, denn aus den Erkenntnissen von Campbell sind Anleitungen zum Drehbuchschreiben entstanden, sodass sich viele Filme und Romane bewusst der Heldenreise als Struktur bedienen.

Nach Campbell stellen alle Mythen, die scheinbar von äußeren Abenteuern handeln, in Wirklichkeit metaphorische Umschreibungen des menschlichen Individuationsprozesses dar, der psychischen Weiterentwicklung, der mehrmals im Leben nach diesem Schema ablaufe. Mythen hätten hierbei die Funktion, Menschen bei diesem Wachstumsprozess zu unterstützen (Campbell, ebd.). Dieses Motiv – ein unfreiwilliges Abenteuer der Selbstentwicklung – zieht sich durch die Menschheitsgeschichte. Diese Erkenntnis kann tröstend sein und verzweifelten Sinnsucher:innen Halt geben. Sie spüren so: Ich bin nicht allein! Mein Abenteuer ist zwar mein persönliches, aber der grundsätzliche Ablauf ist archetypisch und ich habe unzählige Leidensgenossen in Vergangenheit, Gegenwart und Zukunft.

Anknüpfung an psychologische Modelle

Die Heldenreise mit ihren Stationen lässt sich gut mit psychologischen Modellen über Veränderung übereinbringen, wie dem »Integrated model of meaning making« von Park (2010) oder dem »Transtheoretischen Modell« von Prochaska und DiClemente (1982). Frankl spricht vom »Aufgabencharakter des Lebens« (Frankl, 1946/2022), Erikson und Erikson (1998, sowie Maree, 2021) sprechen von verschiedenen »Entwicklungsaufgaben«, die wir im Laufe unseres Lebens lösen müssen, deren Bewältigung entscheidend für unsere Identitätsentwicklung ist.

Die Heldenreise als archetypische Erzählstruktur kann somit weit mehr sein als ein mythisches Motiv – sie bietet einen emotional anschlussfähigen Bezugsrahmen für Veränderungsprozesse und den Umgang mit existenziellen Herausforderungen. In der therapeutischen Arbeit ermöglicht sie es, abstrakte psychologische Prozesse bildhaft und erlebbar zu gestalten. Menschen in Krisensituationen können durch diesen narrativen Zugang neue Perspektiven gewinnen: Sie können sich als Held oder Heldin auf ihrem individuellen Abenteuerweg verstehen. Ihre individuelle Herausforderung erscheint nicht mehr als isoliertes Leid, sondern als Manifestation eines sehr menschlichen, prototypischen Abenteuers. Aus einer Reihe herausfordernder Ereignisse macht diese Erzählstruktur eine nachvollziehbare Geschichte – und erfüllt so das Bedürfnis nach Nachvollziehbarkeit / Kohärenz.

Tipp

Bevor Sie Patient:innen diese Erzählstruktur anbieten, machen Sie sich am besten mit eigenen Beispielen mit dem Konzept vertraut – anhand eigener Abenteuer: Auslandssemester, Approbationsausbildung … oder anhand einiger Ihrer Lieblingsgeschichten, Bücher oder Filme. Gerade in Fantasygeschichten ist die Struktur der Heldenreise oft gut zu erkennen.

Die Heldenreise

Das Modell der Heldenreise lässt sich auf vielfältige Weise in der therapeutischen Arbeit nutzen. Es bietet einen wirkungsvollen narrativen Rahmen, um gemeinsam mit Patient:innen individuelle Entwicklungsprozesse zu veranschaulichen. Die Heldenreise kann insbesondere in der Arbeit mit Patient:innen eingesetzt werden, die sich in Umbruchs- oder Entscheidungsphasen befinden – oder Ängste vor Veränderungen haben.

Dabei können Sie das Konzept zunächst im Gespräch einführen und anhand bekannter Geschichten erklären oder die einzelnen Stationen mit der Biografie der Patient:in in Verbindung bringen.

Besonders wirksam ist es, Metaphern aus der Lieblingsliteratur, Filmen oder Serien der Patient:innen heranzuziehen: Welche Figuren verkörpern mögliche Mentor:innen, Gegner:innen oder Verbündete? Welche Erlebnisse erinnern an Prüfungen oder Wendepunkte der eigenen Lebensreise? Welche aktuelle Abenteuerreise vollzieht der / die Patient:in? An welcher Station befindet er / sie sich momentan? Fragen können hier sein:

- »Wo befinden Sie sich gerade innerhalb dieser Struktur?«
- »Was war Ihr Ruf zum Abenteuer?«
- »Welche Hindernisse oder Vermeidungsstrategien stehen Ihnen im Weg?«

Zur Verdeutlichung lässt sich das **AB 22** »Spielfeld Heldenreise« verwenden; darauf lassen sich Hindernisse, Schwellen, Unterstützer oder innere Anteile symbolisch positionieren – etwa mithilfe von Spielfiguren, kleinen Objekten oder beschrifteten Karteikarten. Dieses Vorgehen orientiert sich an Techniken des Monodramas (vgl. Stadler, 2020).

Noch eindrücklicher wird das Erlebnis, wenn die Stationen der Heldenreise räumlich im Therapieraum verteilt werden. Auf diese Weise können Gefühle, Blockaden und Fortschritte emotional und körperlich erfahrbar gemacht werden. Patient:innen werden eingeladen, sich zu bewegen, Perspektiven zu wechseln und sich selbst in den jeweiligen Phasen ihrer Reise zu verorten. Mögliche Impulsfragen können lauten:

- »Wie fühlt es sich an, gerade an diesem Punkt zu stehen?«
- »Welche Gedanken treten an dieser Stelle auf?«
- »Gibt es Handlungsimpulse?«
- »Was hält Sie davon ab, den nächsten Schritt zu wagen? Welche Befürchtungen haben Sie?«
- »Was würde sich verändern, wenn Sie diesen Abschnitt Ihrer Reise meistern?«

Dieses erfahrungsorientierte Arbeiten kann innere Dynamiken, Ressourcen und Widerstände aufschlüsseln und verdeutlichen und kann so konkrete Veränderungsschritte begünstigen.

Meine Heldenreise

Die Heldenreise stellt ein archetypisches Modell der Persönlichkeitsentwicklung dar. Sie beschreibt einen Prozess der Wandlung in klar umrissenen Etappen.

Der Mythenforscher Joseph Campbell hat in allen großen Erzählungen der Menschheit die gleiche grundlegende Struktur erkannt; ihre Stationen bilden die Heldenreise als Geschichte inneren Wachstums.

Die Struktur der Heldenreise mit ihren verschiedenen Stationen lässt sich auch auf das eigene Leben anwenden – auf bevorstehende oder bereits bestandene Abenteuer. So können Sie sich als Heldin oder Held auf Ihrem individuellen Abenteuerweg betrachten. Das kann helfen, persönliche Krisen, Umbrüche oder Lebensentscheidungen besser zu verstehen und in einen größeren Zusammenhang einzubetten. Auch auf sehr konkrete Abenteuer wie eine Berufsausbildung oder einen Auslandsaufenthalt lässt sich diese Erzählstruktur anwenden.

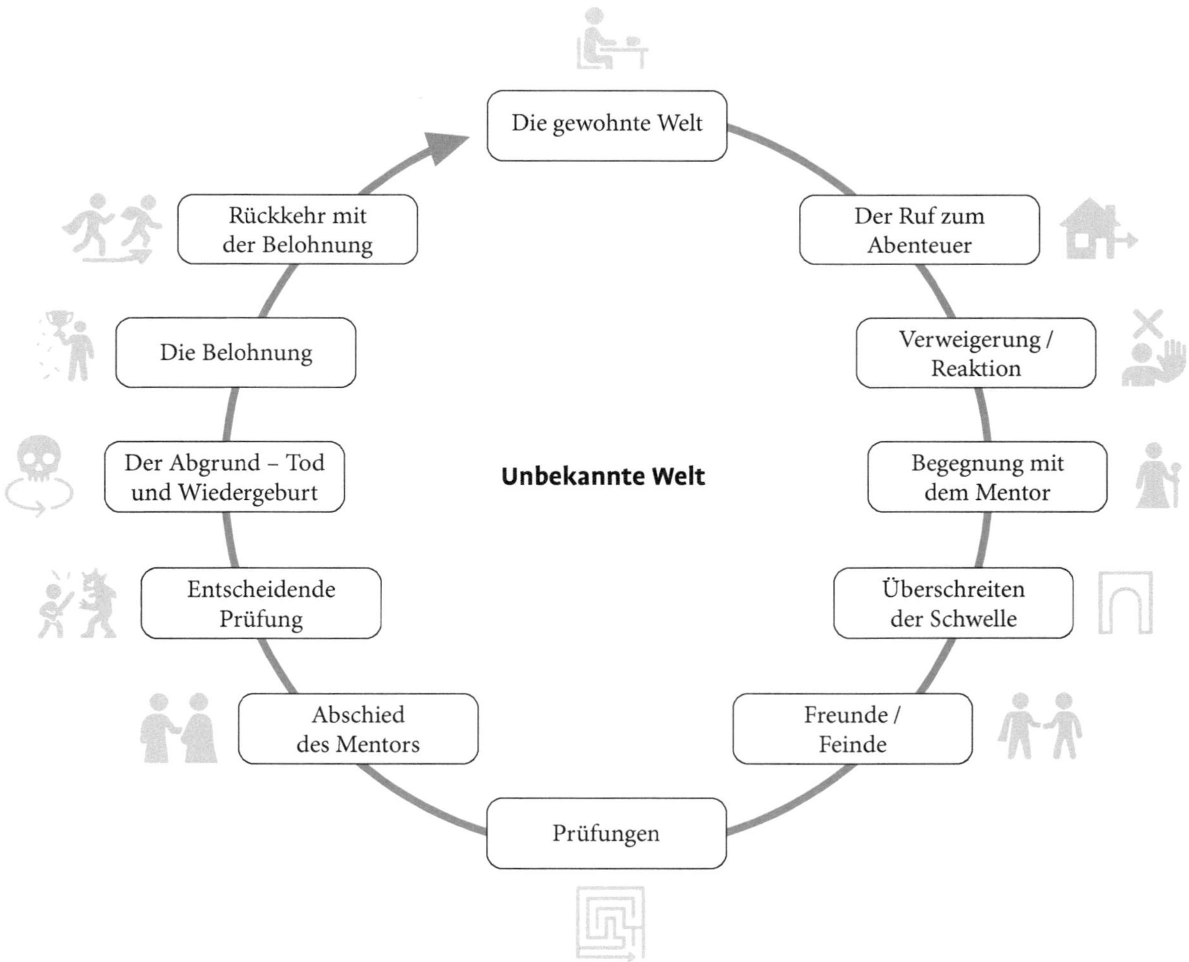

Abbildung Die Stationen der Heldenreise

Meine Heldenreise

Die gewohnte Welt

In der Heldenreise beginnt alles in einer gewohnten Welt – einem sicheren, bekannten Umfeld. Das kann z. B. der aktuelle Beruf, das Familienleben, eine gewohnte Denkweise oder ein bisheriges Selbstbild sein. Oft wirkt diese Welt auf den ersten Blick in Ordnung – doch unter der Oberfläche brodeln Zweifel, im Stillstand wächst Unzufriedenheit oder das Gefühl, dass etwas fehlt.

Fragen Sie sich: Was ist / war das gewohnte Leben vor dem Aufbruch ins Abenteuer?

....

....

....

Der Ruf zum Abenteuer

In den großen Erzählungen ist es oft ein Ereignis, das zum Abenteuer aufruft; eine Krise, eine Erschütterung des gewohnten Lebens. Es kann auch eine Erkenntnis oder die Einladung durch einen Ratgeber / eine Ratgeberin sein.

Fragen Sie sich: Was ist / war der Ruf ins Abenteuer?

....

....

....

Verweigerung / Reaktion

Ruft das Abenteuer, können Zweifel auftauchen: Vielleicht ist es doch besser, in der gewohnten Situation zu bleiben? Traditionell lehnen Heldinnen bzw. Helden dreimal ab, bevor sie die Schwelle ins Abenteuer überschreiten.

Fragen Sie sich: Was sind Zweifel angesichts der Veränderung, des Abenteuers? Sind es vielleicht tatsächlich gute Gründe und es ist besser, dieses Abenteuer nicht einzugehen?

....

....

....

Meine Heldenreise

Begegnung mit dem Mentor / der Mentorin
Ein erfahrener Mentor, eine erfahrene Mentorin tritt auf, um bei den ersten Schritten ins Abenteuer zu begleiten.

Fragen Sie sich: Wer mit mehr Erfahrung kann mir helfen / hat mir geholfen bei meinem Abenteuer?

....

....

....

Überschreiten der Schwelle – Eintritt in die neue Welt
Der Held / Die Heldin trifft eine Entscheidung: Er / Sie lässt die gewohnte Welt hinter sich und begibt sich auf den abenteuerlichen Weg. Oft ist dies verbunden mit einem konkreten Schritt. Die Schwelle markiert den Punkt ohne Rückkehr: Ab hier beginnt das eigentliche Abenteuer. Die »neue Welt« ist zunächst fremd, oft bedrohlich – aber voller Möglichkeiten.

Fragen Sie sich: Was muss ich konkret tun, um die Schwelle zu überschreiten? Welche Entscheidung treffen?

....

....

....

Neue Freunde
In der neuen Welt tauchen neue Freunde auf, Verbündete, die auf dem Weg begleiten.

Fragen Sie sich: Wer kann mich bei diesem Abenteuer begleiten, mit wem kann ich mich verbünden?

....

....

....

Meine Heldenreise

Neue Feinde
In der neuen Welt gibt es auch gegnerische Kräfte, die die Heldinnen und Helden auf ihrem Weg aufhalten und sie von ihrem Ziel abbringen wollen.

Fragen Sie sich: Was sind gegnerische Kräfte / Umstände / Gegebenheiten, die sich Ihnen in den Weg stellen?

....

....

....

Prüfungen
Auf dem Weg des Abenteuers müssen wir mit zahlreichen Prüfungen rechnen, häufig werden sie von Schritt zu Schritt schwieriger zu bewältigen – aber mit den Herausforderungen wachsen auch die Fähigkeiten.

Fragen Sie sich: Welchen Herausforderungen, welchen Prüfungen muss ich mich stellen? Was sind kleinere Prüfungen, die auf mich zukommen, was größere?

....

....

....

Abschied des Mentors / der Mentorin
Der Mentor, der die ersten Schritte des Abenteuers begleitet hat, verabschiedet sich, verschwindet oder stirbt. Ab jetzt müssen es die Helden oder Heldinnen allein und aus eigener Kraft schaffen.

Fragen Sie sich: Gibt es ein Sicherheitsnetz im Hintergrund, das ich verlieren werde? Auf das ich verzichten könnte? Wäre es gut, das letzte Abenteuer allein, ohne Unterstützung und Rückversicherung anzugehen?

....

....

....

Meine Heldenreise

Die entscheidende Prüfung
Die schwierigen Prüfungen auf dem Weg erreichen einen Höhepunkt.

Fragen Sie sich: Was ist / wird die schwerste Herausforderung?

....

....

....

Der Abgrund – Tod und Wiedergeburt
Der Held gelangt an einen Tiefpunkt: Er erleidet einen symbolischen Tod, um erneuert daraus hervorzugehen, wiedergeboren. In dieser Phase wird das alte Selbstbild zerstört, falsche Überzeugungen losgelassen, Identitäten abgelegt.

Fragen Sie sich: Wie wird das Abenteuer Sie verändern? Von welchem Teil meines aktuellen Selbst werde ich mich verabschieden müssen? Warum? Trauere ich diesem Teil nach oder nicht? Welcher »neue« Teil könnte aus der Asche meines alten Ichs »wiederauferstehen«? Was bleibt von mir, was ist neu?

....

....

....

Die Belohnung
Nach dem Überstehen der Prüfungen erhalten Heldinnen bzw. Helden die Belohnung, »das Elixier«.

Fragen Sie sich: Was ist zu gewinnen? Welche Belohnung wartet am Ende des Abenteuerpfades? Wofür lohnt sich das Abenteuer? Eine neu gewonnene Fähigkeit oder eine Einsicht? Eine neue innere Haltung? Die Versöhnung mit der eigenen Geschichte oder ein Gefühl von Sinn?

....

....

....

Meine Heldenreise

Rückkehr mit der Belohnung
Nach der Bewältigung des Abenteuers kehren Heldinnen und Helden zurück in die alte Welt – aber innerlich verändert, im Besitz der Belohnung, mit neuen Fähigkeiten und Erkenntnissen ausgestattet. Es kann für beide Seiten schwierig sein: Für die Zurückkommenden ist es eine Herausforderung, sich wieder in das alte Leben einzupassen; für die alten Bekannten kann es schwierig sein, die Veränderungen der Helden bzw. Heldinnen zu verstehen und zu akzeptieren.

Fragen Sie sich: Wie passen meine alten Lebensumstände zu den Veränderungen, die das Abenteuer ausgelöst hat? Wie kann ich verhindern, das Neugewonnene wieder zu verlieren, in alte Gewohnheiten zu verfallen? Wie will ich meinen alten Bekannten begegnen, wie werde ich auf sie wirken?

....

....

....

Abschließend
Welchen Titel, welche Überschrift möchten Sie Ihrer Heldenreise geben?

....

....

Spielfeld Heldenreise

Start

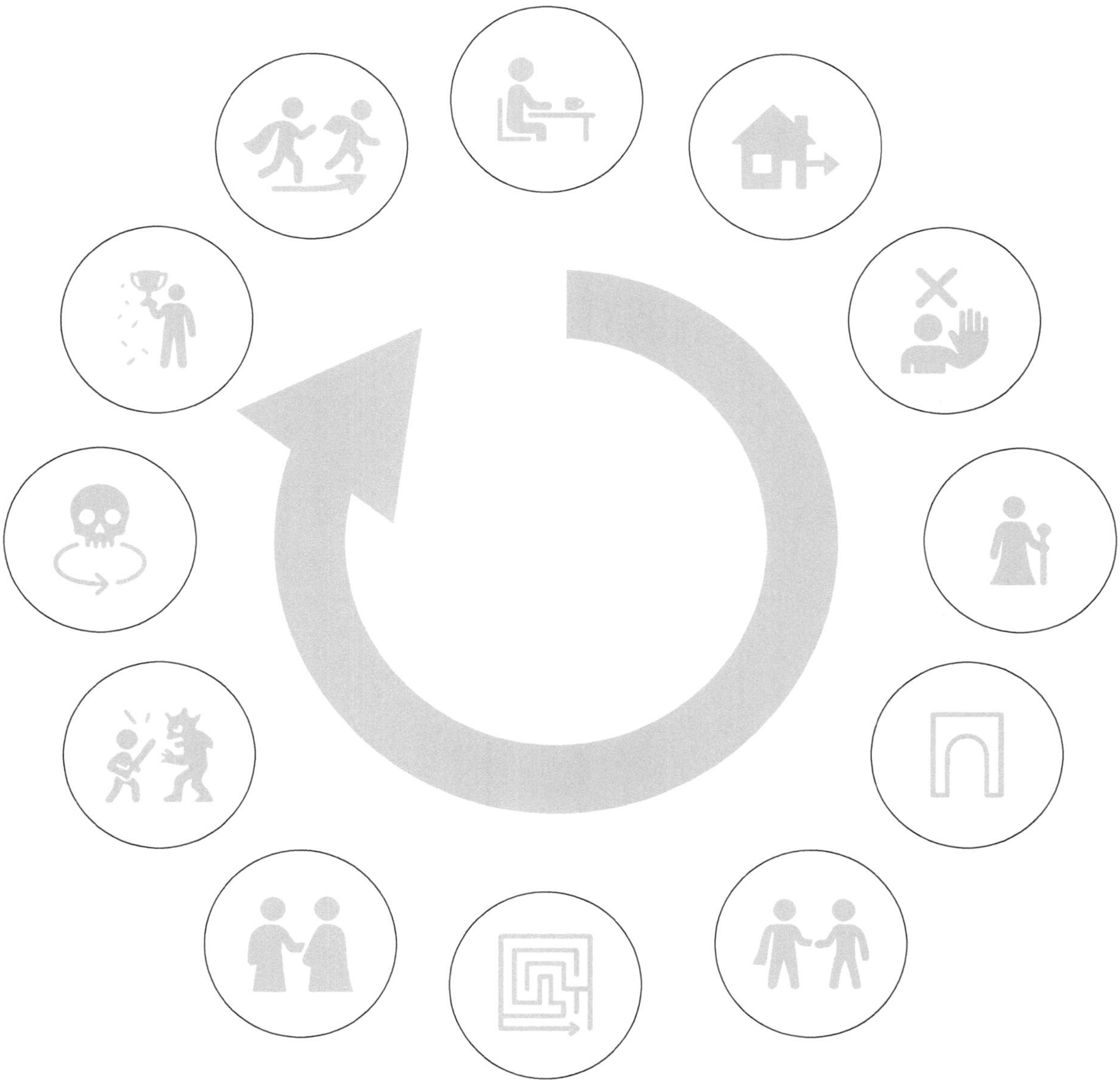

- Start: Die gewohnte Welt
- Der Ruf zum Abenteuer
- Verweigerung / Reaktion
- Begegnung mit dem Mentor
- Überschreiten der Schwelle
- Neue Freunde / Feinde
- Prüfungen
- Abschied des Mentors
- Entscheidende Prüfung
- Der Abgrund – Tod und Wiedergeburt
- Die Belohnung
- Rückkehr mit der Belohnung

AB 23 • P

Rote Fäden

Manche Themen durchziehen die Lebensgeschichte wie ein roter Faden. Dabei kann es sich um besondere Interessen, Vorlieben, Stärken, Werte, Beziehungen und Personen aber auch Schwierigkeiten und Belastungen handeln. Solche roten Fäden oder »Lebensthemen« aufzuspüren, kann die Lebensgeschichte geordneter erscheinen lassen.

Manchmal verändern diese Themen ihre Erscheinungsform über die Lebensspanne: Freude an Bewegung äußert sich vielleicht in der Kindheit beim Fangenspielen, in der Jugend im Leistungsturnen und im Erwachsenenalter beim Wandern. Tierliebe zeigt sich vielleicht in der Kindheit im Umgang mit dem Haustier, in der Jugend beim Reiten und im Erwachsenenalter in Engagement für vegane Ernährung. Unzufriedenheit mit dem eigenen Körper zeigt sich vielleicht in der Kindheit in Rückzug, in der Jugend in Diäten und im Erwachsenenalter in übermäßigem Sport.

Welche Roten Fäden können Sie in Ihrem Leben entdecken? Und wie haben sich diese Lebensthemen zu unterschiedlichen Zeiten ausgedrückt? Nehmen Sie bitte ggf. ein zweites Blatt dazu.

Thema: ....

Alter: .... Alter: .... Alter: .... Alter: ....

Thema: ....

Alter: .... Alter: .... Alter: .... Alter: ....

Thema: ....

Alter: .... Alter: .... Alter: .... Alter: ....

Thema: ....

Alter: .... Alter: .... Alter: .... Alter: ....

Wichtige Lebensentscheidungen

Entscheidungsfreiheit. Indem wir Entscheidungen treffen, können wir unser Leben frei gestalten – so schreiben wir selbstbestimmt unsere Lebensgeschichte. Diese Freiheit zu nutzen, kann uns manchmal schwerfallen, denn die Entscheidung für eine Möglichkeit verschließt oft den Weg für andere Möglichkeiten. Manche Entscheidungen kann man rückgängig machen, andere nicht. Entscheidungen schenken uns also einerseits Freiheit – andererseits nimmt uns auch jede Entscheidung ein Stück Freiheit.

Wer auf einer Kreuzung steht, kann rechts oder links abbiegen – aber auch auf der Kreuzung stehenbleiben. Sich nicht zu entscheiden, um alle Möglichkeiten offenzuhalten, ist natürlich auch eine Entscheidung, stellt allerdings meist keine gute Option dar: Unverbindlich zu bleiben, eine Entscheidung aufzuschieben, führt oft zu Stillstand, Vermeidung und Hadern.

Häufig im Leben können wir nicht alle Optionen gleichzeitig verwirklichen – am Ende können wir nur eine Partnerin oder einen Partner heiraten, müssen uns für einen Beruf entscheiden, müssen uns für einen Ort als Lebensmittelpunkt entscheiden.

Entscheidungen reflektieren, Werte erkennen. Die Reflexion wichtiger Entscheidungen in der Lebensgeschichte kann uns etwas über unsere Werte und Bedürfnisse verraten, mindestens zum Zeitpunkt der Entscheidung.

Gibt es in Ihrer Vergangenheit Entscheidungen, die rückblickend falsch oder ungünstig erscheinen, die Sie bereuen? Dann kann es helfen, Verständnis aufzubringen für die Person, die Sie damals waren, und nachzuvollziehen, aus welchen Beweggründen sie sich so entschieden hat – auch, wenn Sie es heute anders machen würden.

Wichtig

Bitte beachten Sie: Nicht jedem wichtigen Lebensereignis, nicht jeder Kreuzung auf unserem Lebensweg, liegen Entscheidungen zugrunde. Manchmal waren auch die Umstände entscheidend oder Entscheidungen anderer Menschen, auf die wir keinen Einfluss hatten.

Manchmal können auch falsche Entscheidungen zu guten Ausgängen führen: Ich habe ein Studium gewählt, das nicht zu mir passte – aber ich habe im Studium meine zukünftige Frau kennengelernt.

Versuchen Sie, vergangene Entscheidungen nur vor dem Hintergrund der Informationen nachzuvollziehen, die Sie damals, zum Zeitpunkt der Entscheidung, hatten. Heute wissen Sie vielleicht mehr, haben mehr bzw. andere Informationen über die Situation und vor allem natürlich über die Konsequenzen der Entscheidung. Der Volksmund sagt »Hinterher ist man immer schlauer«; in der Psychologie spricht man vom »Hindsight Bias«.

Bitte verwenden Sie die nachfolgende Tabelle, um vergangene Entscheidungen zu reflektieren und daraus Schlüsse für die Zukunft zu ziehen.

Wichtige Lebensentscheidungen

Alter	Wichtige Entscheidung	Warum habe ich mich damals so entschieden?	Wie bewerte ich diese Entscheidung rückblickend? Richtig? Falsch? Hilfreich? Schädlich?	Welche Werte stecken in dieser Beurteilung? Was sagt diese Beurteilung über mich aus und über das, was mir wichtig ist?	Was lässt sich daraus für die Zukunft lernen? Würde ich in einer ähnlichen Situation heute anders entscheiden?

Entscheidungen im Alltag

Im Alltag fühlen viele Menschen sich oft fremdbestimmt. Um sich der eigenen Freiheit und eigener Handlungsspielräume bewusster zu werden, kann es sich lohnen, alltägliche Entscheidungen zu reflektieren.

Schon an einem einzelnen Tag haben Sie viele Möglichkeiten, Ihr Leben nach Ihren eigenen Vorstellungen zu gestalten. Ihre alltäglichen Entscheidungen spiegeln womöglich wider, was Ihnen im Leben wirklich wichtig ist.

Wie viele Entscheidungen treffen wir pro Tag? Wenn wir genau hinschauen, sind es unzählige! Tausende Kreuzungen, an denen wir stehen. Jede davon bietet viele Optionen. Viele dieser Entscheidungen laufen automatisch ab – sie sind uns nicht bewusst.

Mit großer Freiheit kommt große Verantwortung: Wir können viele Entscheidungen treffen, müssen aber bereit sein, die Konsequenzen zu tragen. Niemand zwingt mich, morgens aufzustehen und arbeiten zu gehen – ich könnte mich dagegen entscheiden, müsste dann aber die Konsequenzen in Kauf nehmen. Ich treffe also die Entscheidung, aufzustehen und arbeiten zu gehen, weil ich bestimmte Konsequenzen erreichen oder verhindern will. Ich könnte auch anders entscheiden!

Die getroffenen Entscheidungen können mehr oder weniger zu unseren Werten und Zielen passen. Dies lohnt es, zu reflektieren.

Um Ihre alltäglichen Entscheidungsmomente bewusster zu reflektieren, können Sie das folgende Entscheidungsprotokoll nutzen. Es hilft Ihnen, bestimmte Situationen Ihres Tages genau unter die Lupe zu nehmen: Welche Optionen standen Ihnen zur Verfügung? Für welche Möglichkeit haben Sie sich entschieden – und warum? Welche Konsequenzen hatte diese Entscheidung? Was verrät Ihre Wahl über Ihre Werte, Ihre Bedürfnisse oder Ihre Lebensregeln?

Da ein einzelner Tag aus tausenden kleinen Entscheidungen besteht, empfehlen wir, sich auf einige bedeutungsvollere Situationen zu konzentrieren.

Entscheidungen im Alltag

Datum: ....

Entscheidungssituation?	Welche Optionen hatte ich?	Welche habe ich gewählt? Warum?	Welche Konsequenzen hatte die Entscheidung?	Bin ich zufrieden mit meiner Wahl? Warum (nicht)?	Was sagt meine Bewertung über mich aus – über meine Werte, meine Bedürfnisse?

Imagination »Glückliches Kind«

Um die Erfüllung des Bedürfnisses nach Nachvollziehbarkeit zu fördern, das Kohärenzerleben zu steigern, versuchen wir, biografische Zusammenhänge herzustellen. Wir wollen rote Fäden finden, die von der Vergangenheit durch die Gegenwart in die Zukunft reichen.

Dazu können wir einen imaginativen Zugang wählen und angenehme Erfahrungen aus der Kindheit wieder emotional zugänglich machen.

Vorbemerkungen

Imaginative Verfahren können stärker emotionsaktivierend wirken als ein »vernünftiges Gespräch«. Dieser große Vorteil kommt allerdings auch mit einigen Risiken, sodass einige Voraussetzungen erfüllt sein müssen:

- **Grundlegende emotionale Stabilität.** Sehr schwere depressive Zustände und / oder akute Suizidalität wären eine Kontraindikation für diese Übung.
- **Intakte Realitätswahrnehmung.** Ist die Wahrnehmung der Realität nicht intakt, z. B. aufgrund von wahnhaftem Erleben, psychotischen oder manischen Phasen oder bei stark einschießenden Intrusionen, Flashbacks oder hoher Neigung zu Dissoziation, ist die Übung nicht geeignet.
- **Vertrauensvolle therapeutische Beziehung.** Sie ermöglicht Patient:innen, sich emotional zu öffnen, einen Teil der Kontrolle abzugeben, sich mit geschlossenen Augen zu entspannen und auf die Instruktion einzulassen. Insbesondere für Menschen mit traumatischen Erfahrungen kann diese Situation bedrohlich wirken.
- **Transparenz.** Informieren Sie Ihre Patient:innen vor der Übung über den Ablauf, klären Sie offene Fragen.
- **Risikoabwägung.** Wenn Sie wissen, dass es viele belastende oder gar traumatische Erfahrungen in der Kindheit gab, ist es besser, vorher gemeinsam zu besprechen, welche Situation Ihr:e Patient:in gern in der Vorstellung wiedererleben will. Sie können die Instruktion dann entsprechend anpassen. Wenn das Risiko, traumatische Inhalte zu reaktivieren, zu groß scheint, ist es besser, auf diese Übung zu verzichten: Das Ziel ist hier, eine rein positive Erinnerung wiederzuerleben und ein angenehmes Gefühl zu erfahren.

Entspannungsinstruktion (beispielhaft)

»Bitte machen Sie es sich bequem. Am besten kann man sich auf innere Bilder einlassen, wenn man die Augen schließt. Falls Ihnen das unangenehm ist, suchen Sie bitte einen Punkt im Raum, auf dem Sie die Augen ausruhen können, ohne abgelenkt zu werden …

Erlauben Sie sich, mit Ihrer Aufmerksamkeit nach innen zu gehen … Wahrscheinlich gehen Ihnen ganz viele Gedanken durch den Kopf, das ist ganz in Ordnung, die werden vermutlich im Lauf der Übung immer weiter in den Hintergrund treten … Wahrscheinlich werden Sie auch Geräusche hören, im Raum oder von draußen … das ist auch in Ordnung, die werden wahrscheinlich auch im Laufe der Übung immer unwichtiger erscheinen … Sollten Sie doch einmal einem Gedanken oder einem Geräusch folgen, lenken Sie Ihre Aufmerksamkeit einfach behutsam wieder zurück zur Übung …

Bitte spüren Sie, wo Ihre Füße den Boden berühren … wo Ihr Körper Kontakt zu Ihrem Stuhl hat … spüren Sie auch, wo der Kontakt wieder aufhört … Bitte spüren Sie, dass Ihr Körper atmet und dass er dabei Bewegungen macht … spüren Sie, dass sich Ihr Brustkorb sanft hebt … und senkt, wenn Sie atmen … spüren Sie, wie die Luft an den Nasenflügeln vorbeiströmt … und erlauben Sie sich mit jedem Ausatmen ein bisschen mehr zu Ruhe zu kommen … mit jedem Ausatmen etwas ruhiger zu werden … so als könnten Sie Stress und Alltagsgedanken einfach ausatmen …«

Imagination »Glückliches Kind«

Vorstellungsbild

»Bitte lassen Sie dann in Ihrer Vorstellung einen Moment aus Ihrer Kindheit auftauchen, in dem Sie ganz unbeschwert, zufrieden und glücklich waren … versuchen Sie, nicht bewusst zu suchen; schauen Sie eher, was Ihr Bewusstsein Ihnen anbietet … lassen Sie sich Zeit, damit eine passende Erinnerung auftauchen kann … vielleicht tauchen direkt mehrere Bilder auf, dann gehen Sie bitte zu dem, das Sie jetzt im Moment etwas mehr anzieht …

Und dann lassen Sie bitte diesen unbeschwerten Moment auf sich wirken … erlauben Sie der Erinnerung, noch einmal lebendig zu werden wie in einem inneren Film …

Schauen Sie: Wie alt sind Sie in diesem schönen Moment? Wo sind Sie? Wie sieht es dort aus? … Wie riecht es an diesem Ort? … Was kann man hören, welche Geräusche liegen in der Luft?

Wer ist noch anwesend? Welche Menschen, welche Tiere? … Wie sehen sie aus?

Was passiert in diesem schönen Moment? … Was tun Sie? … Was genau ist das Schöne in diesem Augenblick?

Wie fühlen Sie sich in diesem Moment? Wie heißt das Gefühl?

Können Sie ein Echo dieses Gefühls jetzt selbst spüren? Dann lassen Sie es noch einmal aufblühen und groß werden. Wo können Sie es im Körper spüren? Wie fühlt sich das an?

Damit Sie diesen schönen Moment noch eine Weile in Ruhe genießen können, werde ich jetzt eine Minute lang schweigen und Sie danach aus der Vorstellung wieder zurückbegleiten …

(Eine Minute Pause)

Die Minute ist um, und Sie können meine Stimme wieder hören. Wenn Sie möchten, machen Sie sich einen inneren Schnappschuss von diesem schönen Moment, den Sie in sich verwahren … und machen Sie sich klar, dass Sie auf dieses Bild jederzeit zugreifen können, wenn Sie sich an dieses schöne Gefühl erinnern wollen …«

Abschluss

»Und dann möchte ich Sie bitten, langsam die inneren Bilder wieder zu schließen … nehmen Sie aus der Vorstellung nur mit, was Sie mitnehmen möchten … spüren Sie wieder den Stuhl unter Ihrem Körper … hören Sie wieder lauter die Geräusche, die von draußen kommen … stellen Sie sich schon einmal vor, was Sie gleich sehen werden, wenn Sie die Augen öffnen … dann lassen Sie sich noch Zeit für ein paar ruhige Atemzüge und kommen Sie gleich zu Ihrem eigenen Zeitpunkt mit der Aufmerksamkeit zurück hier in den Raum.«

Nachbesprechung

Für die weitere therapeutische Arbeit ist es hilfreich, herauszufinden, welche Erinnerung die Person erlebt hat, was die zentralen Bestimmungsstücke der Situation waren und schließlich, ob sich daraus ein verbindender roter Faden in Gegenwart und Zukunft spannen lässt. Hilfreiche Fragen lauten:

- ▶ Was haben Sie erlebt?
- ▶ Wie hat Ihnen das gefallen?
- ▶ Wollen Sie erzählen, was Sie gesehen haben?
- ▶ Entdecken Sie darin etwas, was typisch war für Ihre Kindheit?
- ▶ Ist das eine Aktivität, mit der Sie früher gerne Zeit verbracht haben?
- ▶ Was würden Sie sagen, um welche wichtigen Bedürfnisse geht es in dieser Szene?
- ▶ Erkennen Sie mögliche Sinnquellen in diesem Moment?

Imagination »Glückliches Kind«

Sich verhalten wie ein glückliches Kind

Im nächsten Schritt gilt es zu erkunden, ob das Schöne aus der angenehmen Erinnerung in die Gegenwart und Zukunft getragen werden kann. Forschungsbefunde belegen, dass Nostalgie das Sinnerleben steigert: Es ist also hilfreich, sich mit »schönen Inhalten von früher« wieder intensiver auseinanderzusetzen.

Mögliche erkundende Fragen lauten:

- Hat Ihnen diese Szene etwas für Ihr jetziges Leben zu sagen? Oder für Ihr zukünftiges?
- Um welche Bedürfnisse geht es?
- Gibt etwas, das Sie stärker in den Blick nehmen wollen?
- Welche Bedeutungen stecken darin, die auch heute noch relevant sind?
- Gibt es vielleicht Handlungsimpulse für Ihr jetziges Leben? Welche? Möchten Sie sich ein bestimmtes Verhalten für die nächsten Tage vornehmen?
- Wann haben Sie die Aktivität aus der Erinnerung zum letzten Mal ausgeübt? / Wann haben Sie sich zuletzt mit diesen Inhalten beschäftigt?
- Kommt das heute noch in Ihrem Leben vor?
- Könnten Sie das wiederaufnehmen / noch einmal machen? Wäre das schön, würde sich das lohnen? / Könnten Sie etwas Ähnliches tun wie in der Vorstellung? Was könnte am ehesten passen?

Manche Aktivitäten, die in der Vergangenheit schön waren, können Menschen in gleicher Form als Erwachsene ausüben: Die gleichen Filme schauen wie damals, die alten Hörspiele wieder hervorholen.

Beispiel

Ein Patient erklärt: Wenn mir alles zu viel wird und ich total erschöpft bin, dann schaue ich mir alte Bud-Spencer-Filme an. Die habe ich als Kind schon geliebt, da ist alles schön einfach, die kann ich fast mitsprechen.

Manche Aktivitäten oder Inhalte müssen vielleicht in eine neue Form gegossen werden, um sie für das Erwachsenenleben verfügbar zu machen.

Beispiel

Eine Patientin berichtet nach der Imagination, sie habe gesehen, wie sie mit ihren Schwestern eine Mischung aus Verstecken und Fangen gespielt habe. Es habe ihr sehr gefallen, sich so eng verbunden mit ihren Schwestern zu sehen. Auch an die Spannung und den Nervenkitzel – werde ich entdeckt, werde ich gefangen – habe sie sich gern erinnert.

In der Nachbesprechung bedauert sie, dass der Kontakt zu den Schwestern sehr eingeschlafen sei. Außerdem fehle ihr Ausgelassenheit und Nervenkitzel, das Leben sei sehr durch Routine bestimmt.

Die Patientin traf mehrere Vorsätze, um sich »als glückliches Kind zu verhalten«: Sie nahm sich vor, den Kontakt zu ihren Schwestern wieder zu intensivieren. Fangen und Verstecken spielen lasse sich nicht so leicht rekreieren – die Patientin kam darauf, dass Lasertag spielen eine erwachsene Variante sein könnte, sich zu verstecken, zu rennen und Nervenkitzel zu erleben. Sie buchte einen Termin in einer Lasertaghalle.

Imagination »Glückliches Kind«

Häufig enthalten die Pläne Elemente von Achtsamkeit, Entspannung und Genuss – wieder ganz im Moment sein, statt auch in den schönen Momenten eine innere To-do-Liste im Kopf zu haben – und spielerische Elemente oder Kreativität.

Beispiel

Ein Patient erinnert sich daran, wie sein Großvater ihm zum zehnten Geburtstag sein erstes Taschenmesser geschenkt habe. Seitdem habe er bis zum Ende seiner Jugend Taschenmesser gesammelt. »Es wäre eigentlich schön, die nochmal rauszuholen … die müssen ja noch irgendwo sein.«

In der nächsten Sitzung hat er viel zu berichten: Er habe auf dem Dachboden des Elternhauses seine alte Sammlung wiedergefunden, habe die Messer geputzt und geölt und sich währenddessen an viele Szenen aus der Vergangenheit erinnert, u. a. an Familienurlaube, in denen er sich Messer gekauft habe, an gemeinsames Schnitzen mit Nachbarkindern …

Er habe im Internet recherchiert und entdeckt, dass es einen großen Markt für Taschenmesser und eine erwachsene Sammlercommunity gebe. Er habe sich in einer Internetgruppe angemeldet und sich mit anderen über das Messersammeln ausgetauscht.

Er habe viele Pläne: Er wolle eine Vitrine anschaffen und seine Messer zu Hause ausstellen, das vom Großvater geschenkte solle einen Sonderplatz bekommen.

Der Patient profitiert hier auf vielen verschiedenen Ebenen: Er erlebt Nostalgie, die das Sinnerleben fördert; er erlebt Zugehörigkeit in der Erinnerung an seinen Großvater, an Familienurlaube und Kinderfreundschaften sowie mit der Sammlercommunity im Internet (»Ich bin nicht allein mit meinen Interessen«), er erlebt Nachvollziehbarkeit, indem er in seinem Interesse an Messern einen roten Faden entdeckt, der von der Vergangenheit durch die Gegenwart in die Zukunft trägt; er erlebt Echtheit, indem er seine Freude an Taschenmessern als einen wahren Teil seiner Persönlichkeit anerkennt, der einige Jahre verborgen lag, den er jetzt aber wieder ausleben möchte. Letztlich werden konkrete Handlungspläne angestoßen, die zielgerichtetes und stimmungsförderliches Verhalten aktivieren.

Nostalgie nutzen

Wenn wir uns an wohltuende, bedeutungsvolle Ereignisse aus der Vergangenheit erinnern, entsteht eine emotionale Brücke zwischen dem, was war, und dem, was ist. In solchen Momenten erscheint unser Leben zusammenhängender: Wir spüren, dass wir eingebettet sind in eine fortlaufende Geschichte. Dies kann das Sinnerleben steigern. Nostalgie kann nicht nur Trost spenden, sondern auch Orientierung geben: Sie erinnert uns daran, was uns einmal wichtig war, was uns geprägt hat – und möglicherweise auch daran, welche Werte, Wünsche oder Erfahrungen wir bewusst in die Zukunft mitnehmen wollen. So wird die Erinnerung zur Ressource, die uns nicht nur rückwärtsgewandt die Schätze der Vergangenheit zeigt, sondern auch in die Zukunft weist.

Bitte schauen Sie, zu welchen Fragen auf den folgenden Seiten Ihnen etwas einfällt – und ob es sich lohnen könnte, schöne Dinge aus der Vergangenheit wieder in Ihr Leben zu holen.

Sie können den nostalgischen Rückblick in die Vergangenheit mit folgenden Fragen noch vertiefen:

- Was vermisse ich aus dieser früheren Phase meines Lebens? Und wie kann ich davon etwas wieder in mein heutiges Leben integrieren?
- Welche Erinnerungen rufen in mir besonders starke Emotionen hervor – und warum gerade diese?
- Was sagt es über mich aus, dass mir diese Erlebnisse und Dinge wichtig waren und sind?
- Gibt es rote Fäden, die sich aus der Vergangenheit bis ins Hier und Jetzt ziehen, die ich benennen kann?
- Welche Werte werden in diesen Situationen / Gegenständen / Personen angesprochen?
- Welche Bedürfnisse werden in diesen Situationen /Gegenständen / Personen angesprochen?
- Welche Bedeutung haben diese vergangenen Geschehnisse und Dinge für mich heute noch?

Nostalgie nutzen

Denken Sie bitte an Ihre Kindheit:

	Antwort	Was war daran besonders schön / bedeutsam?	Können und möchten Sie das in die Gegenwart tragen?
Wer waren Ihre liebsten Personen?			
Was waren Ihre liebsten Orte?			
Was waren Ihre liebsten Beschäftigungen?			
Wofür haben Sie sich interessiert?			
Was waren Ihre liebsten Spielzeuge?			
Was waren Ihre liebsten (Computer-)Spiele?			
Was waren Ihre liebsten Hörspiele/-bücher?			
Was waren Ihre liebsten Bücher?			
Was war Ihre liebste Musik, Ihre liebsten Songs?			
Was waren Ihre liebsten Filme / Serien?			
Was waren Ihre schönsten Erlebnisse?			

Nostalgie nutzen

Denken Sie bitte an Ihre Jugend:

	Antwort	Was war daran besonders schön / bedeutsam?	Können und möchten Sie das in die Gegenwart tragen?
Wer waren Ihre liebsten Personen?			
Was waren Ihre liebsten Orte?			
Was waren Ihre liebsten Beschäftigungen?			
Wofür haben Sie sich interessiert?			
Was waren Ihre liebsten Kleidungsstücke / Schuhe?			
Was waren Ihre liebsten (Computer-)Spiele?			
Was waren Ihre liebsten Hörspiele/-bücher?			
Was waren Ihre liebsten Bücher?			
Was war Ihre liebste Musik, Ihre liebsten Songs?			
Was waren Ihre liebsten Filme / Serien?			
Was waren Ihre schönsten Erlebnisse?			

Nostalgie nutzen

Denken Sie bitte an Ihre Zeit als junge erwachsene Person:

	Antwort	Was war daran besonders schön / bedeutsam?	Können und möchten Sie das in die Gegenwart tragen?
Wer waren Ihre liebsten Personen?			
Was waren Ihre liebsten Orte?			
Was waren Ihre liebsten Beschäftigungen?			
Wofür haben Sie sich interessiert?			
Was waren Ihre liebsten Kleidungsstücke / Schuhe?			
Was waren Ihre liebsten (Computer-)Spiele?			
Was waren Ihre liebsten Hörspiele/-bücher?			
Was waren Ihre liebsten Bücher?			
Was war Ihre liebste Musik, ihre liebsten Songs?			
Was waren Ihre liebsten Filme / Serien?			
Was waren Ihre schönsten Erlebnisse?			

Biografische Playlist

Studien weisen darauf hin, dass das Hören von Musik aus der eigenen Biografie das Sinnempfinden steigern kann. Sie könnten ausprobieren, sich eine eigene Mischung wichtiger Songs aus Ihrer Lebensgeschichte zusammenzustellen.

- ▶ Wählen Sie verschiedene Lebensabschnitte aus – z. B. Kindheit, Jugend, junge Erwachsenenzeit, besondere Phasen wie Schulzeit, erste Liebe, Reisen, Familienfeste, Freundschaften oder berufliche Anfänge.
- ▶ Was lief damals im Radio? Welche Musik haben Sie selbst aktiv gehört? Welche Lieder liefen auf Feiern, im Kinderzimmer, im Urlaub oder bei besonderen Momenten?

Alter	Song	Was verbinden Sie mit diesem Song?

- ▶ Nehmen Sie sich bewusst Zeit zum Hören. Vielleicht schließen Sie die Augen, gehen spazieren oder setzen sich an einen Ort, der für Sie mit Ruhe oder Bedeutung verbunden ist.
- ▶ Spüren Sie nach: Welche Bilder und Szenen tauchen beim Hören auf? Welche Emotionen stellen sich ein? Was erzählen diese Lieder über Ihre Lebensgeschichte, Ihre Entwicklung, Ihre Werte?

8 Echtheit fördern

Das existenzielle Bedürfnis nach Echtheit beschreibt den menschlichen Wunsch, die eigene Identität authentisch und unverstellt auszuleben. Wenn ich mich so zeigen kann, wie ich wirklich bin, wird dieses Bedürfnis erfüllt. Dann stimmen mein inneres Erleben, meine inneren Präferenzen und mein äußeres Auftreten überein.

Bei der Erfüllung dieses Bedürfnisses hält die menschliche Existenz mit ihren Lebensumständen viele Hürden bereit.

- Zunächst muss ich Zugang zu meiner eigenen Persönlichkeit haben, um ein Gespür dafür zu entwickeln, wann ich authentisch und wann ich verstellt bin: »Wer bin ich überhaupt? Wie bin ich? Was sind meine Eigenschaften und Präferenzen?« Menschen, die sich sehr stark daran orientieren (müssen), die Wünsche ihres sozialen Umfelds zu erfüllen, sind häufig so vom Blick nach außen dominiert, dass sie den Blick nach innen verlernt haben.
  Wir können allerdings annehmen: Menschen, die über Einschränkungen klagen, sich so zeigen zu dürfen, wie sie sind, haben in diesem Punkt bereits eine klare Idee davon, was sie ausmacht.

Beispiel

»Ich darf am Arbeitsplatz meine Tattoos nicht zeigen – die sind aber ein wichtiger Ausdruck meiner Persönlichkeit.«

- Im gesellschaftlichen Zusammenleben herrschen Gesetze und soziale Konventionen, die die Freiheit des Einzelnen zugunsten der Freiheit der anderen einschränken – wir geraten in einen Konflikt zwischen Anpassung und Individualismus, bei dem beide Extreme schädlich sind.
- Die persönliche Authentizität kann mit den sozialen Erfordernissen in Konflikt geraten. Passen meine wahren Wünsche nicht zu den realweltlichen Regeln, kann ein authentisches Auftreten zu negativen Konsequenzen führen.

Beispiel

Kleiderregeln: In manchen sozialen Bereichen herrschen Kleiderregeln, die dem authentischen Ausdruck zuwiderlaufen können. Die deutlichste Form von Kleiderregeln stellt die Uniform dar beim Militär, bei der Polizei und in manchen Ländern Schuluniformen. Ein freies Ausleben der eigenen Individualität ist hier ganz offensichtlich – und beabsichtigterweise – nicht möglich. Aber auch in weniger eindeutig geregelten Bereichen finden wir mehr oder weniger klare soziale Konventionen: Wie sollten sich Anwält:innen kleiden, wie Lehrkräfte, wie Sprechstundenhilfen?
Arbeitszeiten: In vielen Bereichen sind Arbeits- und Ausbildungszeiten klar festgelegt. Der Schultag beginnt um 8:00 Uhr. Die Morgenübergabe im Krankenhaus um 7:40 Uhr. Betrachte ich es als Teil meiner Persönlichkeit, dass ich spät ins Bett gehe und spät aufstehe, muss ich mich an dieser Stelle beschränken, um am geregelten Alltag teilzunehmen. Erst später im Leben kann ich die Lebensumstände vielleicht so einrichten, dass ich nicht vor 8:00 Uhr aufstehen muss.

- Zur Realität gehört, dass nicht jede Form von individuellem Ausdruck in jeder Umgebung akzeptiert wird. Befürchtungen, für den authentischen Ausdruck der eigenen Identität abgelehnt oder bestraft zu werden, können realistisch sein – sie können aber auch übertrieben sein. Therapeutisch ist nicht immer klar zu beurteilen, inwieweit die Befürchtungen zutreffen.

Beispiel

Eine junge Patientin beschreibt, dass sie sich seit der letzten Fußballweltmeisterschaft sehr für Fußball interessiere, sie schaue sich gern Spiele mit ihrem Vater an, gehe ins Stadion. In der Schule erzähle sie nichts darüber, sie sei sicher, dass sie dafür abgelehnt werden und Anlass zum Mobbing geben würde. Der Therapeut stellt infrage, ob es so untypisch sei, dass sich Mädchen und Frauen für Fußball interessierten – schließlich gebe es doch auch den Frauenfußball – und das alles räumt die Patientin ein: »Aber in meiner Klasse gibt es keine Mädchen, die sich für Fußball interessieren, und das würden auf jeden Fall alle komisch finden.«

- Zu den Beschränkungen der Echtheit gehört es auch, wenn Menschen ihre sexuelle Orientierung verbergen müssen oder nicht ausleben können, was dank des gesellschaftlichen Wandels hoffentlich immer weniger der Fall sein wird. Allerdings ist dieser Wandel noch nicht lang im Gang und kommt weltweit durch reaktionäre Kräfte immer wieder in Gefahr.

Echtheit und Nachvollziehbarkeit

Das Übereinstimmen von innerem Erleben und äußerem Auftreten rückt das Bedürfnis nach Echtheit in die Nähe des Bedürfnisses nach Nachvollziehbarkeit, denn auch hier geht es um eine Stimmigkeit innerhalb der eigenen Person.

Mangelt es an Nachvollziehbarkeit zwischen Werten und Handlungen, so liegt der Konflikt oder die Diskrepanz innerhalb der Person: Obwohl einer Frau Ehrlichkeit und Treue wichtig sind, betrügt sie ihren Partner.

Ein Mangel an Echtheit hingegen scheitert an den äußeren Gegebenheiten (oder einer übertriebenen Angst vor äußeren Gegebenheiten aufgrund einer Fehleinschätzung): Ein Mann, der in ein politisches Amt gewählt werden will, verschweigt seine Homosexualität, weil er befürchtet, dass ein echtes Auftreten ihn Wählerstimmen kosten würde. Ein Bankmitarbeiter versteckt seine Tattoos, weil er befürchtet, dass sie beim Arbeitgeber und den Kunden Kritik oder Ablehnung auslösen könnten. Hier wählen die Menschen ihre Handlungen durchaus im Einklang mit ihren Zielen aus, befürchten jedoch, dass sie diese Ziele nur erreichen können, wenn sie einen Teil ihrer Persönlichkeit verbergen.

Echtheit und das wahre Selbst. Das Konzept von Echtheit steht in engem Zusammenhang zur Idee vom »wahren Selbst«. Vertreter dieses Konzepts, wie der humanistische Psychologe Abraham Maslow, gehen davon aus, dass im Menschen ein Persönlichkeitskern angelegt ist, der nach Selbstverwirklichung strebt. Andere Autor:innen nehmen an, dass die Persönlichkeit konstruiert wird und dass nur bestimmte Reaktionsbereitschaften und Temperament angelegt sind. Diese Idee wird in der Forschung unter anderem von Rebecca Schlegel et al. (2009) diskutiert. Empirisch lässt sich kaum klären, ob Menschen über ein »wahres Selbst« verfügen.

Für das Erleben von Echtheit können wir die Frage offenlassen, ob im Menschen ein wahres Selbst angelegt ist, oder ob sich das Selbst entwickelt und konstruiert wird – hier fokussieren wir auf die Einschätzung der Person, ob sie sich im Alltag so geben darf, wie es ihrem aktuellen Selbst entspricht, oder ob sie den äußeren Zwang verspürt, sich anpassen und verstellen zu müssen.

Therapeutische Richtungen

Zunächst gilt es zu verstehen, inwieweit und in welchen Bereichen Menschen sich »unecht« fühlen. Wofür würde es sich lohnen, echter aufzutreten? Welche negativen Konsequenzen befürchten sie? Können wir als Therapeut:innen einschätzen, ob die Risiken realistisch oder übertrieben eingeschätzt werden? Wenn nicht – kann man durch Verhaltensexperimente in kleinen Schritten ausprobieren, ob mehr Echtheit möglich ist, ohne negative Konsequenzen zu erleiden?

Soziale Bezugsgruppe. Manchmal geht es auch darum, die richtige Zielgruppe zu finden: Ein Patient erklärt: »Wenn ich den anderen erzähle, wofür ich mich interessiere, werden sie mich für einen Nerd halten.« Vielleicht hat er Recht, vielleicht würde er im aktuellen Umfeld tatsächlich für seine Interessen abgelehnt werden. Aber sicherlich ist er mit diesen Inhalten nicht alleine auf der Welt – wo sind die Menschen zu finden, die sich für die gleichen Themen begeistern können? Hier könnte der Patient nicht nur mehr Echtheit, sondern auch Zugehörigkeit erfahren.

Arbeits- und Informationsblätter

AB 28 Echter leben

Dieses Arbeitsblatt hilft Patient:innen auszumachen, in welchen Bereichen es ihnen schwerfällt, sich echt zu zeigen, welche Befürchtungen damit verbunden sind und wo es Freiheitsgrade zur Veränderung geben könnte.

Echter leben

In welchem Bereich fühlen Sie sich »unecht«?

....

....

Was genau führt zu diesem Gefühl?

....

....

Was würde sich »echter« anfühlen?

....

....

Was wäre der erste kleine Schritt in diese Richtung?

....

....

Welche Befürchtungen haben Sie bisher davon abgehalten?

....

....

....

Wie wahrscheinlich erscheint es, dass die befürchteten Folgen tatsächlich eintreffen würden (0–100 %)?

....

Wie würde es aussehen, wenn es gut ausgeht?

....

....

....

Echter leben

Wie wahrscheinlich scheint es, dass es gut ausgeht (0–100 %)?

....

Bitte wägen Sie ab: Lohnt es sich, den ersten Schritt auszuprobieren?

☐ Ja ☐ Nein ☐ Unsicher

Aus welchem Grund?

....

....

Wenn ja, schreiben Sie möglichst genau auf, was Sie sich vornehmen und wann Sie diesen ersten Schritt umsetzen wollen.

....

....

....

....

Wenn nein, suchen Sie bitte nach einem anderen Bereich, in dem Sie »echter« werden wollen. Vielleicht finden Sie einen Bereich, in dem eine Veränderung lohnender und weniger riskant erscheint. Möchten Sie hierzu erste Notizen machen?

....

....

....

....

9 Tod und Sterblichkeit

Der Tod erwartet uns alle als unausweichliches Ende des Lebens. Was immer wir auch anstellen, wir können ihm nicht entgehen: Ein wichtiges Motiv des Barock stellt der Aufruf »memento mori« dar – bedenke, dass du sterben musst. Niemand soll leben, als wäre man unsterblich.

Es besteht eine enge Verknüpfung von Sinnthemen und Sterblichkeit – einerseits kann der Tod dem Sinnerleben entgegenstehen: »Was soll langfristig Sinn machen, wenn wir am Ende alle sterben müssen? Wozu soll ich mich bemühen, wenn der Tod mir am Ende alles nehmen wird?« Andererseits kann Sinn als Schutz gegen die Sterblichkeit dienen: »Ich werde zwar sterben, aber die Dinge, für die ich mich zeitlebens eingesetzt habe, werden weiter existieren. Ich werde Spuren hinterlassen, die auch der Tod nicht auslöschen kann.«

Der Tod wird uns also häufig begegnen, wenn wir uns in der Psychotherapie mit Sinnfragen auseinandersetzen. Manchmal ergibt sich das Thema aus der Auseinandersetzung mit Sinnfragen, in anderen Fällen stellt die Auseinandersetzung mit dem Tod den Ausgangspunkt für Sinnfragen dar.

Beispiel

»Seit ich Mutter geworden bin, denke ich plötzlich über den Tod nach ... ich kann die Vorstellung gar nicht aushalten, dass meine Eltern irgendwann sterben werden ... und ich werde auch irgendwann sterben, und dann kann ich mich nicht mehr um meine Tochter kümmern ... diese Gedanken kommen immer wieder, auch in Momenten, die eigentlich schön sind ... und ich halte die gar nicht aus! Ich denke dann immer: ›Irgendwann wirst du das alles nicht mehr haben.‹«

Hintergrund

Die Beziehung zwischen Todesbewusstheit und Sinn steht im Mittelpunkt vieler existenzieller Philosophien. Heidegger (1979) bspw. bezeichnet das menschliche Leben als »Sein zum Tode« (S 257). Freud (1915) sprach von der »Todesangst, an der wir viel häufiger leiden, als wir wissen« (S. 48). Viele existenzielle Autoren und Forscher sehen den Tod als die primäre Quelle von Psychopathologie an. Der Tod ist einer von Yaloms »ultimate concerns«, zu denen jeder Mensch eine Haltung finden müsse.

Der Anthropologe Ernest Becker (1973; 1975) verbindet in seinen Überlegungen verschiedene existenzielle Themen wie Tod, Identität, Selbstwert und Sinn; dabei bezieht er sich auf Erich Fromm und Otto Rank.

Becker sieht den zentralen Konflikt des Menschen im Schrecken der Sterblichkeit: Wir wollen wie jedes Lebewesen vor allem eins: Überleben! Gleichzeitig wissen wir: Wie sehr wir uns bemühen, wie schlau wir uns auch anstellen – wir können dem Tod nicht entgehen.

Um trotz dieser Spannung funktionsfähig zu bleiben, wenden Menschen – so Becker (1973) – unterschiedliche Strategien an, um das Erleben aversiver Todesangst zu reduzieren.

Um Beckers Annahmen zu erforschen und zu prüfen, haben die Sozialpsychologen Jeff Greenberg, Sheldon Solomon und Tom Pyszczynski in den 1980er-Jahren die Terror-Management-Theorie begründet. Sie wollen untersuchen, wie Menschen mit dem Schrecken der Sterblichkeit (»Terror«) umgehen (»Management«), ob sie tatsächlich die von Becker angenommenen Strategien dazu einsetzen. Die Terror-Management-Theorie hat Beckers Gedanken systematisiert, operationalisiert und empirischen Testungen unterzogen (Pyszczynski et al., 2015). Sie gilt als die dominante sozialpsychologische Theorie, die die Beziehung zwischen Todesbewusstheit, menschlichem Verhalten und Sinn untersucht (King & Hicks, 2021).

Laut Becker und der Terror-Management-Theorie bringen Menschen vor allem zwei Bewältigungsversuche ein, um den Schrecken über die Sterblichkeit abzupuffern.

(1) Sie erhöhen die Zugehörigkeit zu einer Gruppe oder kulturellen Weltanschauung. Menschen identifizieren sich stärker mit sozialen Gruppen, Ideologien oder Glaubenssystemen, die ihnen Bedeutung und Sicherheit vermitteln.
(2) Sie erhöhen ihren Selbstwert durch »Heldenprojekte«. Indem sie bedeutsame Leistungen erbringen, schaffen sie ein Gefühl von persönlicher Größe und Wichtigkeit.

Beide Wege sollen dazu dienen, »symbolische Unsterblichkeit« zu erreichen: Mein Körper wird zwar sterben, aber ein Teil von mir wird weiterleben – in den Idealen der Gruppe, zu der ich gehöre, in meinen eigenen Werken oder im Andenken an meine Person.

Die Terror-Management-Theorie konnte die Vorhersagen von Becker in zahlreichen Experimenten bestätigen (Routledge & Vess, 2018).

Sinn und Terror-Management

Sinnkonstruktionen können wir im Rahmen der Terror-Management-Theorie als einen Puffer gegen Todesangst verstehen: Wenn ich einen Sinn verfolge, der über meinen Tod hinaus wirkt, ist es, als wäre ich nicht ganz tot.

Wir können die Abwehr der Todesangst auch gut in den existenziellen Bedürfnissen wiedererkennen:

- Das Bedürfnis nach Zugehörigkeit entspricht dem Wunsch, sich an eine Gruppe oder Weltanschauung zu binden – »Ich mag sterben, aber meine Gruppe wird weiterleben«.
- Das Bedürfnis nach Bedeutsamkeit bezeichnet gerade den Wunsch, eine Ursache für Veränderung zu sein, Spuren in der Welt zu hinterlassen – ganz wie die »Heldenprojekte« der Terror-Management-Theorie. Ein einflussreiches Werk, ein Bauwerk, das meinen Tod überdauert, ein von einem Diktator errichtetes Weltreich – all das können Unsterblichkeitsprojekte sein, die dafür sorgen sollen, dass Menschen auch nach ihrem Tod nicht vergessen werden. Auch Kinder können ein Unsterblichkeitsprojekt darstellen – auch, wenn ich kein einflussreiches Werk hinterlasse und keine Heldentaten begehe, an die sich alle erinnern werden, so werden doch meine Kinder meinen Tod überdauern und mein Andenken in die Zukunft tragen. Den Befund, dass Generativität so zuverlässig zu Sinnempfinden beiträgt, können wir ebenfalls hier einordnen: Generativität kommt zukünftigen Generationen zugute, Menschen, die nach mir leben werden – so hat mein Wirken Einfluss über meinen Tod hinaus.

Es ist deshalb zu erwarten, dass Tod und Sinn inhaltlich häufig zusammenhängen: Die Bewusstheit der Sterblichkeit wird das Bedürfnis nach Sinn erhöhen; andererseits mag der Verlust von Sinnerfüllung die Todesangst deutlicher hervortreten lassen.

Todesangst als Ergänzung

Zuccala und Menzies (2022) plädieren dafür, die kognitiv-verhaltenstherapeutische Behandlung von Angststörungen, z. B. der Panikstörung, durch direkte Thematisierung von ggf. darunterliegenden Todesängsten zu ergänzen.

Eine weitere Möglichkeit, dem Tod einen Teil seines Schreckens zu nehmen, bietet der Glauben an ein Leben danach: Laut einer Umfrage glauben in Deutschland 35 % der Befragten an ein Leben nach dem Tod; 37 % glauben nicht daran, 26 % sind unsicher (Statista, 2017).

Arbeits- und Informationsblätter

INFO 34 Tod und Sterblichkeit: Therapeutische Strategien
Der Tod ist ein unvermeidlicher Bestandteil unseres Lebens und die Angst vor ihm ist uns angeboren. Dennoch können therapeutische Interventionen zu einem gelasseneren Umgang beitragen und zusätzliche Schwierigkeiten durch Angst, Sorgen oder Vermeidung reduzieren. Dieses Informationsblatt für Therapeut:innen zeigt mögliche Strategien auf.

INFO 35 Schädliche Gedanken zum Tod
Der Tod ist für alle Lebewesen schrecklich, doch ungünstige Gedanken können den Schrecken noch vergrößern. In diesem Infoblatt für Therapeut:innen wird der Umgang mit dysfunktionalen Gedanken über den Tod erklärt.

AB 29 Positionen zu Tod und Sterblichkeit
Ein breites Spektrum an Standpunkten zu Tod und Sterblichkeit werden in Form von Sprechblasen dargestellt. Diese Übersicht kann helfen, im gemeinsamen Gespräch die eigene Position zu reflektieren.

AB 30 Schreiben über den Tod
Dieses Arbeitsblatt kann Patient:innen dabei helfen, sich mit dem Thema Tod auseinanderzusetzen und eigene Gedanken und Gefühle im Rahmen einer Schreibübung zu reflektieren.

Tod und Sterblichkeit: Therapeutische Strategien

Der Tod ist eine reale Gegebenheit der Existenz, und die Angst davor ist uns angeboren. Die Vernichtung des eigenen Lebens stellt für jedes Lebewesen eine Katastrophe dar. Die Angst vor dem Tod ist als nicht-pathologisches Phänomen deshalb nicht heilbar.

Dennoch können therapeutische Interventionen helfen, wenn Menschen überdurchschnittlich stark unter dieser Zumutung der Existenz leiden, wenn der Gedanke an den Tod sie übermäßig beschäftigt und in ihrer Alltagsführung behindert. Therapeutische Interventionen können zu einem gelasseneren Umgang mit Tod und Sterblichkeit beitragen und zusätzliche Schwierigkeiten durch Angst, Sorgen oder Vermeidung reduzieren.

Todesangst und Therapie

Heidenreich et al. (2021) weisen darauf hin, dass die Todesgefahr in spezifischen Situationen häufig überschätzt wird. Menzies et al. (2018) sichten in ihrem Review die Resultate von mehreren randomisiert-kontrollierten Studien in Bezug auf Todesangst und schlussfolgern, dass bestimmte Interventionen in der Lage sind, signifikante Reduktionen der Todesangst zu erreichen. Die Kognitive Verhaltenstherapie stellte sich hierbei als effektivste Therapieschule heraus.

Symptomstress reduzieren, validieren und normalisieren. Häufig verlangen Menschen von sich, sie müssten mit der Sterblichkeit »klarkommen«, schließlich müssten das doch alle anderen Menschen auch. Hier zeigt sich ein Selbstvorwurf: »Es dürfte mir damit gar nicht schlecht gehen«.

Mit der Terror-Management-Theorie im Rücken und den erkennbaren Zusammenhängen von Tod und existenziellen Bedürfnissen können wir hier gut normalisieren: »Es gibt Theorien, die die Angst vor dem Tod als das zentrale Problem des Menschen verstehen; nach dieser Theorie ist ganz viel von dem, was wir im Alltag tun, aber auch, was weltpolitisch passiert, aus dem Umgang mit dieser Todesangst zu erklären. Sie sind also wirklich nicht allein damit, und vielen anderen Menschen, vielleicht sogar allen, fällt es auch sehr schwer, mit Tod und Sterblichkeit umzugehen.«

Problembereiche verstehen. Um weitere Interventionen zu planen, müssen wir zunächst explorieren, wie genau sich die Themen um Tod und Sterblichkeit im Leben der Patient:innen auswirken: Verausgaben sie sich beim Versuch, ein unsterbliches Werk zu hinterlassen? Vermeiden sie jede Beschäftigung mit dem Thema und sind alarmiert, wenn irgendwo (in Nachrichten, Filmen, Büchern) das Thema auftaucht? Erleben sie starke Angst und kreisende Sorgen?

Vermeidung abbauen. Menschen können unter einer übermäßigen Vermeidung der Auseinandersetzung mit Sterblichkeit leiden. Vermeidung stellt einen Bewältigungsversuch dar, der kurzfristig die Angst reduziert, aber langfristig schädlich sein kann.

Beispiel

Eine Patientin beschreibt: »Ich müsste mich eigentlich darum kümmern, mit meinen Eltern Patientenverfügungen vorzubereiten, damit wir vorbereitet sind, wenn die Krankheiten schlimmer werden. Aber ich halte den Gedanken, dass meine Eltern irgendwann sterben werden, gar nicht aus. Ich kann mich nicht mit dieser Aufgabe beschäftigen.«

Ein Patient beschreibt: »Wenn in den Nachrichten oder in Filmen vorkommt, dass jemand stirbt, muss ich abschalten. Am schlimmsten ist es, wenn Kinder sterben. Das kann ich gar nicht ertragen, den Gedanken schon alleine.«

Tod und Sterblichkeit: Therapeutische Strategien

Um die Vermeidung abzubauen, kann die Auseinandersetzung mit todesbezogenen Inhalten schrittweise aufgenommen werden – ähnlich einer Angstkonfrontation entlang einer Angsthierarchie. Es muss im Einzelfall exploriert werden, worauf sich die Vermeidung bezieht, z. B. Darstellung von Krankheit, Tod und Sterben in Filmen und Büchern; Besuch von Friedhöfen; Lesen von Todesanzeigen; Besuch von Krankenhäusern …

Reflektieren. Gerade, wenn das Thema schon lange vermieden wird, fehlt vielleicht eine produktive Auseinandersetzung mit dem Thema; wenn ich Angst habe, mich mit dem Thema zu beschäftigen, kann ich keine Haltung dazu entwickeln. Im sicheren Rahmen der Therapie können wir hier vielleicht über den ersten Vermeidungsimpuls hinweghelfen, sich mit dem Thema auseinanderzusetzen. Dazu können Sie verschiedene Möglichkeiten einsetzen: Das **AB 29** »Positionen zu Tod und Sterblichkeit« können Sie verwenden, um mit Patient:innen ein offenes Gespräch über Meinungen und Haltungen zum Tod zu führen; hier sind verschiedene Ansichten zu Tod und Sterblichkeit aufgeführt, die weder richtig noch falsch, hilfreich noch schädlich sein müssen. Das **AB 30** »Schreiben über den Tod« kann als strukturierte Anleitung dienen, sich mit wichtigen Fragen auseinanderzusetzen. Sie können dieses Arbeitsblatt auch als Explorationsleitfaden für ein gemeinsames Gespräch verwenden.

INFO 35 • T

Schädliche Gedanken zum Tod

Der Tod ist eine Zumutung. Die wenigsten Menschen betrachten ihre Sterblichkeit ohne Angst und akzeptierend. Wie alle Lebewesen wollen Menschen überleben und nicht sterben. So mag es therapeutisch wenig hilfreich erscheinen, wenn Epiktet, der Urgroßvater der Kognitiven Therapie, meint: »So ist zum Beispiel der Tod an sich nichts Furchtbares – […] sondern nur die Meinung, er sei schrecklich, ist das Schreckhafte« (Epiktet, 2009, S. 12).

Manchmal sind es eben doch die Dinge, die uns beruhigen und nicht die Vorstellungen von ihnen. Gleichwohl können sich auch um den Tod herum kognitive Verzerrungen ranken, die uns überdurchschnittlich ängstigen oder die zu einer übermäßigen Beschäftigung mit dem Todesthema führen.

Diese problematischen Kognitionen können wir mit unseren Patient:innen identifizieren:

- **Katastrophisierungen:** »Die Leben meiner Kinder werden ruiniert sein, wenn ich sterbe«; »Der Sterbeprozess wird so schrecklich, das werde ich nicht aushalten können«
- **Magisches Denken:** »Wenn ich mir einen Organspendeausweis anfertige, werde ich auch bald sterben« (z. B. Menzies & Veale, 2022).
- **Wahrsagen:** »Ich weiß, dass das Sterben schmerzvoll wird«; »Wenn xy stirbt, werde ich nicht darüber hinwegkommen«; »Niemand wird mich vermissen«
- **Mussturbationen**: »Ich muss alle meine Ziele erreichen, bevor ich sterbe«; »Der Tod ist etwas, das ich kontrollieren muss«
- **Alles-oder-nichts-Denken:** »Wenn ich sterbe, bevor ich alles erreicht habe, bin ich ein Versager«
- **Emotionale Beweisführung:** »Weil ich so viel Angst habe vor dem Tod, wird es auch schrecklich sein«
- **Übergeneralisierung**: »Weil ich so belastet war, als xy gestorben ist, weiß ich, dass ich damit einfach nicht klarkomme«
- **Fairness-Erwartung:** »Der Tod ist unfair«

Den meisten Menschen macht der Tod Angst. Es können aber unterschiedliche Aspekte sein, die uns in Bezug auf den Tod besonders belasten. Finden Sie heraus, unter welchen Aspekten Ihr Gegenüber besonders leidet:

- Der Sterbeprozess
- Der Verlust der eigenen Identität
- Das Miterleben des Todes geliebter Menschen
- Der Verlust geliebter Menschen
- Ein zu früher Tod
- Eine mögliche Bestrafung nach dem Tod
- Die Ungewissheit darüber, was nach dem Tod kommt
- Der Umgang mit dem leblosen Körper
- Konsequenzen der eigenen Abwesenheit auf geliebte Menschen
- Unsicherheit gegenüber dem Zeitpunkt des Todes

AB 29 • T P

Positionen zu Tod und Sterblichkeit

Bitte schauen Sie sich die verschiedenen Positionen zu Tod und Sterblichkeit an. Was ist Ihre Meinung zu den verschiedenen Standpunkten? Stimmen Sie manchen Aussagen zu? Welchen mehr, welchen weniger? Was scheint Ihnen realistisch, was nicht?

Erst der Tod macht das Leben lebenswert.

Der Tod ist eine Strafe.

Alles ist sinnlos, weil wir sterben müssen.

Nach dem Tod werden wir wiedergeboren.

Wenn man sterben muss, sollte man besser gar nicht erst geboren werden.

Wir kommen aus dem Nichts und gehen ins Nichts – was haben wir verloren? Nichts!

Jeder Mensch erlebt Verlust und Trauer.

Der Tod gehört zum Leben dazu.

Der Tod ist der Anfang von etwas Neuem.

Jeder Mensch muss sterben.

Unsterblichkeit wäre noch schlimmer als der Tod.

Die Sterblichkeit gemahnt uns dazu, die begrenzte Zeit gut zu nutzen.

Erst der Tod gibt dem Leben Sinn.

Der Tod ist kein Problem, weil die Seele ewig lebt.

Ich wäre gern unsterblich.

Der Tod ist eine Gemeinheit.

Der Tod ist ein Geschenk.

Der Tod geht uns nichts an; denn solange wir existieren, ist der Tod nicht da, und wenn der Tod da ist, existieren wir nicht mehr.

AB 30 • P

Schreiben über den Tod

Nehmen Sie sich einen Moment Zeit, um über das Thema Tod und Sterblichkeit nachzudenken. Schreiben Sie auf, was Ihnen dazu durch den Kopf geht. Was bekümmert Sie hier am meisten? Was macht Ihnen Angst? Kommen Ihnen auch mögliche positive Aspekte von Tod und Sterblichkeit in den Sinn? Damit Ihnen der Einstieg leichter fällt, finden Sie nachfolgend einige Fragen, die Ihnen als Anregung dienen können.

- Was sind Ihre ersten Gedanken bei der Beschäftigung mit Tod und Sterblichkeit?
- Was ist für Sie das Schlimmste an Tod und Sterblichkeit?
- Welche Gefühle löst die Auseinandersetzung mit dem Thema in Ihnen aus?
- Haben Sie Vorstellungen darüber, was nach dem Tod passiert? Welche?
- Welche Erfahrungen haben Sie mit Tod, Verlust und Trauer gemacht? Was glauben Sie, wie sich diese Erfahrungen auf Sie ausgewirkt haben?
- Was beschäftigt Sie hinsichtlich Ihrer eigenen Sterblichkeit?
- Was beschäftigt Sie hinsichtlich der Sterblichkeit anderer Menschen?
- Wie wirkt sich das Thema in Ihrem Leben, in Ihrem Alltag aus?
- Was würden Sie anderen Menschen zum Umgang mit Tod und Sterblichkeit empfehlen?

10 Sinn und gesellschaftliche Krisen

Die Menschheit wird immer wieder von Krisen geschüttelt, auch Krisen globalen Ausmaßes. Die nachfolgenden Erläuterungen sollen Sie dabei unterstützen, sich auch diesem besonderen existenziellen Thema gemeinsam mit ihren Patient:innen zu stellen und konstruktiv zu bearbeiten.

Globale Krisen als Grenzsituationen

Einschneidende gesellschaftliche Krisen stellen existenzielle Fragen – auch die Sinnfrage – auf besonders eindrückliche Art: Worauf läuft unsere Art zu leben langfristig hinaus? Was ist unsere persönliche Rolle innerhalb dieser Menschheitskrisen? Selbstverständliche Gewissheiten und Sicherheiten, sowohl materieller als auch ideeller Art, sogar das Weiterexistieren unserer Kultur und der Menschheit als Ganzes, werden in Frage gestellt.

Globale Krisen stellen kollektive Grenzsituationen dar. Sie können unsere Perspektive deutlich verändern. Denk- und Verhaltenssysteme, die uns bisher Halt und Orientierung geboten haben, verlieren an Stabilität – was geordnet war, wird chaotischer, was zusammenhängend war, zerfasert. Angesichts der Komplexität und des Ausmaßes gesellschaftlicher Erschütterungen können wir uns hilflos und handlungsunfähig fühlen. Die Existenziellen Bedürfnisse nach Orientierung, Nachvollziehbarkeit und Bedeutsamkeit werden so enttäuscht.

Für uns individuell, aber auch für eine ganze Gesellschaft, kann das den Aufruf zu einer »Heldenreise« darstellen: Bleiben wir im Status quo stecken oder können wir, kann die Gesellschaft, sich angesichts der Bedrohungen und Veränderungen transformieren? (Wofür) lohnt es sich, sich zu engagieren? Auch Fragen von Schuld und Verantwortung können sich stellen: Wir sind selbst an den Ursachen vieler Krisen beteiligt, wie der Klimakrise - sind wir auch dafür verantwortlich, sie zu bremsen? Haben wir Verpflichtungen gegenüber anderen Menschen innerhalb der Krisen? In unserem Land, gegenüber anderen Ländern, gegenüber nachfolgenden Generationen?

Frustration und Umgang mit den existenziellen Bedürfnissen.

Die Krisen können unsere existenziellen Bedürfnisse schwer frustrieren. Sie können uns mit Sterblichkeit, mit Chaos und anderen existenziellen Gegebenheiten konfrontieren. Doch auch unter diesen schwierigen Umständen ist es wichtig und möglich, dass Menschen ihre existenziellen Bedürfnisse befriedigen. Krisen werfen ein Licht auf das, was Menschen wichtig ist, und bieten Möglichkeiten, sich dafür zu engagieren. Uns könnte klar werden, dass wir uns gegen Ungerechtigkeit und für den Schutz einer lebenswerten Zukunft für nachfolgende Generationen einsetzen möchten.

Orientierung

Probleme: Es gibt zahlreiche widersprüchliche Angebote für Meinungen und Werthaltungen in Politik, Journalismus und Social Media. Verschiedene Ideologien vertreten unterschiedliche Prioritäten: Freiheit, Umweltschutz, Patriotismus ... Wie wählen wir klug aus diesem Büffet? Angesichts unseres Bedürfnisses nach Orientierung kann das große Angebot an Sichtweisen verunsichernd wirken.
Mögliche Strategien: In chaotischen Zeiten können unsere persönlichen Ziele und Werte einigermaßen stabile Orientierungspunkte sein. Konkrete Lebensziele können sich je nach Situation ändern. Werte sind krisenfester. Unsere Werte sagen uns, was wir grundsätzlich gut, richtig oder bedeutsam halten. Sie beeinflussen, wie wir Ereignisse und das Handeln von Menschen bewerten, und haben Auswirkungen auf unsere Entscheidungen und darauf, zu welchen Handlungen wir uns entschließen. Sie sind Zielen hierarchisch übergeordnet: Werte sagen uns, warum wir ein bestimmtes Ziel anstreben sollten. Wenn Menschen sich ihren Werten entsprechend verhalten, erleben sie sich als selbstbestimmt, kohärent und authentisch.

Therapeutisch kann es hilfreich sein, individuell als stimmig erlebte Werte herauszuarbeiten. Möglicherweise werden Patient:innen auch von inneren Wertekonflikten gequält. Solche Konflikte lassen sich nicht immer auflösen, aber sie zu explizieren, kann schon hilfreich sein: »Ich bin eigentlich Pazifistin, aber im Moment denke ich, dass manche Kriege doch gekämpft werden müssen.«

Wir können gemeinsam herausarbeiten, was für unsere Patient:innen Orientierungspunkte innerhalb der Krisen sein können: »Welche Werte sind Ihnen wichtig? Was genau bedeuten diese für Sie? (Bedeutet bspw. Freiheit für unser Gegenüber vor allem die Abwesenheit von Zwängen oder die Möglichkeit, Ihre Werte auszuleben?)? Welches Handeln erscheint Ihnen als stimmig zu Ihren Werten gehörig? Was würde es für Sie bedeuten, Ihren Wert Freiheit konkret zu leben – im Alltag, heute oder diese Woche?«

Zugehörigkeit

Probleme: Selbst, wenn Menschen Freunde und Familie haben, können sie sich isoliert von anderen Menschen fühlen. Man kann »unter Menschen leben und trotzdem von einem Gefühl unbeschreiblicher Vereinsamung überwältigt werden« Fromm (1941/2021, S. 20). Dies kann passieren, wenn sie sich mit ihren Sichtweisen und Gefühlen in Bezug auf Krisenthemen alleine fühlen.

Eine Patientin mit klimabezogenen Ängsten beschreibt: »Ich verstehe nicht, wie Leute so tun können, als wäre nichts – nach diesem Sommer! Es ist zum Verrücktwerden! Ich fühle mich so allein (...)« (Budziszewska & Jonsson, 2022).

Es kann passieren, dass Menschen sich als nicht mehr zugehörig zu ihren Mitbürger:innen, ihrem Land, den Regierenden fühlen, zu ihrer Familie fühlen, wenn sie, was die Krisenthemen angeht, anderer Meinung sind. Die soziale Zugehörigkeit kann aber auch ganz buchstäblich frustriert werden: Kriege, Klimakrisen oder wirtschaftliche Notlagen zwingen Menschen zur Flucht aus ihrem Land – das kann ihr Gefühl von Zugehörigkeit zur Heimat oder Kultur stark beschädigen.

Mögliche Strategien: Enttäuschungen der Zugehörigkeit sollten validiert werden:

- »Es kann sehr belastend sein, wenn man das Gefühl hat, dass die eigene Sorge nicht geteilt wird.«
- »Ich verstehe ihr Gefühl von Isolation. Man kann sich auch unter Menschen einsam fühlen – wenn man das Gefühl hat, nicht verstanden zu werden.«

Gleichgesinnte sind in Krisenzeiten Gold wert. Gefühle und Sichtweisen zu teilen, kann gegen Isolationsgefühle helfen. Dies kann in Vereinen, Nachbarschaftsinitiativen, Jugendgruppen, bei der Freiwilligenarbeit geschehen. Auch offene Treffpunkte, Begegnungsprojekte können hier hilfreich sein.

Manchmal unterschätzen Personen aber auch das Ausmaß an Verständnis und Unterstützung, das ihnen zuteilwerden könnte: »Welche Menschen in Ihrem Umfeld würden es vielleicht verstehen, wenn Sie Ihre Sorgen ehrlich äußern würden?«

Nicht nur die Verbundenheit mit anderen Menschen, auch die Verbundenheit mit der Natur zu stärken, kann sich positiv auf das Wohlbefinden auswirken.

Bedeutsamkeit

Probleme: Menschen können sich angesichts globaler Krisen unbedeutend und wirkungslos fühlen. Dies kann zu »Doomism« führen, einer pessimistischen, fatalistischen Haltung gegenüber dem Weltgeschehen. Man glaubt, dass Katastrophen oder der Untergang ohnehin unvermeidlich sind – sodass jede Anstrengung sinnlos scheint: »Man kann doch allein nichts ausrichten«. Viele Menschen haben das Gefühl, dass es jenseits von Wahlen nicht genügend Beteiligungsmöglichkeiten gibt (FES, Bonn, 2023).

Andere Menschen wiederum können sowohl ihre Bedeutsamkeit als auch ihre Verantwortung innerhalb der Krisen überschätzen (»Ich kann und muss die Klimakrise durch mein individuelles Verhalten abwenden.«). Dies kann mit mangelnder Rücksicht auf eigene Bedürfnisse einhergehen und zu einem Aktivisten-Burnout führen.

Der Wunsch nach Bedeutsamkeit im Angesicht globaler Krisen vermag es unter Umständen, Menschen auf die »dunkle Seite des Sinns« zu ziehen: Die sogenannte ›Quest for Significance Theory‹ (Kruglanski et al., 2022) versteht beispielsweise auch Terroranschläge als fehlgeleitete Versuche, Bedeutsamkeit zu erlangen.

Mögliche Strategien: Gefühle der Ohnmacht können validiert werden:

- »Ich finde es sehr verständlich, dass Sie angesichts dieser globalen Dimension hilflos und ohnmächtig fühlen – so geht es vielen Menschen im Moment. Mir geht es da auch oft nicht anders.«
- »Ich höre, dass Sie nicht nur traurig sind – sondern auch das Gefühl haben, dass es *egal* ist, was Sie tun. Das ist ein schwer auszuhaltender Zustand. Menschen wollen sich wirksam fühlen, und dieses Grundbedürfnis wird hier frustriert.«

Es kann hilfreich sein, sich die Begrenztheit der eigenen Einflussmöglichkeiten einzugestehen und überhöhte Ansprüche an die eigene Wirksamkeit aufzugeben (»Ich muss allein die Krise aufhalten!«). Das kann helfen, tatsächliche Handlungsmöglichkeiten in den Blick zu nehmen, auch wenn sie nur begrenzte Effekte zeitigen können. Das Ziel ist ein realistischer Mittelweg zwischen überhöhten Ansprüchen auf der einen Seite und ohnmächtiger Hilflosigkeit auf der anderen Seite. Dafür kann man u. a. Folgendes unternehmen (Nielsen et al., 2021):

- sich informieren
- sich eine eigene Meinung zu einem Krisenthema bilden
- mit anderen Menschen über Gedanken und Gefühle sprechen
- Petitionen unterzeichnen
- Spenden
- eine Position im Gespräch vertreten
- wählen gehen
- Teilnahme an Demonstrationen
- sich einer Gruppe von Gleichgesinnten anschließen

Handlungsmöglichkeiten in unterschiedlichen Rollen können erforscht werden:

- als Konsument:in (»ich kaufe nichts mehr von …«, »Ich kaufe bewusst mehr bei …«)
- als Investor:in (»Ich wechsele zu einer nachhaltigeren Bank …«)
- als Bürger:in (»Ich gehe auf eine Demonstration …«)
- als Eltern (»Ich vermittele meinen Kindern wichtige Werte, und zwar …«)
- als Angestellte:r
- als Vorgesetzte:r
- als…

Zwei Motive von Engagement lassen sich unterscheiden:

- Ich will gesellschaftliche Veränderungen herbeiführen.
  - Diese Veränderungen sind meist nur über lange Zeiträume und im Zusammenschluss vieler Menschen erreichbar.
- Ich will als Einzelperson im Einklang mit meinen Werten handeln.
  - Diese Veränderungen sind sofort umsetzbar, von mir selbst weitgehend kontrollierbar und führen zu einem Gefühl innerer Stimmigkeit; jedoch sind die Effekte auf die Welt gering.

Für das Erleben von Bedeutsamkeit können beide Ansätze helfen: Gemeinsam mit anderen langfristig große Veränderungen anstreben und im Nahbereich kleine Effekte allein und sofort realisieren.

Als Individuen können wir wenig erreichen, doch im Zusammenschluss mit anderen kann die einzelne Person kollektive Wirksamkeit erfahren: Ich erlebe mich als wertvoller Bestandteil einer wirksamen Gruppe.

Ähnlich hilfreich kann die Vorstellung »Sozialer Kippunkte« sein. Hiermit sind Ereignisse gemeint, die positive kaskadenartige Systemveränderungen zum Positiven auslösen könnten. Wie ein Dominoeffekt kann auch positive Veränderung manchmal schneller vonstattengehen, als man es sich ausgemalt hat.

Für Sie als Therapeut:in können im Gespräch mit Ihren Patient:innen folgende Aussagen und Fragen hilfreich sein:

- »Vielleicht können wir gemeinsam überlegen, wo Sie trotzdem ein kleines Stück Einfluss erleben können.«
- »Wollen wir einmal gemeinsam sammeln, in welchen Rollen Sie schon heute Wirkung entfalten – vielleicht ganz unbemerkt?«
- »Sie müssen nicht alleine stark sein. Vielleicht geht es eher darum, sich mit den richtigen anderen zu verbinden.«
- »Was wäre eine Form von Engagement, die Sie nicht auszehrt – sondern stärkt?«
- »Ein kleiner Akt, der niemandem schadet und Ihnen hilft, sich als stimmig zu erleben – wäre das nicht auch schon hilfreich?«
- »Vielleicht ist der Gedanke hilfreich: Ich weiß nicht, ob mein Tun etwas Großes bewirkt – aber ich will, dass mein Handeln meine Haltung zeigt.«

Nachvollziehbarkeit

Probleme. Wir wollen nicht nur uns selbst, sondern auch die Welt um uns herum verstehen. Wir möchten Zusammenhänge verstehen, Informationen einordnen, die Ursache für die beobachteten Wirkungen verstehen. In Zeiten globaler Krisen können aber diese Bedürfnisse frustriert werden. Wir werden freiwillig und unfreiwillig mit einer Vielzahl von Informationen überschüttet. Die pure Menge ist schon (über)fordernd, dazu kommt noch die Aufgabe, die Spreu vom Weizen zu trennen: Was ist zuverlässig, was ist Desinformation? Welchen Informationsquellen kann ich vertrauen?

In repräsentativen Umfragen geben Menschen an, dass sie die politischen Probleme für so kompliziert halten, dass sie nur sehr schwer zu durchschauen sind. Politische Ideologien liefern in komplizierten Zeiten Deutungs- und Begründungsstrukturen, man könnte auch sagen: Sinnstrukturen, dadurch können sie die Wirklichkeit auch einengen (Rothmund & Walther, 2024). Den Extremfall stellen hier populistische Weltbilder und Verschwörungserzählungen dar, die besonders verführerisch einfache Antworten anbieten. Sie docken an unser Bedürfnis nach Komplexitätsreduktion an. Populist:innen versprechen, gesellschaftliche Veränderungen zu verlangsamen oder gar rückgängig zu machen. Die Flut an sich widersprechenden Informationen kann dazu führen, dass Menschen sich frustriert von gesellschaftlichen Themen abwenden.

Mögliche Strategien. Der Verlust an Nachvollziehbarkeit kann validiert werden: »Es ist total verständlich, dass Sie bei all den widersprüchlichen Informationen das Gefühl haben, den Überblick zu verlieren.«

Wir können Patient:innen dabei unterstützen, sich innerhalb des Chaos der Krisen einigermaßen zu orientieren, ihre eigenen Reaktionen auf die Krisen einzuordnen: Was macht die Krise mit mir? Welche Gefühle, Werte, Verhaltensimpulse, die von den Krisen ausgelöst werden, beobachte ich an mir?

Wir können Menschen dabei unterstützen, rote Fäden für sich in dem Krisen-Wirrwarr zu entdecken. Wir können ihnen helfen, diffuses Unbehagen in nachvollziehbare Geschichten über ihre Beziehung zum Weltgeschehen zu transformieren. Wir können sie bei einer individuell stimmigen Nachrichten- / Informations-Diät unterstützen: »Wie viele Informationen, aus welchen Quellen sind hilfreich für Sie und geben Ihnen das Gefühl, hinreichend aufgeklärt zu sein, was hingegen schadet Ihnen? Welche Informationsquellen geben Ihnen Orientierung – und welche verstärken eher das Gefühl von Ohnmacht?« Auch eine »Erlaubnis« zum Nicht-Wissen kann hilfreich sein: »Es kann auch Selbstfürsorge sein, sich nicht ununterbrochen über alles im Detail zu informieren.«

Echtheit

Probleme. In aufgeheizten Zeiten können Menschen befürchten, ausgegrenzt oder abgewertet zu werden, wenn sie ihre Meinung äußern. Sie können einen Anpassungsdruck an die Großgruppe der Gesellschaft oder an bestimmte Subgruppen, in denen sie sich bewegen, spüren: »In meinem Arbeitsumfeld stehe ich mit meiner Meinung sehr alleine da …«

Mögliche Strategien. Wir können den Konflikt zwischen Anpassung und Selbstbestimmung validieren: »Es ist sehr nachvollziehbar, dass Sie in solchen Situationen unsicher sind: Einerseits wollen Sie dazugehören, andererseits wollen Sie zu Ihrer Meinung und Ihren Werten stehen.«

Vor- und Nachteile von Echtheit müssen ehrlich abgewogen sein: Was kostet es mich psychisch, wenn ich mich »unecht« verhalte, was kostet es auf der anderen Seite, wenn ich tatsächlich Menschen gegen mich aufbringe? »Haben Sie das Gefühl, sich selbst an bestimmten Stellen zu verlieren oder zu verstecken?«, »Wenn Sie sich vorstellen, so weiterzumachen – wie lange halten Sie das aus? Was ginge dabei vielleicht verloren?«, »Was genau könnte realistisch passieren, wenn Sie Ihre Meinung vertreten?«

Auch hier kann es hilfreich sein, Patient:innen dabei zu unterstützen, sich an ihren persönlichen Werten zu orientieren: »Was sind Werte, die Sie in solchen Momenten als inneren Kompass nutzen könnten?« Möglicherweise können Aktivitäten besprochen werden, bei denen sich die Person wieder authentischer fühlen könnte. Es kann gemeinsam abgewogen werden, an welchen Stellen Menschen Position gegenüber anderen Personen beziehen und an welchen Stellen sie angesichts der zu erwartenden Konsequenzen lieber schweigen möchten: »Vielleicht können wir sortieren: In welchen Rollen wünschen Sie sich mehr Echtheit – und wo wäre ein Schutzmechanismus gerade wichtig?« Auch Mikro-Echtheit kann praktiziert werden, kleine authentische Marker, die gesetzt werden – dies kann z. B. darin bestehen, Zustimmung zu verweigern (nicht klatschen, nicht lachen, nicht zustimmend nicken). Selbstoffenbarung und Echtheit in »sicheren Räumen« kann hilfreich sein: »Gibt es in Ihrem Leben Menschen oder Räume, in denen Sie ganz Sie selbst sein können – ohne Angst vor Abwertung oder Ausgrenzung?«

Tod und globale Krisen

Probleme. Globale Krisen können auch die Beschäftigung mit Tod und Sterblichkeit hervorrufen. Globalen Krisen bringen physische und symbolische Bedrohungen mit sich. Menschen können Angst um ihren Arbeitsplatz haben, Angst, ihre Familie nicht ernähren zu können – viele Wähler:innen rechtsextremer Parteien sorgen sich zum Beispiel stark aufgrund ihrer wirtschaftlichen Situation (Tagesschau, 2025). Menschen können Angst haben, an einem Virus zu sterben, Opfer kriegerischer Handlungen zu werden. Studien weisen darauf hin, dass Menschen mit starker Klimaangst davon überzeugt sind, früher zu sterben als andere Menschen (Hajek & König, 2023).

Nicht nur der individuelle Tod und der von Mitmenschen im Nahbereich steht auf dem Spiel, sondern die Auslöschung der Menschheit als Ganzes: »Die Menschen haben es jetzt mit der Beherrschung der Naturkräfte so weit gebracht, dass sie es mit deren Hilfe leicht haben, einander bis auf den letzten Mann auszurotten. Sie wissen das, daher ein gut Stück ihrer … Angststimmung« (Freud, 1930, S. 108).

Menschen wollen aber nicht nur körperlich überleben, sie möchten auch symbolisch leben. Identität, Selbstwert, Kultur können ebenfalls auf dem Spiel stehen. Menschen verteidigen in Kriegen nicht nur ihr pures Überleben, sondern auch Werte wie Freiheit und kulturelle Gepflogenheiten. Menschen können in Bezug auf zugewanderte Menschen nicht nur Angst empfinden, dass sie ihnen körperlich Leid antun könnten, sondern dass sie die Kultur zerstören.

Strategien. Weder die tragische Wahrheit, dass wir alle sterben müssen, noch die, dass es zu großen Katastrophen kommen kann, können wir weg- oder schönreden. Aber das gemeinsame Aushalten dieser Wahrheit kann therapeutisch hilfreich sein. Negativen Gefühlen wie Unsicherheit, Angst und Trauer kann ein Raum geboten werden.

Die Angst vor physischer und symbolischer Auslöschung müssen wir ernstnehmen, aber vielleicht können wir übertriebene Ängste auf ein realistisches Ausmaß reduzieren und zusätzliche Ressourcen von Bedeutsamkeit und symbolischer Unsterblichkeit entdecken.

Elad-Strenger (2016) weist daraufhin, dass wir gesellschaftliches Engagement auch als heroische Quest für symbolische Unsterblichkeit sehen können: Menschen engagieren sich für Ideale, die über das eigene Leben hinausreichen. Solches Engagement kann engagierten Menschen dabei helfen, mit ihrer Vergänglichkeit umzugehen. Gesellschaftliches Engagement erfülle dabei zwei grundlegende existenzielle Motive zugleich:

- **Einzigartigkeit und Heldentum:** Menschen können sich als individuell bedeutungsvoll erleben. Engagement gibt ihnen die Möglichkeit, sich als mutig, moralisch und heldenhaft zu sehen.
- **Zugehörigkeit:** Menschen wollen sich als Teil eines größeren Ganzen fühlen. Indem sie sich für eine Gruppe oder ein Wertesystem einsetzen, fühlen sie sich eingebunden und geschützt vor existenzieller Bedeutungslosigkeit.

Kognitive Therapie und globale Krisen

Ebenso wenig wie sich unsere Sterblichkeit wegdisputieren lässt, können wir die Angst vor Krieg und anderen existenziellen Bedrohungen durch kognitive Methoden »wegkurieren«. Manche kognitiven Verzerrungen können den Umgang mit Krisen jedoch zusätzlich erschweren:

Katastrophisieren. »Der Soziale Kollaps ist unausweichlich.« Menschen können bei unklaren Weltlagen immer vom Schlimmsten ausgehen. Therapeutisch geht es nicht darum, die Möglichkeit eines schrecklichen Ausgangs herunterzuspielen oder die Schrecklichkeit zu bagatellisieren, sondern darum, auch die Option zuzulassen, dass es auch gut oder mittelschlecht ausgehen könnte: »Könnten Sie sich auch ein mittleres Szenario denken – etwas, das weder das Schlimmste noch das Beste ist?«

Schwarz-Weiß-Denken. »Weltfrieden oder Weltuntergang.« Auch graduelle Verbesserungen sind Verbesserungen, absolute Forderungen können Menschen sehr stark unter Druck setzen, kleine Erfolge können so nicht gesehen werden. Hier könnten therapeutisch Graustufen markiert werden: »Selbst, wenn wir nicht alles erreichen: Was wäre trotzdem besser als nichts?«, »Was wäre ein Fortschritt, der Hoffnung machen kann – auch wenn er nicht alles löst?«

Ausblenden des Positiven. »Alles ist schrecklich.« Hier kann es therapeutisch hilfreich sein, negative Fakten nicht »schönzureden« oder auszublenden, sondern auf die Suche nach Ausnahmen zu gehen – auch der bewusste Konsum positiver Nachrichten kann in Betracht gezogen werden. »Darf ich Sie einladen, ein Gegengewicht zu den täglichen schlechten Nachrichten zu setzen – z. B. ein Nachrichten-›Fasten‹ oder gezielte positive Berichte?«, »Manche Menschen erleben Ermutigendes gerade im Engagement anderer – fällt Ihnen jemand ein, der Sie beeindruckt oder inspiriert hat?«, »Sehen Sie auch positive Entwicklungen in den letzten 20 Jahren?«

Relativierung des eigenen Leides. »Andere Menschen sind im Krieg!« In Zeiten globalen Leids neigen manche Menschen dazu, eigenes Leid herunterzuspielen oder im Vergleich zu relativieren. Vielleicht nehmen sie an, nicht das Recht zur Klage zu haben, weil es ihnen im Vergleich betrachtet gut gehe. Dadurch nehmen sie möglicherweise ihr eigenes Leid nicht ernst, vermeiden eigene Emotionen. Therapeutisch kann verdeutlicht werden, dass Mitgefühl und Leid kein Nullsummenspiel darstellt: Man nimmt keiner leidenden Person etwas weg, wenn man sein eigenes Leid ernst nimmt und sich um Verbesserung bemüht. Zudem ist die Sinnlosigkeit des Unterfangens herauszustellen, Leid zu vergleichen. Jeder Mensch erlebt Belastungen individuell: »Es ist völlig legitim, dass Sie mit Ihrer Situation zu kämpfen haben – auch wenn es anderen schlechter geht.«, »Was würden Sie einer Freundin sagen, die sagt, dass sie ihr eigenes Leid zurückstellen sollte?« Selbstfürsorge bedeutet keine Ignoranz gegenüber dem Weltgeschehen.

Literatur

Aardema, F., Wong, S. F., Audet, J. S. et al. (2019). Reduced fear-of-self is associated with improvement in concerns related to repugnant obsessions in obsessive–compulsive disorder. British Journal of Clinical Psychology, 58 (3), 327–341.

Allen, A. R. (2022). Meaninglessness, Depression and Suicidality: A Review of the Evidence. In R.G. Menzies, R.E. Menzies & G.A. Dingle (eds.), Existential Concerns and Cognitive-Behavioral Procedures – An Integrative Approach to Mental Health (pp. 249–259). Cham & New York: Springer.

Balmer, H.P. (2018). Es zeigt sich – Hermeneutische Perspektiven spekulativer Mystik. München: Universitätsbibliothek der Ludwig-Maximilians-Universität.

Baumeister, R.F. (1991). Meanings of life. New York: Guilford.

Baumeister, R. F., Vohs, K. D., Aaker, J. & Garbinsky, E. N. (2013). Some key differences between a happy life and a meaningful life. The Journal of Positive Psychology, 8(6), 505–516.

Baumeister, R. F., Hofmann, W., Summerville, A. et al. (2020). Everyday Thoughts in Time: Experience sampling studies of mental time travel. Personality and Social Psychology Bulletin, 46(12), 1631–1648.

Becker, E. (1973). The denial of death. New York: Free Press.

Becker, E. (1975). Escape from evil. New York: Free Press.

Bohlmeijer, E. T., Westerhof, G. J. & De Jong, M. E. (2008). The effects of integrative reminiscence on meaning in life: Results of a quasi-experimental study. Aging & Mental Health, 12(5), 639–646.

Bjerkeset, O., Nordahl, H. M., Romundstad, P. R. & Gunnell, D. (2010). PW01-253-personality traits, self-esteem and sense of meaning in life as predictors for suicide: the Norwegian hunt cohort. European Psychiatry, 25(S1), 25-E1660.

Boyle, P. A., Buchman, A. S., Wilson, R. S. et al. (2012). Effect of purpose in life on the relation between Alzheimer disease pathologic changes on cognitive function in advanced age. Archives of General Psychiatry, 69(5), 499–504.

Budziszewska, M. & Jonsson, S. E. (2022). Talking about climate change and eco-anxiety in psychotherapy: A qualitative analysis of patients' experiences. Psychotherapy, 59(4), 606–615.

Camus, A. (1942/2000). Der Mythos des Sisyphos. Hamburg: Rowohlt.

Campbell, J. (1949/2008). The hero with a thousand faces. Novato: New World Library.

Carver, C. S., Lawrence, J. W. & Scheier, M. F. (1999). Self-discrepancies and affect: Incorporating the role of feared selves. Personality and Social Psychology Bulletin, 25(7), 783–792.

Chmielewski, F. (2023). Globale Krisen in der Psychotherapie. Weinheim: Beltz.

Chmielewski, F., Regener, R., Margraf, J. et al. (2023). The Scrooge Group Therapy: A Meaning-Centered Group Therapy for Outpatients Following CBT. Journal of Humanistic Psychology.

Chmielewski, F. & Hanning, S. (2018). Im Spiegelkabinett – Eine Imaginationsübung zur Klärung von selbstbildbezogenen Vorstellungen und Zielen. Verhaltenstherapie & Verhaltensmedizin, 39(3), 249–268.

Chmielewski, F. & Hanning, S. (2021). Therapie-Tools Selbstwert. Weinheim: Beltz.

Cioran, E.M. (1934/2008). Auf den Gipfeln der Verzweiflung. In Werke (S. 11–162). Frankfurt a. M.: Suhrkamp.

Cioran, E.M. (2016). Zersplitternde Gewißheiten. Frankfurt a. M.: Suhrkamp.

Corona, C. D., Van Orden, K. A., Wisco, B. E. & Pietrzak, R. H. (2019). Meaning in Life moderates the association between morally injurious experiences and suicide Ideation among U.S. combat veterans: Results from the National Health and Resilience in Veterans Study. Psychological Trauma: Theory, Research, Practice, and Policy, 11(6), 614–620.

Cox, S. L. (2017). What I Should Be and What I Fear Becoming: Self-Discrepancies and Evaluation Concerns in Social Anxiety [Unpublizierte Dissertation]. Adelaide: Flinders University.

Damásio, B. F., Koller, S. H. & Schnell, T. (2013). Sources of Meaning and Meaning in Life Questionnaire (SOME): Psychometric properties and sociodemographic findings in a large Brazilian sample. Acta de Investigación Psicológica, 3(3), 1205–1227.

Damásio, B. F. & Koller, S. H. (2015). How Search for Meaning Interacts with Complex Categories of Meaning in Life and Subjective Well-Being? The Spanish Journal of Psychology, 18, E4.

Dickens, C. (1843/2013). Der Weihnachtsabend. Leipzig: WBG.

Elad-Strenger, J. (2016). Activism as a heroic quest for symbolic immortality: An existential perspective on collective action. Journal of Social and Political Psychology, 4(1), 44–65.

Epiktet (2009). Wege zum glücklichen Handeln. Frankfurt a. M. und Leipzig: Insel.

Erikson, E. H. (1998). Der vollständige Lebenszyklus. Frankfurt a. M.: Suhrkamp.

Friedrich-Ebert-Stiftung (2023). Demokratievertrauen in Krisenzeiten – Wie blicken die Menschen in Deutschland auf Politik, Institutionen und Gesell-

schaft? http://www.fes.de/cgi-bin/gbv.cgi?id=20287&ty=pdf
Forsythe, J. & Mongrain, M. (2023). The existential nihilism scale (ENS): Theory, development, and psychometric evaluation. Journal of Psychopathology and Behavioral Assessment, 45(3), 865–883.
Frankl, V.E. (1946/2017). Ärztliche Seelsorge – Grundlagen der Logotherapie und Existenzanalyse. München: dtv.
Frankl, V. E. (1946/2021). Über den Sinn des Lebens. Weinheim: Beltz.
Frankl, V. E. (1982). Der Mensch vor der Frage nach dem Sinn. München: Piper.
Frankl, V. E. (2005). Der Wille zum Sinn. Bern: Huber.
Freud, S. (1915). Wir und der Tod. Zweimonats-Bericht für die Mitglieder der österreichisch-israelitischen Humanitätsvereine B'nai B'rith, 18(1), 41–51.
Freud, S. (1930/2018). Das Unbehagen in der Kultur. In Das Unbehagen in der Kultur und andere kulturtheoretische Schriften (S. 29–108). Frankfurt a. M.: Suhrkamp.
Fromm, E. (1941/2021). Die Furcht vor der Freiheit. München: dtv.
García-Sánchez, E., Correia, I., Pereira, C. R. et al. (2022). How fair is economic inequality? Belief in a just world and the legitimation of economic disparities in 27 European countries. Personality and Social Psychology Bulletin, 48(3), 382–395.
Gerstner, R. (2012). Risikofaktoren und protektive Faktoren für Suizidalität bei ecuadorianischen Jugendlichen in Santo Domingo de los Tsáchilas – Eine Fragebogenstudie zur Erfassung von Sinnkrise, Depression, psychosoziale Belastungen sowie Sinnerfüllung und Familienfunktionalität und deren Zusammenhänge mit Suizidalität. Universität Tübingen: Unveröffentlichte Diplomarbeit.
GESIS. (2013). Inwieweit sind Sie mit der Auffassung einverstanden, dass das Leben wenig Sinn hat? [Graph]. In Statista. Zugriff am 14. Juli 2025, von https://de.statista.com/statistik/daten/studie/274785/umfrage/glaube-leben-hat-wenig-sinn/
Gil Álvarez, M., Haugan, G., Larsson, H. et al. (2023). Mapping Existential Loneliness: A Scoping Review on Existential Loneliness / Isolation Conceptualizations and Operationalizations. Journal of Humanistic Psychology, 1–25.
Hadden, B. W. & Smith, C. V. (2019). I gotta say, today was a good (and meaningful) day: Daily meaning in life as a potential basic psychological need. Journal of Happiness Studies, 20(1), 185–202.
Hafer, C. L. & Sutton, R. (2016). Belief in a just world. In C. Sabbagh & M. Schmitt (eds.). Handbook of social justice theory and research (pp. 145–160). New York: Springer.
Hajek, A. & König, H. H. (2023). Do individuals with high climate anxiety believe that they will die earlier? First evidence from Germany. International Journal of Environmental Research and Public Health, 20(6), 5064.
Haushofer, J., Mudida, R. & Shapiro, J.P. (2020). The comparative impact of cash transfers and a psychotherapy program on psychological and economic wellbeing (Working Paper 28106). National Bureau of Economic Research: https://www.nber.org/papers/w28106
Hayes, S. C., Wilson, K. G. & Strosahl, K. D. (2014). Akzeptanz- & Commitment-Therapie: Achtsamkeitsbasierte Veränderungen in Theorie und Praxis. Paderborn: Junfermann.
Heidegger, M. (1927 / 1979). Sein und Zeit. Tübingen: Niemeyer.
Heidenreich, T., Noyon, A., Worrell, M. & Menzies, R. G. (2021). Existential Approaches and Cognitive Behavior therapy: Challenges and potential. International Journal of Cognitive Therapy, 14(1), 209–234.
Hesse, H. (1927/2002). Der Steppenwolf. Frankfurt a. M.: Suhrkamp.
Higgins, E. T. (1987). Self-discrepancy: A theory relating self and affect. Psychological Review, 94(3), 319–340.
Hofheinz, C., Heidenreich, J. & Michalak, T. (2017). Werteorientierte Verhaltensaktivierung bei depressiven Störungen – Therapiemanual. Weinheim: Beltz.
Holzhey-Kunz, A. (2014). Daseinsanalyse – Der existenzphilosophische Blick auf seelisches Leiden und seine Therapie. Wien: Facultas.
Hooker, S., Post, R. & Sherman, M. (2020). Awareness of meaning in life is protective against burnout among family physicians: a CERA study. Family medicine, 52(1), 11–16.
Jacobi, J. (1977). Die Psychologie von C. G. Jung: Eine Einführung in das Gesamtwerk. Frankfurt a. M.: Fischer.
Jaspers, K. (1956). Philosophie II – Existenzerhellung. Heidelberg: Springer.
Jaspers, K. (2008). Von der Weite des Denkens: Eine Auswahl aus seinem Werk. München: Piper.
Juhl, J. & Routledge, C. (2013). Nostalgia bolsters perceptions of a meaningful self in a meaningful world. In J.A. Hicks & C. Routledge (eds.), The Experience of Meaning in Life: Classical Perspectives, Emerging Themes, and Controversies (pp. 213–226). New York: Springer.
Jung, C. G. (2010). Archetypen (16. Aufl.). München: dtv.
Kafka, F. (1912). Tagebucheintrag vom 3. Januar 1912. In Tagebücher 1910–1923. Projekt Gutenberg-DE. https://www.projekt-gutenberg.org/kafka/tagebuch/chap003.html
Kafka, F. (1925/2005). Der Prozeß. Frankfurt a. M.: Büchergilde Gutenberg.
Kalender, A. & Pfeifer, E. (2024). Die Pathologie des Zeitgeistes und ihre kollektiven Fehlhaltungen. Psychotherapeutenjournal, 4, 385–392.
Kierkegaard, S. (1849/2023). Die Krankheit zum Tode. Ditzingen: Reclam.

Kim, J., Chen, K., Davis, W. E. et al. (2019). Approaching the true self: Promotion focus predicts the experience of authenticity. Journal of Research in Personality, 78, 165–176.
Kim, J., Christy, A. G., Rivera, G. N. et al. (2020). Is the Illusion of Authenticity Beneficial? Merely Perceiving Decisions as Guided by the True Self Enhances Decision Satisfaction. Social Psychological and Personality Science, 12(1), 80–90.
Kim, E. S., Delaney, S. & Kubzansky, L. D. (2019). Sense of purpose in life and cardiovascular disease: underlying mechanisms and future directions. Current Cardiology Reports, 21(11).
King, L. A., & Geise, A. C. (2011). Being forgotten: Implications for the experience of meaning in life. The Journal of social psychology, 151(6), 696–709.
King L.A., Hicks, J.A., Krull, J.L. & Del Gaiso, A.K. (2006). Positive affect and the experience of meaning in life. Journal of Personality and Social Psychology ,90(1), 179–196.
King, L. A. & Hicks, J. A. (2021). The science of meaning in life. Annual Review of Psychology, 72(1), 561–584.
Kinnier, R. T., Kernes, J. L., Tribbensee, N. E. & Van Puymbroeck, C. M. (2003). What eminent people have said about the meaning of life. Journal of Humanistic Psychology, 43(1), 105–118.
Kleiman, E. M. & Beaver, J. K. (2013). A meaningful life is worth living: Meaning in life as a suicide resiliency factor. Psychiatry Research, 210(3), 934–939.
Klinger, E. (2012). The search for meaning in evolutionary goal-theory perspective and its clinical implications. In P. T. P. Wong (ed.), The human quest for meaning: Theories, research and application. (pp. 23–56). New York: Routledge.
Kruglanski, A. W., Molinario, E., Jasko, K. et al. (2022). Significance-quest theory. Perspectives on Psychological Science, 17(4), 1050–1071.
Lerner, M. J. (1980). The belief in a just world. New York: Springer.
Marco, J. H., Cañabate, M., Llorca, G. & Pérez, S. (2020). Meaning in life moderates hopelessness, suicide ideation, and borderline psychopathology in participants with eating disorders: A longitudinal study. Clinical Psychology & Psychotherapy, 27(2), 146–158.
Maree, J. G. (2021). The psychosocial development theory of Erik Erikson: Critical overview. Early Child Development and Care, 191(7–8), 1107–1121.
Mauss, I. B., Savino, N. S., Anderson, C. L. et al. (2012). The pursuit of happiness can be lonely. Emotion, 12(5), 908–912.
Mauss, I. B., Tamir, M., Anderson, C. L. & Savino, N. S. (2011). Can seeking happiness make people unhappy? Paradoxical effects of valuing happiness. Emotion, 11(4), 807–815.
McAdams, D. P. & McLean, K. C. (2013). Narrative identity. Current directions in psychological science, 22(3), 233–238.
McKenna-Plumley, P. E., Turner, R. N., Yang, K. & Groarke, J. M. (2023). »It's a feeling of complete disconnection«: experiences of existential loneliness from youth to older adulthood. BMC psychology, 11(1), 408.
McMahan, E. A. & Estes, D. (2011). Hedonic versus eudaimonic conceptions of well-being: Evidence of differential associations with self-reported well-being. Social Indicators Research, 103(1), 93–108.
Menzies, R. E., Zuccala, M., Sharpe, L. & Dar-Nimrod, I. (2018). The effects of psychosocial interventions on death anxiety: a meta-analysis and systematic review of randomised controlled trials. Journal of Anxiety Disorders, 59, 64–73.
Menzies, R.G., Menzies, R.E. & Dingle, G.A. (2022). Existential Concerns and Cognitive-Behavioral Procedures – An Integrative Approach to Mental Health. Cham & New York: Springer.
Menzies, R. E. & Veale, D. (2022). Creative approaches to treating the dread of death. In R.G. Menzies, R.E. Menzies, G.A. Dingle (eds.), Existential Concerns and Cognitive-Behavioral Procedures – An Integrative Approach to Mental Health (pp. 75–92). Cham & New York: Springer.
Nagel, T. (1971). The Absurd. The Journal of Philosophy, 68(20), 716–727
Nielsen, K. S., Nicholas, K. A., Creutzig, F., Dietz, T. & Stern, P. C. (2021). The role of high-socioeconomic-status people in locking in or rapidly reducing energy-driven greenhouse gas emissions. Nature Energy, 6(11), 1011–1016.
Nietzsche, F. (1999). Also sprach Zarathustra. In: Ders., Werke (S. 545–778). München: Hanser.
Park, C. L. (2010). Making sense of the meaning literature: an integrative review of meaning making and its effects on adjustment to stressful life events. Psychological Bulletin, 136(2), 257–301.
Park, C., Majeed, A., Gill, H. et al. (2020). The effect of loneliness on distinct health outcomes: a comprehensive review and meta-analysis. Psychiatry research, 294, 113514.
Peterson, C., Park, N. & Seligman, M. E. P. (2005). Orientations to happiness and life satisfaction: The full life versus the empty life. Journal of Happiness Studies, 6, 24–41.
Peterson, C., Ruch, W., Beermann, U. et al. (2007). Strengths of character, orientations to happiness, and life satisfaction. The Journal of Positive Psychology, 2(3), 149–156.
Prochaska, J. O. & DiClemente, C. C. (1982). Transtheoretical therapy: Toward a more integrative model of change. Psychotherapy: Theory, Research and Practice, 19, 276–288.
Pyszczynski, T., Solomon, S. & Greenberg, J. (2015). Chapter one -Thirty years of terror management theory: from genesis to revelation. Advances in Experimental Social Psychology, 52, 1–70.

Rhodes, P. (2022). Identity and the Courage to Be: From Kierkegaard to Covid-19. In R.G. Menzies, R.E. Menzies & G.A. Dingle (eds.), Existential Concerns and Cognitive-Behavioral Procedures – An Integrative Approach to Mental Health (pp. 153–166). Cham & New York: Springer.

Rivera, G. N., Christy, A. G., Kim, J. et al. (2019). Understanding the relationship between perceived authenticity and Well-Being. Review of General Psychology, 23(1), 113–126.

Rothmund, T. & Walther, E. (2024). Psychologie der Rechtsradikalisierung. Theorien, Perspektiven, Prävention. Stuttgart: Kohlhammer.

Routledge, C., Arndt, J., Wildschut, T. et al. (2011). The past makes the present meaningful: nostalgia as an existential resource. Journal of Personality and Social Psychology, 101(3),638-652.

Routledge, C. & Vess, M. (eds.). (2018). Handbook of terror management theory. London: Academic Press.

Sartre, J.P. (2014a) Der Existenzialismus ist ein Humanismus. In Der Existenzialismus ist ein Humanismus – und andere philosophische Essays (S. 145–192). Hamburg: Rowohlt.

Sartre, J.P. (2014b) Zum Existenzialismus – eine Klarstellung. In Der Existenzialismus ist ein Humanismus – und andere philosophische Essays (S. 113–121). Hamburg: Rowohlt.

Schlegel, R. J., Hicks, J. A., Arndt, J. & King, L. A. (2009). Thine own self: true self-concept accessibility and meaning in life. Journal of personality and social psychology, 96(2), 473–490.

Schlegel, R. J., Hicks, J. A., Davis, W. E. et al. (2013). The dynamic interplay between perceived true self-knowledge and decision satisfaction. Journal of Personality and Social Psychology, 104(3), 542–558.

Schlegel, R. J., Hicks, J. A., King, L. A. & Arndt, J. (2011). Feeling like you know who you are: Perceived true self-knowledge and meaning in life. Personality and Social Psychology Bulletin, 37(6), 745–756.

Schnell, T. (2010). Existential indifference: another quality of meaning in life. Journal of Humanistic Psychology, 50(3), 351–373.

Schnell, T. & Danbolt, L. J. (2023). The Meaning and Purpose Scales (MAPS): development and multi-study validation of short measures of meaningfulness, crisis of meaning, and sources of purpose. BMC psychology, 11(1), 304.

Schnell, T. (2025). Die Psychologie des Lebenssinns. Heidelberg: Springer.

Schnell, T. & Becker, P. (2007). Fragebogen zu Lebensbedeutungen und Lebenssinn: LeBe. Göttingen: Hogrefe.

Schnell, T., Gerstner, R. & Krampe, H. (2018). Crisis of meaning predicts suicidality in youth independently of depression. Crisis-the Journal of Crisis Intervention and Suicide Prevention, 39(4), 294–303.

Solomon, S., Greenberg, J. & Pyszczynski, T. (2016). Der Wurm in unserem Herzen: Wie das Wissen um die Sterblichkeit unser Leben beeinflusst. München: DVA.

Southwick, S. M., Gilmartin, R., McDonough, P. L. & Morrissey, P. M. (2006). Logotherapy as an adjunctive treatment for chronic combat-related PTSD: a meaning-based intervention. American Journal of Psychotherapy, 60(2), 161–174.

Stadler, C. (2020). Monodrama – Szenisch-systemisches Arbeiten im Einzelsetting. Stuttgart: Klett-Cotta.

Statista (2017). Glauben Sie an ein Leben nach dem Tod? [Graph]. In Statista. Zugriff am 14. Juli 2025, von https://de.statista.com/statistik/daten/studie/277029/umfrage/glauben-an-ein-leben-nach-dem-tod/

Steger, M.F. (2012). Experiencing meaning in life: optimal functioning at the nexus of spirituality, psychopathology, and well-being. In P.T.P. Wong (ed.), The Human Quest for Meaning – Theories, Research and Applications (pp. 165–84). New York: Routledge.

Steptoe, A. & Fancourt, D. (2019). Leading a meaningful life at older ages and its relationship with social engagement, prosperity, health, biology, and time use. Proceedings of the National Academy of Sciences, 116(4), 1207–1212.

Stillman, T. F., Lambert, N. M., Fincham, F. D. & Baumeister, R. F. (2011). Meaning as magnetic force: Evidence that meaning in life promotes interpersonal appeal. Social Psychological and Personality Science, 2(1), 13–20.

Suhr, M. (2007). Jean-Paul Sartre zur Einführung. Hamburg: Junius.

Sutton, A. (2020). Living the Good Life: a meta-analysis of authenticity, well-being and engagement. Personality and Individual Differences, 153, 109645.

Tagesschau (2025). Grafik Bundestagswahl 2025 – Ich mache mir große Sorgen, dass ich meinen Lebensstandard künftig nicht mehr halten kann.
https://www.tagesschau.de/wahl/archiv/2025-02-23-BT-DE/charts/umfrage-lebensverhaeltnisse/chart_1844515.shtml

Teismann, T. & Friedrich, S. (2024). Therapie-Tools Suizidalität und Krisenintervention. Weinheim: Beltz.

Van Deurzen, E. (2009). Everyday mysteries: A handbook of existential psychotherapy. New York: Routledge.

Vogel, R.T. (2020). Existenzielle Themen in der Psychotherapie. Stuttgart: Kohlhammer.

Winnicott, D. W. (1965). Ego distortion in terms of true and false self. In the maturational process and the facilitating environment. In D.W. Winnicott (ed.): The maturational processes and the facilitating environment – Studies in the Theory of Emotional Development (pp. 140–163). Madison: International Universities Press.

Womick, J., Woody, B. & King, L. A. (2022). Religious fundamentalism, right-wing authoritarianism, and meaning in life. Journal of Personality, 90(2), 277–293.

Wong, P.T.P. (2012a). Introduction – A Roadmap for Meaning Research and Applications. In P.T.P. Wong (ed.), The Human Quest for Meaning – Theories, Re-

search and Applications (pp. xxix-xlvi). New York: Routledge.
Wong, P.T.P. (2012b). Toward a Dual-Systems Model of What Makes Life Worth Living. In P.T.P. Wong (ed.), The Human Quest for Meaning – Theories, Research and Applications (pp. 3–22). New York: Routledge.
Yalom I. D. (2005). Existenzielle Psychotherapie. Bergisch Gladbach: Kohlhage.
Yalom, I.D. (2009). In die Sonne schauen: wie man die Angst vor dem Tod überwindet. München: btb.
Zuccala, M. & Menzies, R. E. (2022). Fears of Death and Their Relationship to Mental Health. In R.G. Menzies, R.E. Menzies & G.A. Dingle (eds.), Existential Concerns and Cognitive-Behavioral Procedures – An Integrative Approach to Mental Health (pp. 57–73). New York: Springer.

Bildnachweis

INFO 6, Stern: Designed by Freepik
AB 21, AB 22: Diese Grafik wurde KI-unterstützt erstellt.